SUPORTE AVANÇADO
DE VIDA EM

INSUFICIÊNCIA CARDÍACA CRÔNICA
Consultório

SAVIC
CONSULTÓRIO
Suporte Avançado de Vida em Insuficiência Cardíaca

2ª
EDIÇÃO

SUPORTE AVANÇADO DE VIDA EM INSUFICIÊNCIA CARDÍACA CRÔNICA

Consultório

MÚCIO TAVARES DE OLIVEIRA JR.
MANOEL FERNANDES CANESIN
ANTONIO CARLOS PEREIRA-BARRETTO
DANIELLE MENOSI GUALANDRO
WILLYAN ISSAMU NAZIMA

Manole

SAVIC CONSULTÓRIO
Suporte Avançado de Vida em Insuficiência Cardíaca

2ª EDIÇÃO

Editora gestora Sônia Midori Fujiyoshi
Editora Patrícia Alves Santana

Capa Thereza Almeida
Projeto gráfico Depto. Editorial da Editora Manole
Editoração eletrônica Luargraf Serviços Gráficos
Ilustrações Mary Yamazaki Yorado e Luargraf Serviços Gráficos

CIP-BRASIL. CATALOGAÇÃO NA PUBLICAÇÃO
SINDICATO NACIONAL DOS EDITORES DE LIVROS, RJ

S957
Suporte avançado de vida em insuficiência cardíaca crônica : consultório / organização Antonio Carlos Pereira-Barretto ... [et al.] ; colaboração Carolina Casadei ... [et al.]. - [2. ed]. - Barueri [SP] : Manole, 2019.

Inclui bibliografia
ISBN 9788520455524

1. Insuficiência cardíaca. I. Pereira-Barretto, Antonio Carlos. II. Casadei, Carolina.

19-54961 CDD: 616.129
CDU: 616.12-008.46

Leandra Felix da Cruz - Bibliotecária - CRB-7/6135

1ª edição – 2015
2ª edição – 2019

Editora Manole Ltda.
Av. Ceci, 672 – Tamboré
06460-120 – Barueri – SP – Brasil
Tel.: (11) 4196-6000 – Fax: (11) 4196-6021
www.manole.com.br
https://atendimento.manole.com.br/

Impresso no Brasil
Printed in Brazil

EDITORES

MÚCIO TAVARES DE OLIVEIRA JR.
Diretor do Hospital Dia do Instituto do Coração (InCor) do Hospital das Clínicas da Faculdade de Medicina da Universidade de São Paulo (HC-FMUSP).

MANOEL FERNANDES CANESIN
Professor Titular de Cardiologia da Universidade Estadual de Londrina (UEL). Presidente da Rede Brasileira de Insuficiência Cardíaca (REBRIC).

ANTONIO CARLOS PEREIRA-BARRETTO
Professor-Associado da Faculdade de Medicina da Universidade de São Paulo (USP).

DANIELLE MENOSI GUALANDRO
Médica Assistente da Unidade Clínica de Medicina Interdisciplinar em Cardiologia do Instituto do Coração (InCor) do Hospital das Clínicas da Faculdade de Medicina da Universidade de São Paulo (HC-FMUSP).

WILLYAN ISSAMU NAZIMA
Professor Assistente da Disciplina de Cardiologia da Pontíficia Universidade Católica do Paraná (PUC) – Campus Londrina.

COLABORADORES DE PORTUGAL

Rui Baptista
Cardiologista do Centro Hospitalar e Universitário de Coimbra e docente da Faculdade de Medicina da Universidade de Coimbra.

Brenda Moura
Médica do Serviço de Cardiologia do Hospital da Forças Armadas - Polo do Porto.

Daniel Ferreira
Assistente Graduado em Cardiologia do Centro Cardio-vascular do Hospital da Luz, Lisboa, Portugal.

José Carlos Silva Cardoso
Professor-Associado com Agregação da Faculdade de Medicina do Porto.

COLABORADORES

Carolina Casadei
Médica do Setor de Insuficiência Cardíaca e Transplante Cardíaco do Instituto Dante Pazzanese de Cardiologia.

Claudio Fuganti
Professor da Disciplina de Cardiologia da Universidade Estadual de Londrina (UEL).

Divina Seila de Oliveira Masques
Professora-Adjunta da Disciplina de Cardiologia da Universidade Estadual de Londrina (UEL).

Fabiana Marques
Médica Assistente do Centro de Cardiologia do Hospital das Clínicas da Faculdade de Medicina de Ribeirão Preto da Universidade de São Paulo (FMRP-USP).

Fábio Fumagalli Garcia
Especialista em Cardiologia pelo Instituto do Coração (InCor) do Hospital das Clínicas da Faculdade de Medicina da Universidade de São Paulo (HC-FMUSP).

Fernando Feuerharmel Giuseppin
Especialista em Cardiologia pela Universidade Estadual de Londrina (UEL).

Juliano Novaes Cardoso
Médico Assistente da Unidade de Miocardiopatia do Instituto do Coração (InCor) do Hospital das Clínicas da Faculdade de Medicina da Universidade de São Paulo (HC-FMUSP).

Julyana Galvão Tabosa do Egito
Médica Assistente no Setor de Coronariopatia Crônica Hospitalar do Instituto Dante Pazzanese de Cardiologia. Médica do Núcleo de Cardiologia do Hospital Samaritano.

Laercio Uemura
Professor da Disciplina de Cardiologia da Universidade Estadual de Londrina (UEL).

Marcelo Eidi Ochiai
Médico Assistente da Unidade de Cardiogeriatria do Instituto do Coração (InCor) do Hospital das Clínicas da Faculdade de Medicina da Universidade de São Paulo (HC-FMUSP).

Marcus Vinicius Simões
Professor-Associado da Faculdade de Medicina da Universidade de São Paulo (USP).

Miguel Nassif Junior
Médico Plantonista da Unidade de Emergência do Instituto do Coração (InCor) do Hospital das Clínicas da Faculdade de Medicina da Universidade de São Paulo (HC-FMUSP).

Pedro Vellosa Schwartzmann
Doutor em Ciências Médicas pela Universidade de São Paulo. Coordenador da Unidade de Tratamento Cardiovascular do Hospital Unimed Ribeirão Preto.

Ricardo José Rodrigues
Professor da Disciplina de Cardiologia da Universidade Estadual de Londrina (ULE).

Silvia Marinho Martins
Médica Assistente da Unidade de Insuficiência Cardíaca e Doença de Chagas do Pronto Socorro Luis Tavares da Silva (PROCAPE). Médica do Realcor, Hospital Português do Recife.

Thiago Florentino Lascala
Médico Assistente da Divisão de Cardiologia do Hospital das Clínicas de Ribeirão Preto.

SUMÁRIO

PREFÁCIO

Caros colegas,

É com grande prazer que lançamos a segunda edição do livro *Suporte Avançado de Vida em Insuficiência Cardíaca Crônica – Consultório (SAVIC Consultório)*. Esta edição segue os mesmos princípios didáticos da primeira edição. O livro é um importante material complementar do curso SAVIC Consultório, agora atualizado e baseado nas novas diretrizes de IC crônica de todo mundo.

O programa SAVIC de capacitação e treinamento prático em Insuficiência Cardíaca foi formado há 15 anos com sua edição de IC Aguda. A finalidade do projeto é através de metodologia ativa de ensino padronizar melhor a abordagem desta importante doença. Hoje a metodologia SAVIC já é reconhecida e aplicada no Brasil e em diferentes países, sendo uma estratégia consagrada de abordagem da doença.

Desejamos que tenha uma leitura agradável e que possa, após a leitura do livro, adquirir uma melhor e mais atualizada abordagem dos pacientes com IC crônica. Não deixe também de realizar o curso prático a fim de fundamentar e consolidar na prática a parte teórica aqui apresentada.

Abraços!

Múcio Tavares de Oliveira Jr.
Manoel Canesin
Antonio Carlos Pereira-Barretto

INTRODUÇÃO

SEÇÃO
1

INTRODUÇÃO

1

FUNDAMENTOS

A insuficiência cardíaca (IC) é uma síndrome prevalente. Seus portadores apresentam redução da qualidade de vida e, nas formas avançadas, evoluem com características de malignidade e alta morbimortalidade. O tratamento correto pode modificar essa evolução. As evidências indicam que o bloqueio neuro-hormonal é importante para mais bem controlar a síndrome e que subdoses dos medicamentos não promovem o benefício desejado. Este livro apresentará estratégias atualizadas e práticas na abordagem da IC crônica, que procuram orientar o diagnóstico e o tratamento das diferentes formas clínicas de apresentação da IC.

OBJETIVOS DIDÁTICOS

O objetivo didático deste capítulo é fornecer substrato teórico ao tema IC crônica e fazer com que haja completo aproveitamento nos capítulos seguintes. O médico, neste capítulo, deverá ter conhecimento da importância e da gravidade da IC, seus aspectos epidemiológicos e fisiopatológicos relacionados como diagnóstico, a classificação e o tratamento da síndrome.

O SAVIC CONSULTÓRIO

O livro *SAVIC Consultório* tem como finalidade preparar o médico para entender a importância da IC como síndrome que necessita de diagnóstico, abordagem e tratamento diferenciados. O objetivo deste livro é ajudar o profissional a alcançar conteúdo cognitivo e auxiliá-lo a obter melhor desempenho, não somente teórico, mas também psicomotor e afetivo (quando lido e realizado juntamente ao curso), para uma melhor sistematização do atendimento e abordagem dos doentes com IC.

A IC atinge 1 a 2% da população adulta em países desenvolvidos. Sua prevalência cresce de acordo com a faixa etária (> 10% na população com mais de 70 anos). Estima-se que, aproximadamente, 2 a 4 milhões de brasileiros têm IC. Em Portugal, 4,4% da população adulta tem IC. Além de ser uma síndrome clínica frequente, trata-se de uma síndrome de alta mortalidade que pode ser revertida quando corretamente tratada. Esses aspectos explicam porque o *SAVIC consultório* tem como objetivo principal abordar os quadros de IC indicando a melhor conduta e como implementá-la para que se obtenham os resultados desejados. Essa forma é focada no médico de consultório ou de ambulatório e se dirige a profissionais de diversas áreas, como a cardiologia, a clínica médica e a clínica geral. O livro *SAVIC Consultório* procura criar sistematização para o atendimento da IC no consultório ou no ambulatório, visando a alcançar o correto tratamento dessa doença frequente na atividade dos clínicos em consultório.

Pela abordagem teórica apresentada no livro e a prática com processos mnemônicos de aprendizagem, o livro visa à capacitação de cardiologistas e clínicos em geral e qualquer outro profissional médico que venha a se deparar com a doença e precise de orientação para o tratamento. O treinamento, a fim de melhor resultado, além do livro, deve ser seguido pelo curso que se divide na abordagem do paciente nas três etapas do processo DIS: diagnóstico (D), intervenção (I) e seguimento (S), sistematizando a abordagem dos pacientes com IC crônica de forma que medidas importantes para o diagnóstico correto e a melhora do prognóstico não sejam esquecidas.

INSUFICIÊNCIA CARDÍACA

Definição

A IC é uma síndrome clínica complexa de caráter sistêmico, definida como síndrome clínica caracterizada por sintomas típicos (p. ex., dispneia, edema e fadiga) que se pode acompanhar de sinais – p. ex., ingurgitamento venoso jugular, estertores (fervores) crepitantes e edema periférico – causada por alterações estruturais e/ou funcionais cardíacas, resultando em redução do débito cardíaco e/ou elevação das pressões intracardíacas em repouso ou durante o esforço.

Epidemiologia

O aumento da expectativa de vida, a maior sobrevida de doentes pós-infarto agudo do miocárdio (IAM), assim como o prolongamento da sobrevida de indivíduos com doenças cardiovasculares crônicas, como a hipertensão arterial sistêmica (HAS) e as valvopatias, ocasionaram aumento dos casos de IC, a via final das cardiopatias em geral. Antes de 1990 (a era moderna do tratamento de IC), cerca de 60 a 70% dos doentes evoluíam para morte nos primeiros 5 anos de diagnóstico. Apesar dos avanços no diagnóstico e no tratamento, a IC ainda apresenta mortalidade elevada, e cerca de 50% dos doentes morrem 5 anos após serem diagnosticados. A doença equipara-se ao câncer e supera a aids em número de mortes e em mau prognóstico. A sobrevida é menor do que a de muitos tipos de neoplasias, como cânceres de mama, útero e próstata e linfomas não Hodgkin. Em doentes com IC classe funcional (CF) IV pela New York Heart Association (NYHA), a mortalidade chega a 50% em 1 ano.

As altas incidência e prevalência de IC e a história natural da síndrome, com descompensações recorrentes, levam ao grande número de atendimentos e hospitalizações por causa dessa doença. Dados epidemiológicos americanos e de nações europeias mostram que ela é a principal causa de hospitalização em países desenvolvidos, especialmente de idosos. No Brasil, dados do Datasus demonstram que a IC é a terceira causa de hospitalização (excluindo admissões cirúrgicas/obstétricas) em todas as idades. Nos doentes com mais de 60 anos, a IC é a terceira causa de hospitalização em geral, ficando atrás apenas de pneumonia e neoplasias (Figura 1). Em Portugal, é a primeira causa de hospitalização de indivíduos com mais de 65 anos de idade.

O alto custo das hospitalizações por IC representa um grande problema de saúde pública, sendo a otimização do tratamento não somente benéfica ao doente, como também à sustentabilidade do sistema de saúde. A IC avançada é a síndrome isolada de maior custo de tratamento do sistema de saúde dos Estados Unidos. Quase 40% dos doentes internados com IC serão readmitidos em 90 dias, o que torna o prognóstico ainda mais sombrio e mantém a síndrome como líder de hospitalizações e custo.

Os dados mundiais demonstram grandes variações nas taxas de mortalidade intra-hospitalar, podendo variar de 8,5 até 23%. No Brasil, os números variam entre 5 e 12% na mortalidade intra-hospitalar, que vem apresentando aumento progressivo nos últimos anos, provavelmente por aumento de gravidade dos doentes internados neste período. Em Portugal, a mortalidade intra-hospitalar varia de 5,5 a 7,7%. As substanciais diferenças entre os dados apresentados nas taxas de mortalidade hospitalar podem ser atribuídas às diferentes características clínicas e ao tratamento estabelecido para cada população estudada. A hospitalização *per se* já indica uma mudança na história natural da doença, sendo marcador prognóstico importante. Mesmo aqueles doentes que recuperam e recebem alta apresentam pior prognóstico, com maior mortalidade e alto risco de novas hospitalizações. Em Portugal, a taxa de re-hospitalização é de 21 e 24% aos 6 e aos 12 meses, respectivamente, e a mortalidade global, de 16% aos 12 meses.

Tendo em vista que os doentes hospitalizados por IC representam uma situação comum com alta morbimor-

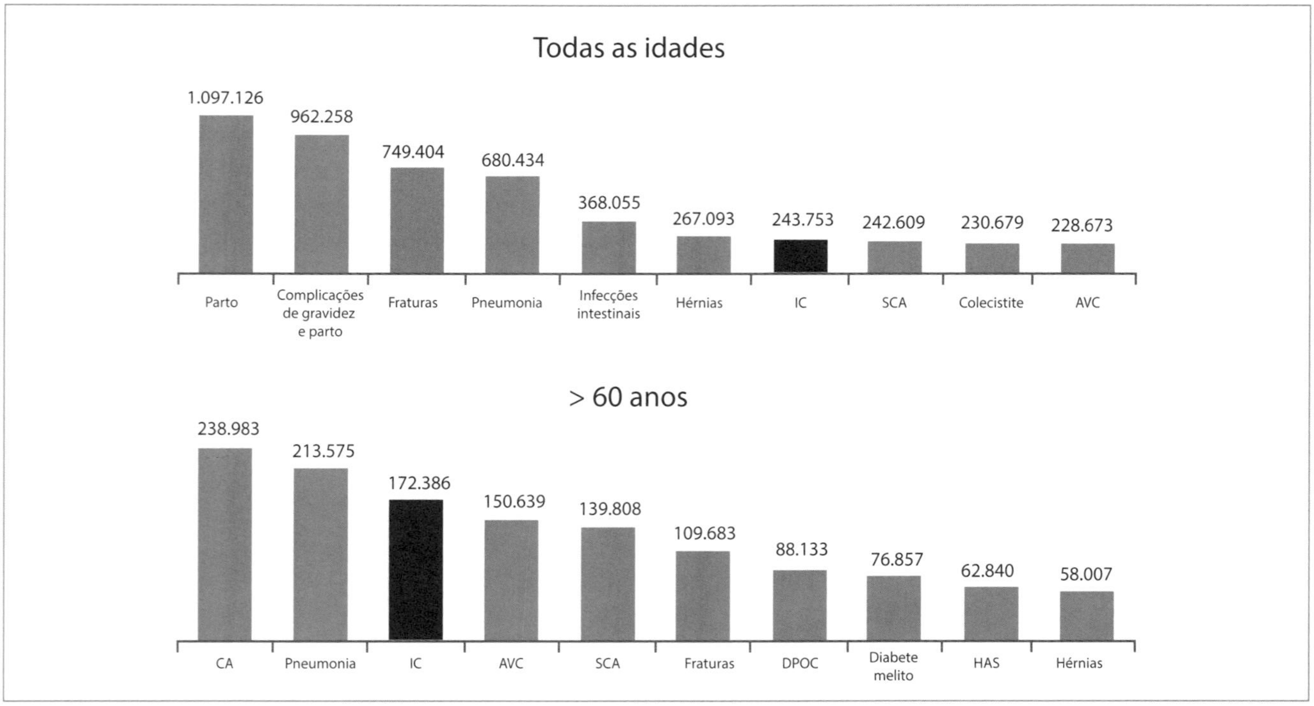

Figura 1 Causas de internações por IC aguda.

Fonte: Ministério da Saúde – Sistema de Informações Hospitalares do Sistema Único de Saúde [SIH/SUS]).

IC: insuficiência cardíaca; SCA: síndrome coronariana aguda; AVC: acidente vascular cerebral; CA: câncer; DPOC: doença pulmonar obstrutiva crônica; HAS: hipertensão arterial sistêmica.

talidade, essa situação é responsável por grande parte da elevada sobrecarga econômica que a IC condiciona.

Apesar da frequência e da gravidade da doença, os recursos aplicados nas pesquisas de novas terapias ainda são baixos em relação às pesquisas de outras áreas, como a do câncer. Os investimentos na educação continuada e na busca da otimização do diagnóstico e do tratamento médico também ainda são pequenos. Com o diagnóstico e o tratamento corretos do doente com IC, pode-se mudar consideravelmente o prognóstico da doença.

Em verdade, dados epidemiológicos vêm mostrando redução da morbimortalidade quando o paciente é corretamente tratado. Estudo no Brasil observou redução da mortalidade quando se comparou a evolução após alta daqueles pacientes hospitalizados antes dos anos 2000 em relação aos hospitalizados em 2005 e 2006 (Figura 2). No seguimento do primeiro ano após a alta, houve redução de 50% na mortalidade, que passou de 50 para 32%. O mesmo resultado é descrito na Europa, indicando que o tratamento moderno modifica a evolução dos portadores dessa síndrome. Apesar da redução de mortalidade, é importante considerar que ela continua muito elevada e novas intervenções se fazem necessárias para melhorar ainda mais essa evolução.

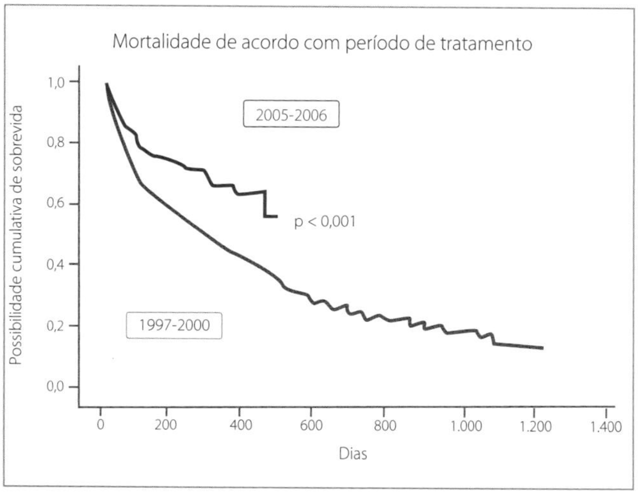

Figura 2 História natural da insuficiência cardíaca avançada.
Fonte: adaptada de Pereira Barretto et al. 2008.

É importante ressaltar, no entanto, que, apesar dessas evidências, os levantamentos epidemiológicos realizados na Europa (Euro-Survey) e nos Estados Unidos (ADHERE) indicam que um percentual pequeno de pacientes está recebendo a orientação correta. Livros e cursos com metodologias ativas, como o *SAVIC Consultório*, são importantes para a orientação dos clínicos a implementar o tratamento da IC crônica para prevenir os episódios de IC aguda.

FISIOPATOLOGIA

O conhecimento da fisiopatologia da IC permite melhor compreensão da abordagem do doente. Na IC com fração de ejeção reduzida (ICFER), ocorre redução da contratilidade miocárdica, geralmente associada à cardiomiopatia isquêmica, dilatada idiopática, chagásica ou hipertensiva. Na IC com fração de ejeção preservada (ICFEP), ocorre alteração no relaxamento do miocárdio, geralmente associada à HAS ou ao diabete. Na IC, o coração é submetido a sobrecarga hemodinâmica (pressão ou volume), distúrbios de FC (bradiarritmias ou taquiarritmias) ou condições que interfiram no enchimento ventricular (Figura 3). Na fase inicial da IC crônica, antes mesmo do estabelecimento de um quadro clínico de descompensação cardíaca, a diminuição da função ventricular diastólica e/ou sistólica leva à estimulação de mecanismos adaptativos para manter o débito cardíaco para os tecidos. Com a

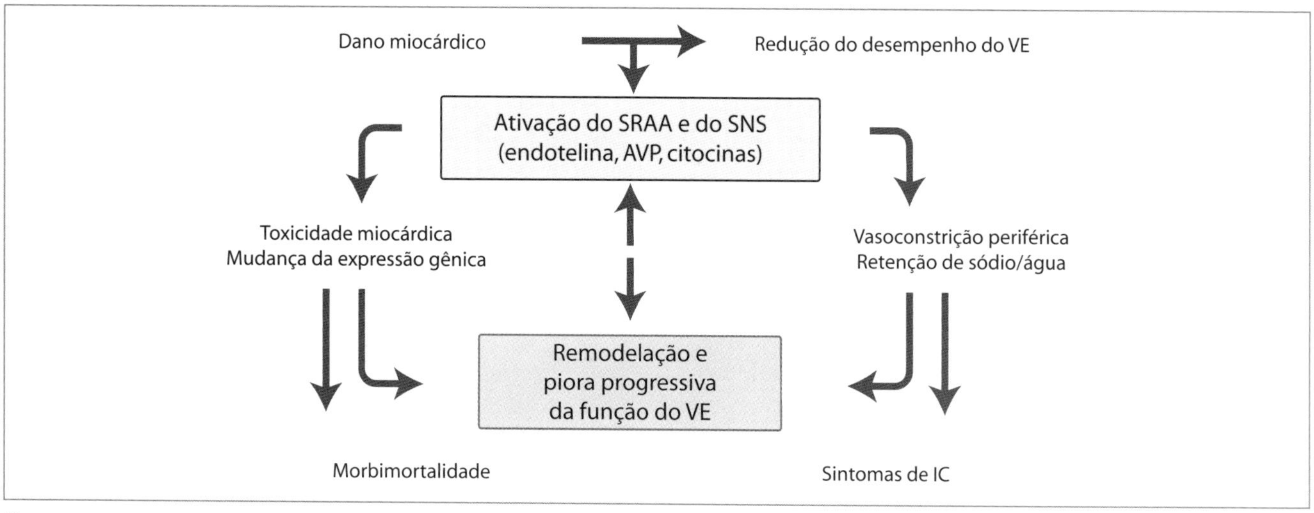

Figura 3 Fisiopatologia da insuficiência cardíaca.
Fonte: adaptada de Shah et al., 2001.
AVP: argenina vasopressiva; SNS: sistema nervoso simpático; SRAA: sistema renina-angiotensina-aldosterona; VE: ventrículo esquerdo.

redução do débito cardíaco, ocorre ativação do sistema nervoso simpático com liberação de noradrenalina, que promove vasoconstrição periférica, aumento da frequência cardíaca e aumento da contratilidade miocárdica.

A ativação do sistema renina-angiotensina-aldosterona (SRAA) leva à retenção de água e sódio, visando a aumentar o volume circulante e a pré-carga, mecanismo responsável pelas principais manifestações da IC. O aumento da pré-carga leva ao aumento da contratilidade miocárdica pelo mecanismo de Frank-Starling, em que a distensão da fibra cardíaca (até um limite) aumenta a força de contração. A estimulação simpática do SRAA pode ter um aspecto adaptativo no início, mas sua perpetuação é deletéria ao longo do tempo, levando à hipertrofia e ao remodelamento ventricular, com aparecimento dos sintomas e sinais de IC. Sem tratamento, esses mecanismos continuam a causar vasoconstrição periférica, aumento da pós-carga e piora progressiva do débito cardíaco, criando um ciclo vicioso. Portanto, o uso de vasodilatadores pode interromper esse ciclo, diminuindo a pós-carga e aumentando o débito cardíaco.

O bloqueio do SRAA com inibidores da enzima de conversão da angiotensina (IECA), bloqueadores do receptor da angiotensina (BRA), inibidores da neprilisina e antagonistas dos receptores da angiotensina (INRA) e antagonistas dos receptores mineralocorticoides demonstrou benefício clínico acentuado na interrupção desse ciclo vicioso. Da mesma forma, alguns tipos de betabloqueadores conseguiram modular a ativação simpática nos doentes com IC. Mais recentemente, a redução da frequência cardíaca se mostrou eficaz no controle da síndrome. Outro fator importante, presente em doentes com IC na fase avançada, é a elevação de citocinas, com o achado de maiores níveis do fator de necrose tumoral, de interleucina-6 e endotelinas. Essas alterações são responsáveis pela caquexia nos doentes com IC de maior gravidade.

Outro ponto capital na fisiopatologia da IC é a denominada remodelação miocárdica, considerada um dos aspectos centrais no desenvolvimento e na progressão dessa síndrome. A remodelação miocárdica pode ser definida por alterações moleculares, celulares e intersticiais do miocárdio que levam à modificação no tamanho, na massa, na geometria e na função do coração, como resultado de uma agressão inicial ao miocárdio. Em resposta a essas alterações, há diminuição da função cardíaca e da congestão circulatória, as quais caracterizam a síndrome clínica da IC. Quanto mais dilatado o coração, pior a evolução.

A remodelação miocárdica é estimulada pelos mecanismos compensatórios em resposta à disfunção ventricular e por fatores liberados como resultado da lesão miocárdica inicial: estresse mecânico do cardiomiócito, angiotensina, noradrenalina, estresse oxidativo, citocinas, óxido nítrico e endotelina. O processo de remodelação caracteriza-se pelo aumento na massa miocárdica, hipertrofia de miócitos individuais, alterações na expressão gênica, alterações na quantidade e na qualidade da matriz extracelular e morte dos miócitos cardíacos por apoptose. O tratamento com bloqueio neuro-hormonal pode reverter o remodelamento cardíaco. A ivabradina, que reduz a frequência cardíaca, também parece reverter o remodelamento cardíaco.

Outro parâmetro importante na fisiopatologia da IC está relacionado à síndrome cardiorrenal (SCR). Dois tipos de SCR se associam à IC, os tipos 1 e 3. No tipo 2, o agravamento agudo ou crônico da IC e/ou o tratamento utilizado causam piora aguda da função renal. Esse tipo de situação está presente em até um terço dos casos e se associa a menor sobrevida e maior tempo de hospitalização. Baixo débito cardíaco e/ou hipertensão venosa renal podem estar relacionados à ocorrência do agravamento agudo renal, sendo mais suscetíveis os doentes com doença renal crônica, especialmente idosos com diabete, doença vascular ou HAS. Na minoria dos casos, o agravamento da função cardíaca é consequência de sobrecarga de volume gerada por uma doença renal aguda (SCR tipo 3). A presença da SCR complica o tratamento da IC, pois dificulta a prescrição dos inibidores do SRA e dos antagonistas dos receptores mineralocorticoides.

A IC pode ter um fator causal ou fatores precipitantes claramente identificáveis (IAM, episódio de fibrilação atrial rápida, infecção respiratória ou outros). Cada um condiciona a fisiopatologia de forma diferente e a detecção e a correção precoces constituem aspectos relevantes da abordagem da IC, pois o controle do fator desencadeante é fundamental para o controle do quadro.

CLASSIFICAÇÃO

Classificações como a da American Heart Association (AHA 2001), que definem o doente em diferentes fases de evolução da doença (A, B, C e D), são de pequena utilidade nos casos de IC, pois é identificada nas fases C e D. No entanto, o conceito dessa classificação é importante, pois, conhecendo as possíveis causas de IC, pode-se tratá-las nas fases A e B e prevenir o aparecimento da IC (Tabela 1).

Tabela 1 Estágios da IC

Estágio	Descrição
A	Pacientes sob risco de desenvolver IC, mas sem doença estrutural cardíaca ou sintomas
B	Pacientes com doença estrutural cardíaca, mas sem sintomas de IC
C	Pacientes com sintomas atuais ou pregressos de IC e doença estrutural
D	Pacientes com sintomas refratários ao tratamento convencional, que requerem intervenções especializadas ou cuidados paliativos

Para a IC, a consagrada classificação funcional da NYHA ainda é a mais utilizada e tem grande utilidade na estratificação da gravidade, do prognóstico e para o tratamento. Essa avaliação funcional apresenta também boa correlação com os dados de morbimortalidade da IC (Tabela 2).

Tabela 2 Classificação funcional da NYHA

Classe	Descrição	Sobrevida em 1 ano
I	Paciente assintomático, início da falência, sem limitações. Atividade física usual não cansa	> 95%
II	Discreta limitação à atividade física: esses pacientes estão confortáveis em repouso. A atividade física usual resulta em fadiga, palpitações e dispneia	80-90%
III	Limitação significativa da atividade física: apesar de os pacientes permaneceram confortáveis em repouso, um pouco menos que atividade física usual pode levá-los a apresentar sintomas aos mínimos esforços	55-65%
IV	Inabilidade em realizar qualquer atividade física sem desconforto: sintomas de IC estão presentes até em repouso e qualquer atividade física provoca desconforto	50%

CONCLUSÃO

A IC é uma síndrome de altas incidência e prevalência. A abordagem diferenciada no diagnóstico e no tratamento em relação ao quadro crônico deve ser considerada. Por isso, o SAVIC Consultório tem por finalidade avaliar o doente com IC de forma sistematizada, procurando realizar o diagnóstico com precisão, avaliar o prognóstico e orientar o tratamento de modo que o maior número de doentes possa obter os benefícios do tratamento bem conduzido.

QUESTÕES DE REVISÃO

1. Assinale a alternativa correta com relação à IC:
   a) Mata menos que todos tipos de câncer.
   b) Paciente em CF IV pela NYHA tem mortalidade média de 20% em 1 ano.
   c) É uma da principais causas de hospitalização em países desenvolvidos.
   d) Não é um problema de saúde pública grave.
   e) A hospitalização por IC é de fácil manejo.
2. Em relação à fisiopatologia da IC, pode-se afirmar que:
   a) A diminuição da função cardíaca sistólica e/ou diastólica ativa mecanismos adaptativos neuro-humorais que são capazes de manter o débito cardíaco e impedir toda e qualquer forma de descompensação cardíaca.
   b) A ativação do sistema renina-angiotensina provoca hiponatremia (um marcador de bom prognóstico) nos pacientes com IC.
   c) O mecanismo de Frank-Starling deve ser lembrado à beira do leito, pois ao ajustar a pré-carga e/ou reduzir a resistência arterial periférica do doente, consegue-se aumentar o débito cardíaco.
   d) A distensão da fibra cardíaca provoca aumento progressivo da força de contração e, por isso, prover expansão de volume é sempre benéfico.
   e) Perda de massa muscular e astenia são sintomas incomuns em paciente com IC avançada em razão da atuação do fator de necrose tumoral, endotelinas e interleucina-6.

RESPOSTAS

Questão 1

Resposta: C

Comentário: a IC é um problema de saúde pública e uma das principais causas de internação, por conta do alto custo em hospitalização. Sendo a otimização do tratamento não somente benéfica ao paciente, como também ao sistema de saúde.

Questão 2

Resposta: C

Comentário: os mecanismos adaptativos neuro-humorais conseguem incialmente manter o débito cardíaco, entretanto, sua perpetuação passa a ser deletéria, gerando hipertrofia e remodelação ventricular e, por fim, os sinais e sintomas de IC. A ativação do sistema renina-angiotensina provoca retenção hídrica e causa hiponatremia, sendo esta um marcador de mau prognóstico. A distensão do cardiomiócito aumenta a força de contração até o ponto de distância ótimo, após o qual ocorre redução da força de contração. Portanto, lembrar que o mecanismo de Frank-Starling é fundamental à beira do leito. Perda de massa muscular e astenia fazem parte da caquexia cardíaca encontrada em pacientes com IC avançada.

VISÃO GERAL DA METODOLOGIA *SAVIC CONSULTÓRIO*

2

FUNDAMENTOS

O diagnóstico e o tratamento corretos podem melhorar a sobrevida de pacientes com insuficiência cardíaca (IC). A metodologia do *SAVIC Consultório* apresenta estratégias atualizadas para sistematizar o diagnóstico e o tratamento de pacientes com IC, separando a conduta em três etapas: diagnóstico, intervenção e seguimento (DIS). Processos mnemônicos e algoritmos ajudarão a entender e abordar o paciente, transmitindo segurança ao médico, que saberá transpor as etapas e oferecer sempre o que há de melhor, dentro das possibilidades de cada serviço.

OBJETIVOS DIDÁTICOS

Ao final deste capítulo, o médico estará familiarizado com a sistematização do atendimento do paciente com IC crônica, com conhecimento das condutas a serem realizadas nas etapas DIS.

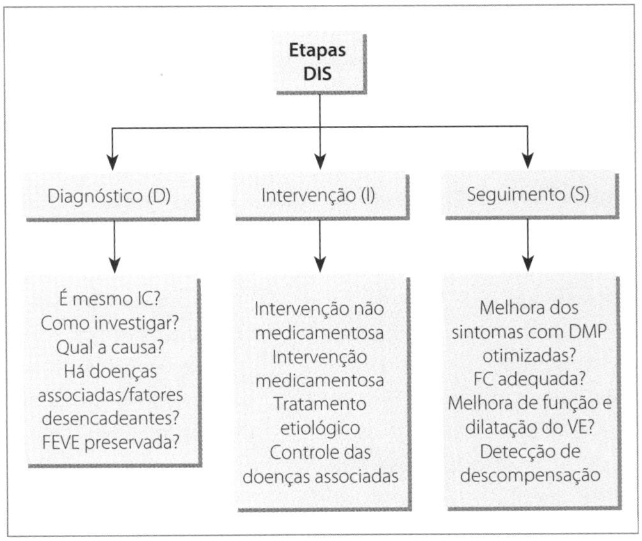

Figura 1 Etapas DIS na abordagem do paciente com IC.
DMP: drogas que melhoram o prognóstico; FC: frequência cardíaca; FEVE: fração de ejeção do ventrículo esquerdo; VE: ventrículo esquerdo.

ETAPAS DA ABORDAGEM DO PACIENTE COM INSUFICIÊNCIA CARDÍACA

Sempre que um paciente procura um médico na clínica privada ou em um grande serviço com ambulatório, três grandes etapas igualmente importantes acontecerão invariavelmente: a etapa de diagnóstico (D), etapa de intervenção terapêutica (I) e etapa de seguimento (S). Essas etapas (DIS) são cumpridas em quase todas as doenças e nos pacientes com IC isso não é diferente (Figura 1).

Etapa D

Nesta etapa, de diagnóstico, deve-se inicialmente confirmar se a suspeita clínica estava correta e se o diagnóstico de IC está confirmado, inicialmente com uma boa anamnese e um bom exame físico (primeiro passo). Em seguida, é preciso solicitar exames complementares, como radiografia de tórax, eletrocardiograma, perfil hematológico, bioquímico e, se necessário, os peptídios natriuréticos, de acordo com a disponibilidade de cada serviço. O ecocardiograma é fundamental para estabelecer se o paciente apresenta IC com fração de ejeção reduzida (ICFER) ou preservada (ICFEP), uma vez que o tratamento dessas duas doenças é diferente (segundo passo). No passo seguinte (terceiro passo), deve-se pesquisar a causa da IC, utilizando a história clínica com pesquisa de antecedentes, questionamento sobre fatores de risco e exames complementares necessários. No penúltimo passo (quarto passo), deve-se avaliar se existem doenças associadas que possam influenciar a conduta nos pacientes com IC e se este tem fatores desencadeantes do quadro clínico. Por fim, no último passo (quinto passo), ao abordar uma ICFEP, algumas considerações deverão ser feitas (estas são descritas em um capítulo específico do livro). O diagnóstico de IC é clínico e os exames complementares ajudam a estabelecer a etiologia e adequar a terapêutica. É nessa fase que será realizada a avaliação de doença coronariana como etiologia da IC, que nunca pode ser esquecida em pacientes com fatores de risco, por ser uma causa potencialmente reversível da IC.

Etapa I

Na etapa I, de intervenção terapêutica, inicialmente, recomenda-se o tratamento não medicamentoso para todos os pacientes. Também nessa etapa inicia-se o tratamento medicamentoso. Em pacientes com ICFER, as drogas que melhoram o prognóstico (DMP) devem sempre ser prescritas, respeitando as contraindicações específicas, elas são drogas que comprovadamente reduzem a mortalidade em pacientes com ICFER. São elas: os inibidores da enzima de conversão de angiotensina (IECA), os bloqueadores de receptor de angiotensina (BRA) ou os inibidores da neprilisina e dos receptores da angiotensina (INRA), os antagonistas dos receptores mineralocorticoides (ARM) e os betabloqueadores (BB) específicos. As DMP podem ser visualizadas na Tabela 1.

Se o paciente apresentar sinais de congestão, os diuréticos de alça devem ser utilizados para melhora dos sinais e sintomas. Os pacientes devem ser reavaliados frequentemente com monitoração da função renal e do potássio até que as doses das DMP estejam otimizadas.

Para a redução da mortalidade, não basta prescrever as DMP, mas também titular a dose até a dose-alvo recomendada, pois somente assim se obtem a melhora da sobrevida desejada. O tratamento etiológico, se indicado, deve ser realizado nessa fase. Também nessa fase, o médico deve diagnosticar e tratar comorbidades como anemia, insuficiência renal etc. A etapa de intervenção terapêutica (I) somente se encerra quando as drogas que interferem positivamente no prognóstico, como BB, ARM e IECA ou BRA ou INRA atingem as doses preconizadas otimizadas ou as doses máximas toleradas, as comorbidades estiverem tratadas e a etiologia da IC controlada.

Tabela 1 DMP em pacientes com ICFER

DMP	Opções disponíveis
IECA	Captopril, enalapril, ramipril, lisinopril
BRA	Valsartana, losartana, irbesartana, candesartana
INRA	Sacubitril/valsartana
Betabloqueadores	Bisoprolol, carvedilol, metoprolol (succinato), nebivolol
Antagonistas dos receptores mineralocorticoides	Espironolactona, eplerenona

Etapa S

O paciente passa, então, para a etapa S, de seguimento. Quando deve retornar para reavaliações, dependendo da gravidade e da estabilidade do caso, a cada mês, bimestre ou trimestre e nunca a intervalos maiores do que esses. Nessa etapa, a estabilidade ou a instabilidade clínica é avaliada, complicações são detectadas e tratadas e, de capital importância, a resposta à terapêutica é avaliada e vai guiar os passos seguintes e determinar se novas intervenções terapêuticas são necessárias.

Os exemplos mais claros são a resposta temporal do diâmetro diastólico do ventrículo esquerdo (DDVE) e a fração de ejeção do ventrículo esquerdo (FEVE), a queda adequada da frequência cardíaca e a estabilidade clínica. Uma resposta à terapêutica otimizada pressupõe a redução da DDVE e o aumento da FEVE e, caso não ocorra, deve-se avaliar outras terapêuticas, como associação de vasodilatadores, uso de ivabradina se a FC estiver acima de 70 bpm, terapia de ressincronização se houver indicação precisa, associação de digoxina nas instabilidades clínicas etc.

Nos casos mais graves, a indicação de transplante ou assistência ventricular. Além disso, nessa etapa pode acontecer o aparecimento de taquiarritmias ventriculares, parada cardiorrespiratória recuperada e outras, que indicam o implante de desfibrilador, assim como a ocorrência de bloqueios que indiquem o implante de marca-passo.

Na etapa de seguimento é que as clínicas de IC ou a equipe multidisciplinar (enfermagem, fisioterapia, educador físico, assistente social) têm papel importante e já demonstraram em vários estudos o papel benéfico no paciente com IC crônica.

CONCLUSÃO

O livro *SAVIC Consultório* é dividido em três grandes tópicos que correspondem às etapas DIS e, dentro de cada grande capítulo, são descritas as bases teóricas do diagnóstico (D), da intervenção terapêutica (I) e do seguimento (S), que explicarão e embasarão a prática diária e, junto deles, os algoritmos e processos mnemônicos correspondentes, que ajudarão a ter em mente os passos essenciais da boa prática médica em IC.

QUESTÕES DE REVISÃO

1. Assinale quais são as três drogas atuais disponíveis no mercado que no *SAVIC Consultório* são chamadas de DMP:
   a) Digoxina, betabloqueadores e furosemida.
   b) Betabloqueadores, diuréticos e IECA.
   c) IECA, ARM e betabloqueadores.
   d) ARM, betabloqueadores e ivabradina.
   e) Diuréticos, digitálicos e IECA.

2. Sobre o processo DIS (diagnóstico, intervenção e seguimento) para abordagem do paciente com IC crônica assinale a alternativa correta.
   a) Na etapa D, de diagnóstico, a avaliação da fração de ejeção pelo ecocardiograma não muda a orientação na etapa I, de intervenção terapêutica.
   b) Na etapa I, de intervenção terapêutica, o passo de avaliação etiológica não é importante.
   c) Na etapa S, de seguimento, a função ventricular pelo ecocardigrama não precisa ser avaliada, basta a avaliação da melhora clínica.
   d) Na etapa S, de seguimento, garantir que as DMP estejam sendo tomadas em doses otimizadas, respeitando a resposta de cada paciente, é uma das principais abordagens.
   e) Na etapa I, de intervenção terapêutica, o controle de doenças associadas não deve ser sempre uma prioridade.

RESPOSTAS

Questão 1

Resposta: C
Comentário: com base em evidências atuais, as únicas drogas disponíveis que atuam na melhora da remodelação ventricular, melhorando a sobrevida, são IECA, ARM e betabloqueadores, chamados no *SAVIC Consultório* de DMP. Elas devem ser dadas a todos pacientes com IC com FE reduzida, salvo contraindicações.

Questão 2

Resposta: D
Comentário: as DMP, que atualmente são três drogas disponíveis no mercado (IECA, ARM e betabloqueadores), devem sempre ter as doses otimizadas como foram usadas nos estudos clínicos correspondendes. Os BRA e o INRA são outras medicações que compõem este grupo de DMP para pacientes com IC.

SEÇÃO

2

ETAPA DE DIAGNÓSTICO

ABORDAGEM DIAGNÓSTICA

3

FUNDAMENTOS

A insuficiência cardíaca (IC) é uma síndrome eminentemente clínica, de modo que os sintomas e sinais são a melhor forma de diagnosticá-la. Mesmo com todo o avanço tecnológico e científico dos últimos anos, a avaliação cuidadosa da história clínica e do exame físico mantém-se como a principal maneira para se diagnosticá-la, não havendo exame complementar capaz de definir de maneira única e objetiva a presença dessa síndrome. Este capítulo abordará os primeiros passos da etapa D, que são confirmar se o diagnóstico de IC está correto e saber como investigá-lo (Figura 1).

OBJETIVOS DIDÁTICOS

Este capítulo é destinado ao diagnóstico do doente com IC – etapa D das etapas DIS. O médico deve ser capaz de, no momento da consulta, interpretar os sintomas e sinais e realizar o diagnóstico de IC. Os exames complementares auxiliam a confirmação do diagnóstico e a estratificação prognóstica. O médico deverá lembrar-se do fluxograma da etapa D para que nenhum passo do manejo do paciente seja esquecido (Figura 1).

HISTÓRIA CLÍNICA E EXAME FÍSICO

Os achados clínicos mais frequentemente observados na IC são diminuição da tolerância aos esforços, a qual se manifesta clinicamente por dispneia e fadiga, e retenção hídrica, resultando em estertores pulmonares, elevação da pressão venosa jugular e edema periférico.

A dispneia é o sintoma mais frequente na IC, podendo se apresentar como dispneia ao esforço, ortopneia, dispneia paroxística noturna (DPN) e dispneia em repouso. Em razão de seu elevado valor preditivo negativo (próximo de 100%), a ausência de dispneia torna o diagnóstico de IC pouco provável. Por outro lado, é um sintoma pouco específico, já que, entre os doentes atendidos no consultório, a dispneia, embora sintoma frequente, na maioria dos casos, não tem como causa a IC. Dessa forma, é importante que, no doente com dispneia e suspeita de IC, seja realizado o diagnóstico diferencial com outras causas de dispneia, por meio de uma avaliação clínica cuidadosa (Quadros 1 e 2). Cabe lembrar que a ortopneia é o sintoma mais específico para IC.

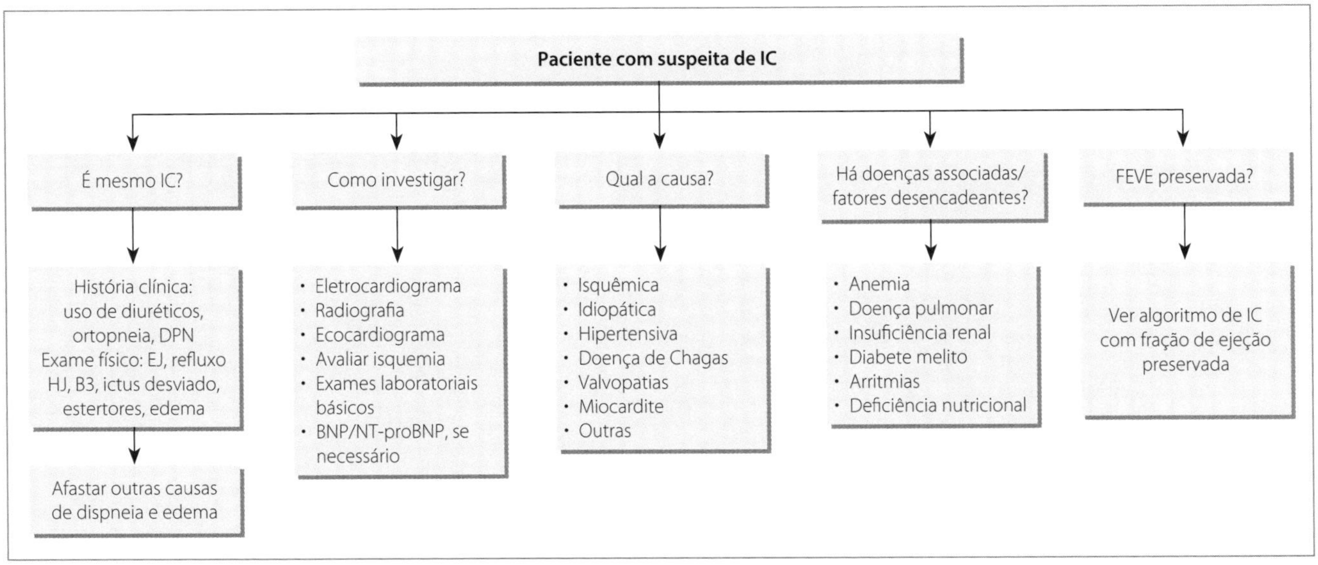

Figura 1 Passos da etapa D, de diagnóstico, do processo DIS.

DPOC: doença pulmonar obstrutiva crônica; IC: insuficiência cardíaca; IRC: insuficiência renal crônica; FEVE: fração de ejeção do ventrículo esquerdo; DNP: dispneia paroxística noturna; EJ: estase jugular

Quadro 1 Diagnóstico diferencial da dispneia
Causas pulmonares
Asma
Doença pulmonar obstrutiva crônica
Enfisema
Edema pulmonar
Hipertensão pulmonar
Infecção
Doença pulmonar intersticial
Doença pleural
Embolia pulmonar
Falência dos músculos respiratórios
Intolerância ao exercício
Causas cardíacas
Doença cardíaca isquêmica/angina *pectoris*
Insuficiência ventricular direita
Estenose ou insuficiência aórtica
Arritmias
Cardiomiopatia dilatada
Cardiomiopatia hipertrófica
Insuficiência cardíaca
Insuficiência ou estenose mitral
Anormalidades mediastinais
Tuberculose pericárdica
Causas psicossomáticas

Quadro 2 Achados clínicos sugestivos de IC nos pacientes com dispneia no consultório
História clínica pregressa
Sintomas prévios de IC
História de infarto agudo do miocárdio
História de doença arterial coronária
História de valvopatia
Sintomas
Dispneia paroxística noturna
Ortopneia
Dispneia de esforço
Exame físico
B3
Distensão venosa jugular
Estertores (fervores) pulmonares
Presença de sopro cardíaco
Edema de membros inferiores
Refluxo hepatojugular

Em razão da alta especificidade, alguns dos achados ao exame físico são úteis para a confirmação do diagnóstico de IC: desvio da ponta do coração para a esquerda, ritmo de galope, sopro cardíaco, distensão venosa jugular e presença de refluxo hepatojugular (ou abdominojugular). Entretanto, esses sinais apresentam sensibilidade limitada e baixa reprodutibilidade, especialmente entre os não especialistas, fazendo com que a ausência seja de valor limitado para afastar o diagnóstico de IC. O edema de membros inferiores pode estar presente, mas é um sinal inespecífico para o diagnóstico, uma vez que pode ocorrer em uma série de outras doenças a serem lembradas no diagnóstico diferencial, como doenças renais, hepatopatia ou doenças vasculares venosas. A estase jugular e o refluxo hepatojugular são sinais mais específicos para IC.

Os doentes com IC crônica mais comumente apresentam exacerbação dos sintomas prévios de IC, ou seja, dispneia e congestão periférica, além de apresentar frequentemente aumento de peso por retenção hidrossalina (hipervolemia real).

CRITÉRIOS DIAGNÓSTICOS

Como já mencionado, o diagnóstico de IC é clínico, podendo ser subjetivo. Nos primeiros passos da etapa D, deve-se confirmar se é mesmo IC e depois solicitar os exames complementares. Os critérios de Framingham (Quadro 3) e os de Boston (Tabela 1) são menos subjetivos e podem ser usados para o diagnóstico de IC. Nos critérios de Framingham, define-se critérios maiores e menores e a identificação de dois critérios maiores identifica o quadro como IC ou um maior e dois menores. Nos critérios de Boston, os achados recebem pontos e os pacientes com pontuação entre 8 e 12 pontos têm sintomas e sinais identificados como decorrentes da IC.

Quadro 3 Critérios de Framingham modificados para o diagnóstico de IC
Critérios maiores
Dispneia paroxística ou ortopneia
Distensão das veias do pescoço
Estertores
Cardiomegalia na radiografia de tórax*
Edema pulmonar agudo
Presença de B3
Refluxo hepatojugular
Critérios menores
Edema de tornozelo bilateral

(continua)

Quadro 3 Critérios de Framingham para o diagnóstico de IC *(continuação)*

Tosse noturna
Dispneia ao esforço
Hepatomegalia
Derrame pleural
Taquicardia (FC > 120 bpm/min)

A presença de dois critérios maiores ou um critério maior e dois menores confirma o diagnóstico de IC.
* Mais recentemente têm sido utilizados outros métodos para demonstrar cardiomegalia, como ecocardiograma.
FC: frequência cardíaca.

Tabela 1 Critérios de Boston para o diagnóstico de IC

Critério	Pontuação
História (pontuar apenas 1)	
Dispneia em repouso	4
Ortopneia	4
Dispneia paroxística noturna	3
Dispneia ao deambular	2
Dispneia ao subir escadas	1
Exame físico (alteração na frequência cardíaca)	
91 a 110 bpm	1
> 110 bpm	2
Distensão venosa jugular	
> 6 cmH_2O	2
> 6 cmH_2O mais edema ou hepatomegalia	3
Crepitantes pulmonares	
Basais	1
> basais	2
Sibilos	3
Presença de B3	3
Radiografia de tórax (pontuar apenas 1)	
Edema pulmonar alveolar	4
Edema intersticial alveolar	3
Derrame pleural bilateral	3
Índice cardiotorácico > 0,5	3
Linhas B de Kerley	2

Pontuação: 8 a 12: diagnóstico definitivo de IC; 5 a 7: provável; < 4: improvável.

EXAMES COMPLEMENTARES

A avaliação laboratorial na IC tem por finalidade auxiliar no diagnóstico, estratificar a gravidade e identificar a presença de outras condições clínicas associadas, como isquemia miocárdica, valvopatia, anemia, insuficiência renal, síndrome nefrótica, diabete melito, tireotoxicose e hipotireoidismo. Entre os exames complementares iniciais na avaliação do doente com dispneia e suspeita de IC, a radiografia de tórax e o eletrocardiograma (ECG) assumem grande importância. Se por um lado, o ECG e a radiografia de tórax normais tornam o diagnóstico de IC pouco provável, por outro, a IC é fortemente sugerida na presença de cardiomegalia ou congestão vascular pulmonar à radiografia de tórax e na presença de ondas Q na parede anterior, ritmo de fibrilação atrial, sinais de sobrecarga ventricular ou bloqueio de ramo esquerdo no ECG.

O ecocardiograma bidimensional é o método diagnóstico mais útil na avaliação dos doentes com IC, fornecendo informações importantes com relação ao tipo de disfunção ventricular (sistólica ou diastólica), fração de ejeção, dimensões das câmaras cardíacas, anormalidades estruturais do ventrículo esquerdo (VE), alterações da contratilidade segmentar, do aparelho valvular, do pericárdio e do ventrículo direito (VD). O ecocardiograma está indicado na avaliação inicial de todos os doentes que apresentam quadro clínico de IC. Ao lado da caracterização da cardiopatia, os achados ecocardiográficos auxiliam na avaliação do grau de comprometimento cardíaco e na estratificação do prognóstico.

Função sistólica reduzida, intermediária ou preservada

Outro ponto de grande importância após o diagnóstico da IC, como já amplamente apresentado com base fundamentalmente nas manifestações clínicas, é verificar qual é a fração de ejeção do paciente. O tratamento do paciente com a fração de ejeção reduzida (ICFER) é bem sistematizado, baseado em evidências. Há poucos dados sobre os casos com fração de ejeção intermediária (ICFEI)(entre 40 e 49) e até o momento os ensaios clínicos com pacientes com a função sistólica preservada (ICFEP) foram negativos.

A Diretriz Europeia de IC de 2016 sistematizou a classificação identificando com ICFER os casos com fração de ejeção do ventrículo esquerdo (FEVE) inferior a 40% e os com ICFEP aqueles com FEVE acima de 50%. Intermediários são aqueles casos com FEVE entre 40 e 49% (denominados *middle range*) (Tabela 2).

Dessa forma, após o diagnóstico clínico da IC, deve-se avaliar a função cardíaca, pois a orientação terapêutica é diferente para cada um destes grupos. Crescem as evidências de que o grupo intermediário se comporta como o grupo com fração de ejeção reduzida.

A determinação do peptídio natriurético do tipo B (BNP e NT-ProBNP) também é de grande auxílio no diagnóstico da IC. Além de útil na avaliação diagnóstica do doente com dispneia, fornece informações relevantes com relação ao prognóstico e, potencialmente, poderá permitir a monitoração do tratamento da IC. O BNP é um polipeptídio formado por 32 aminoácidos, sendo sua produção estimulada pela expansão do volume ventricular e da sobrecarga de pressão. Os níveis dos peptídios natriu-

Tabela 2 Definição das classes de insuficiência cardíaca (IC)

Tipo de IC		ICFER	ICFEI	ICFEP
Critério	1	Sintomas ± sinais	Sintomas ± sinais	Sintomas ± sinais
	2	FEVE < 40%	FEVE 40-49%	FEVE ≥ 50%
	3	-	1. Nível elevado de peptídio natriurético 2. Pelo menos um critério adicional a. Cardiopatias estruturais relevantes (HVE e/ou AAE) b. Disfunção diastólica	1. Nível elevado de peptídio natriurético 2. Pelo menos um critério adicional a. Cardiopatias estruturais relevantes (HVE e/ou AAE) b. Disfunção diastólica

réticos aumentam com a idade e com a diminuição da taxa de filtração glomerular e diminuem com o aumento do índice de massa corpórea. A presença de níveis normais de BNP (< 100 pg/mL) ou NT-proBNP (< 300 pg/mL) exclui a IC como causa da dispneia no paciente com dispneia aguda e valores acima de 400 pg/mL para BNP e entre 900 pg/mL (< 75 anos) e 1800 pg/mL (≥ 75 anos) confirmam o diagnóstico de IC em pacientes com dispneia aguda. Importante ter em mente que há valores de corte que afastam disfunção ventricular sistólica ou diastólica em pacientes SEM dispneia aguda, valores estes que podem ser úteis na avaliação do paciente com IC nova ou crônica no consultório. Níveis de NT-proBNP abaixo de 125 pg/mL e de BNP abaixo de 35 pg/mL são os valores de corte que afastam a presença de disfunção ventricular.

Nos pacientes em uso do sacubitril/valsartana, como o sacubitril inibe a neprilisina ele promove elevação dos níveis de BNP, desta forma a dosagem de BNP deixa de ter valor no diagnóstico da IC. Em pacientes em tratamento com os INRA deve-se dosar o NT-proBNP que mantém a acuidade diagnóstica nesses pacientes.

Outros exames iniciais na avaliação dos doentes com IC incluem a oximetria arterial, a determinação da creatinina sérica, eletrólitos e hemograma. A determinação da proteína C-reativa, do dímero-D e das troponinas cardíacas (T ou I) podem auxiliar no diagnóstico diferencial ou na presença de comorbidades.

Portanto, nos doentes com diagnóstico de IC, a avaliação inicial com exames complementares deve incluir ECG, radiografia de tórax, hemograma completo, urina tipo I, eletrólitos séricos (incluindo cálcio e magnésio), ureia, creatinina, glicose de jejum, perfil lipídico, testes de função hepática, TSH e ecocardiograma transtorácico, assim que possível (Quadro 4).

AVALIAÇÃO INICIAL DOS DOENTES COM INSUFICIÊNCIA CARDÍACA

Na avaliação inicial, após a confirmação diagnóstica, recomenda-se que seja caracterizada a situação funcional do paciente, pois servirá de base para iniciar o tratamento e também tem impacto prognóstico. Nos mais sintomáticos, é necessário tomar condutas mais rapidamente. A classificação funcional mais utilizada é a da NYHA (Tabela 3). Diagnosticada a IC, é importante pesquisar a etiologia (será abordada no Capítulo 4), avaliar possíveis fatores desencadeantes para prosseguir para a etapa I (intervenção terapêutica). Além disso, é no final da etapa D que, em pacientes com ICFEP, o tratamento específico (abordado em capítulo determinado) deve ser realizado.

Quadro 4 Exames complementares iniciais essenciais em pacientes com IC

Eletrocardiograma
Exames de imagem
Radiografia de tórax
Ecocardiograma transtorácico
Exames laboratoriais
Hemograma completo
Glicemia de jejum e hemoglobina glicada
Ureia, creatinina, sódio, potássio e magnésio
TSH
TGO, TGP
Colesterol total e frações e triglicérides
Ferritina e saturação de transferrina
Urina I

Tabela 3 Classificação funcional da NYHA

Classe	Descrição	Sobrevida em 1 ano
I	Paciente assintomático, início da falência, sem limitações. Atividade física usual não cansa	> 95%
II	Discreta limitação à atividade física: esses pacientes estão confortáveis no repouso. A atividade física usual resulta em fadiga, palpitações e dispneia	80-90%
III	Limitação significativa da atividade física: apesar de os pacientes permanecerem confortáveis em repouso, um pouco menos que atividade física usual pode levá-los a apresentar sintomas aos mínimos esforços	55-65%
IV	Inabilidade em realizar qualquer atividade física sem desconforto: sintomas de IC estão presentes até em repouso e qualquer atividade física provoca desconforto	5-15%

CONCLUSÃO

Na etapa de diagnóstico (D), o primeiro passo é estabelecer se o diagnóstico de IC está correto, utilizando uma boa anamnese e um bom exame físico e aplicando os critérios de Framingham ou de Boston para o diagnóstico. Os diagnósticos diferenciais de outras causas de edema e dispneia devem ser lembrados e descartados.

No segundo passo, devem ser solicitados os exames complementares essenciais, como ECG, radiografia de tórax, ecocardiograma e exames laboratotoriais com função renal, hepática e tireoidea. O ecocardiograma e a avaliação da fração de ejeção são essenciais para verificar o tipo de IC que o paciente apresenta. A determinação dos peptídios natriuréticos (BNP ou NT-proBNP) pode ser feita em casos de dúvida diagnóstica.

QUESTÕES DE REVISÃO

1. Podemos determinar o diagnóstico de IC usando os critérios de Framingham em quais dos pacientes a seguir?
   a) Gestante de 18 anos com dispneia, edema de tornozelos e sopro na ausculta cardíaca.
   b) Tabagista de longa data, com dispneia paroxística noturna, edemas de tornozelos e estertores crepitantes na ausculta pulmonar.
   c) Obeso com cansaço aos esforços não habituais e edemas de membros inferiores.
   d) Homem de 45 anos com tosse, derrame pleural, emagrecimento e febre.
   e) Etilista importante com edemas de membros inferiores, hepatomegalia, sem sinais de ascite. Na radiografia de tórax, apresentou: cardiomegalia e derrame pleural em hemitórax direito.

2. Com relação à classificação da NYHA em IC, podemos afirmar que:
   a) A classificação não apresenta nenhuma correlação com mortalidade dos pacientes com IC.
   b) O paciente classificado como classe I não tem IC.
   c) Classe funcional III significa que o paciente tem dispneia no repouso e é o que apresenta pior prognóstico.
   d) A classe funcional da NYHA é de fácil aplicação e pode ser feita pelo médico no consultório em poucos minutos.
   e) Pacientes com disfunção ventricular importante sempre são classificados como classe III ou IV.

RESPOSTAS

Questão 1

Resposta: E

Comentário: é preciso conhecimento clínico para aplicar critérios diagnósticos e não apenas a realização de *checklist*. Ter noção das alterações fisiológicas da gestação (aumento da volemia, frequência cardíaca e alteração na reatividade vascular) é fundamental, além de ser importante saber a especificidade e o valor preditivo positivo dos achados de exame físico e exames complementares.

Questão 2

Resposta: D

Comentário: a classificação da NYHA é de fácil aplicação e pode ser feita pelo médico assistente no consultório, sem utilização de qualquer método complementar, já que baseia-se nos sintomas do paciente. Ela tem relação com prognóstico, ou seja, quanto mais sintomático, maior a classe funcional e maior mortalidade. A classificação da NYHA não tem relação com o grau de disfunção ventricular, ou seja, pacientes com disfunção ventricular importante podem estar assintomáticos e em classe I, por exemplo.

4

ETIOLOGIA E FATORES DESENCADEANTES

FUNDAMENTOS

A insuficiência cardíaca (IC) é a fase final comum das cardiopatias, e são, portanto, inúmeras as possíveis causas dessa síndrome.

Durante a avaliação do paciente com IC, é importante identificar a causa da síndrome, bem como os possíveis fatores desencadeantes ou agravantes, pois com o controle ou o tratamento da causa pode-se modificar a evolução da doença de maneira significativa. A correção de uma valvopatia, a revascularização da coronariopatia e o controle do hipertireoidismo são alguns exemplos da importância da identificação da causa da síndrome.

OBJETIVOS DIDÁTICOS

No *SAVIC Consultório*, o médico será estimulado a seguir o fluxograma da etapa D (diagnóstico) e, após confirmar o diagnóstico de IC e solicitar os exames complementares essenciais, ele precisa identificar a etiologia da doença e então avaliar possíveis fatores desencadeantes ou agravantes do quadro (Figura 1). Neste capítulo, serão discutidas as principais etiologias da síndrome e os mais frequentes fatores desencadeantes para que o médico fique atento na consulta para identificá-los.

INTRODUÇÃO

A IC é síndrome prevalente e pode ser causada por diferentes formas de agressão ao coração. Nas formas avançadas da doença, a IC tem características de malignidade que evoluem com perda significativa da qualidade de vida e alta morbimortalidade. Controladas algumas dessas causas, poderá haver reversão total do quadro de mudança substancial do prognóstico do paciente. Sendo a IC a fase final comum de todas as cardiopatias, qualquer destas, uma vez não tratada, pode progredir para quadros de IC. Daí a importância da identificação da causa e do controle para a prevenção da IC.

O registro BREATHE, o principal registro brasileiro em IC, apresenta as causas mais frequentes no Brasil (Figura 2).

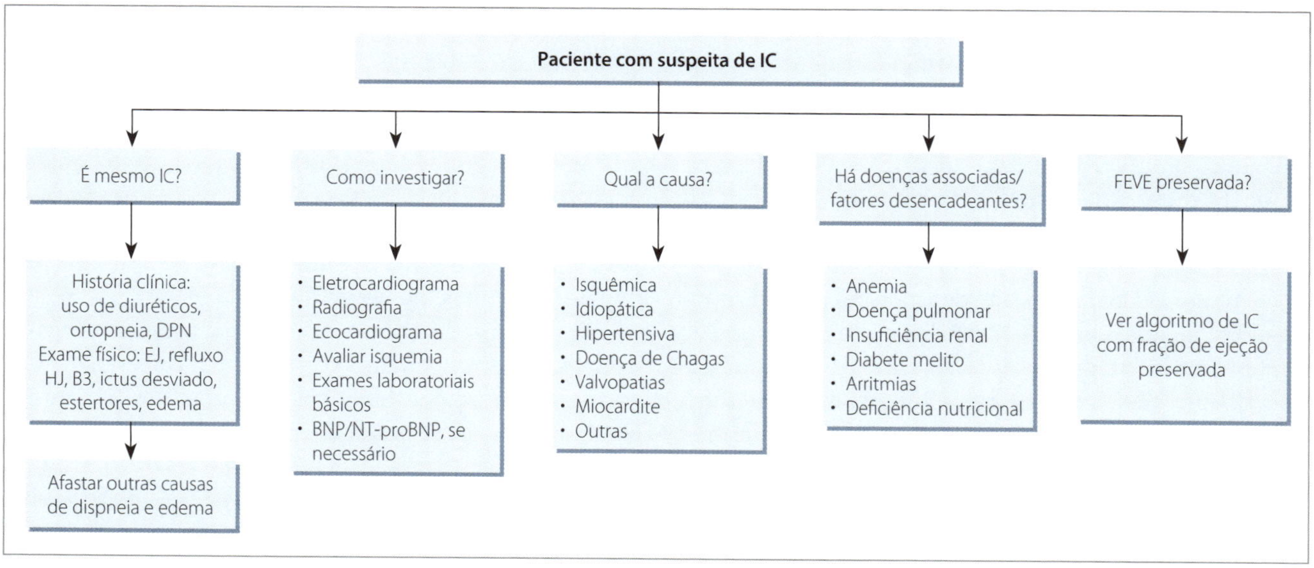

Figura 1 Passos da etapa D, de diagnóstico, do processo DIS.

DPOC: doença pulmonar obstrutiva crônica; IC: insuficiência cardíaca; IRC: insuficiência renal crônica; FEVE: fração de ejeção do ventrículo esquerdo; DNP: dispneia paroxística noturna; EJ: estase jugular

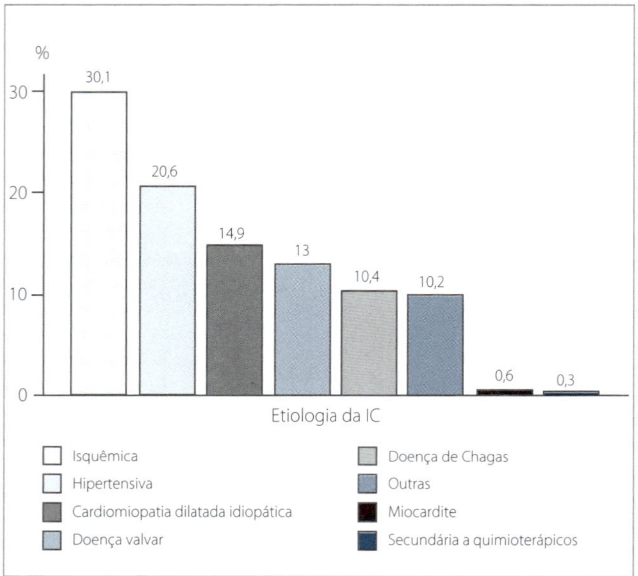

Figura 2 Principais etiologias da insuficiência cardíaca no Brasil (registro BREATHE).

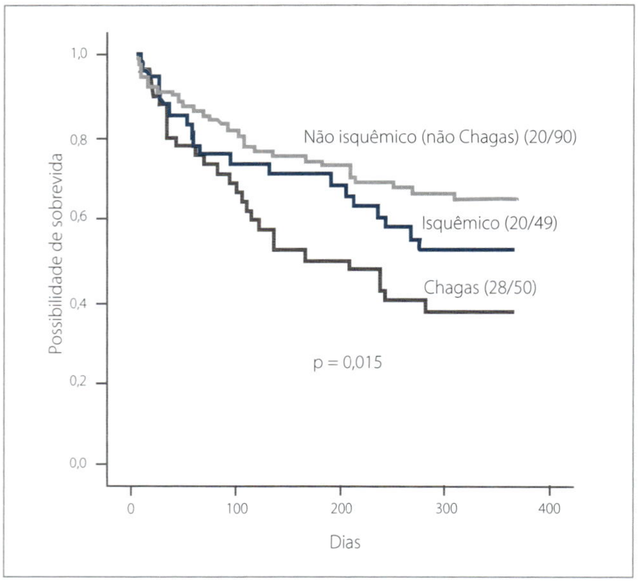

Figura 3 Prognóstico de pacientes com insuficiência cardíaca, segundo a etiologia, no Brasil.

O Euro SURVEY, registro em IC realizado pela European Society of Cardiology, apresenta os dados da Europa, e o ADHERE, os dados americanos. Em geral, esses dados identificaram que a principal causa de IC no mundo moderno é a doença coronariana, em especial nos casos após infarto do miocárdio.

A segunda causa é a cardiomiopatia dilatada hipertensiva. No Brasil e na América Latina, a doença de Chagas continua sendo uma causa importante de IC. Com a grande migração de sul-americanos para os Estados Unidos e para a Europa, cresce o número de portadores dessa doença nestes países. A doença valvar também é frequente, e no Brasil o percentual expressivo é decorrente da febre reumática, enquanto na Europa e nos Estados Unidos ela acontece por causa da degeneração valvar, sendo uma doença do idoso. Merece atenção, dentre as cardiomiopatias dilatadas, as miocardites, pois, em curto período (às vezes em semanas), transformam em doentes indivíduos saudáveis e mudam substancialmente sua qualidade de vida. Com o envelhecimento da população e o aumento da incidência de neoplasias, a IC secundária à quimioterapia vem tendo a importância aumentada.

O prognóstico do paciente depende em parte da etiologia. Em alguns hospitais terciários no Brasil, entre pacientes com IC avançada, os portadores de IC secundária à doença de Chagas são aqueles que apresentam o pior prognóstico, seguidos pelos portadores de cardiomiopatia isquêmica (Figura 3). Os dados da literatura indicam que na Europa e nos Estados Unidos os portadores de cardiomiopatia isquêmica têm o pior prognóstico. Nesses, a extensão da área infartada determina o prognóstico.

DIAGNOSTICAR A ETIOLOGIA

Doença arterial coronariana

A doença arterial coronariana (DAC) é identificada como a causa mais frequente de IC. A DAC tem alta prevalência e leva a quadros de IC, tanto pela necrose de áreas após infarto e remodelação ventricular quanto pela alteração da contração em decorrência da isquemia miocárdica (miocárdio atordoado). A importância do diagnóstico é a possibilidade de prevenção, bem como de resolução da disfunção ventricular em algumas situações.

Na presença de um quadro de IC, a suspeita de DAC como causa deve ser considerada nos indivíduos com mais de 45 anos, em diabéticos e em indivíduos com outros fatores de risco (tabagistas, hipertensos, dislipidêmicos, com história familiar de DAC). A IC pode também estar associada a quadro de angina e infarto agudo do miocárdio, o que torna mais fácil a identificação da doença coronariana como causa da IC. A ecocardiografia, sempre útil na avaliação da IC, pode ser de auxílio no diagnóstico da DAC ao identificar comprometimento da contratilidade segmentar do ventrículo esquerdo.

Com a suspeita de doença coronariana deve-se solicitar exames para avaliação da anatomia coronariana (cineangiocoronariografia ou angiotomografia de coronárias) e para avaliação de isquemia e viabilidade miocárdica (cintilografia de perfusão miocárdica com estresse, ecocardiograma com estresse e/ou ressonância magnética[RM]), para que possa ser decidido o melhor tratamento. Pacientes com obstruções coronarianas significativas e isquemia miocárdica documentada têm indicação de revascularização miocárdica e podem melhorar a função ventricular. Em pacientes sem isquemia, deve ser avaliada a presença de viabilidade miocárdica com a utilização de RM ou cintilografia miocárdica com tálio específica para pesquisa de viabilidade. Na presença de doença coronariana obstrutiva significativa (obstruções superiores a 70%) e presença de miocárdio viável, a revascularização pode melhorar o prognóstico ao melhorar a função miocárdica, antes deprimida. É importante ressaltar que áreas infartadas (necrose miocárdica) não melhoram com a revascularização e que se deve identificar uma boa extensão de músculo viável para que uma intervenção possa melhorar a evolução (Figura 4).

O infarto agudo do miocárdio merece atenção especial no mundo moderno, uma vez que a revascularização precoce (trombólise ou angioplastia de resgate) reduz significativamente a extensão do comprometimento miocárdico e, portanto, reduz a incidência de IC no seguimento. Outro ponto importante, documentado há décadas, é que, uma vez tendo ocorrido o infarto, o início precoce do tratamento com inibidores da da enzima conversora de angiotensina (IECA) para a prevenção da remodelação cardíaca reduz a incidência de IC no seguimento (estudo SAVE).

Doença hipertensiva

Antes da década de 1980, a hipertensão arterial sistêmica (HAS) era a principal causa de IC. Com o desenvolvimento dos anti-hipertensivos bloqueadores neuro-hormonais e um controle melhor da HAS, sua importância como causa da IC vem diminuindo. No entanto, por ser doença prevalente, está presente acentuando ou agravando a IC de outras etiologias, como na doença coronariana e no diabete, nas quais tem papel como fator de risco para desenvolvimento da doença causal. No registro brasileiro de IC aguda, a HAS ainda surge como a segunda causa de IC.

O aumento da pós-carga e a hipertrofia frequente nos casos de hipertensão são as alterações fisiopatológicas que explicam o desenvolvimento da IC. O edema agudo dos pulmões é uma manifestação comumente observada nos hipertensos. O controle da HAS controla a IC. Assim, nos casos de IC secundária à HAS, é muito importante controlar a HAS.

A IC na HAS pode se apresentar com a função sistólica reduzida (ICFER) ou preservada (ICFEP), sendo mais comum, nos dias de hoje, a ICFEP. O não controle da HAS e a persistência das alterações fisiopatológicas, após alguns anos, leva ao aparecimento da disfunção ventricular com redução da fração de ejeção (ICFER) e da dilatação ventricular.

O tratamento da ICFER, nesses casos, não difere substancialmente do de outras etiologias, devendo-se empregar as drogas que melhoram o prognóstico (DMP) de eficácia comprovada na IC (IECA, BRA ou inibidores da neprilisina e dos receptores de angiotensina [INRA], betabloqueadores e antagonistas dos receptores mineralocorticoides). Pela presença da pressão arterial mais elevada é mais fácil prescrevê-los. É importante ressaltar que é fundamental o controle da HAS. Se não for possível controlá-la com esses medicamentos, pode-se empregar os antagonistas dos canais de cálcio, de preferência a anlodipina e a felodipina, que não pioraram a evolução dos pacientes com IC nos ensaios clínicos em que foram testados na IC (PRAISE, V-HeFT III). Embora na IC com função sistólica reduzida os antagonistas dos canais de cálcio não sejam indicados e possam ser considerados contraindicados, nos casos de IC por

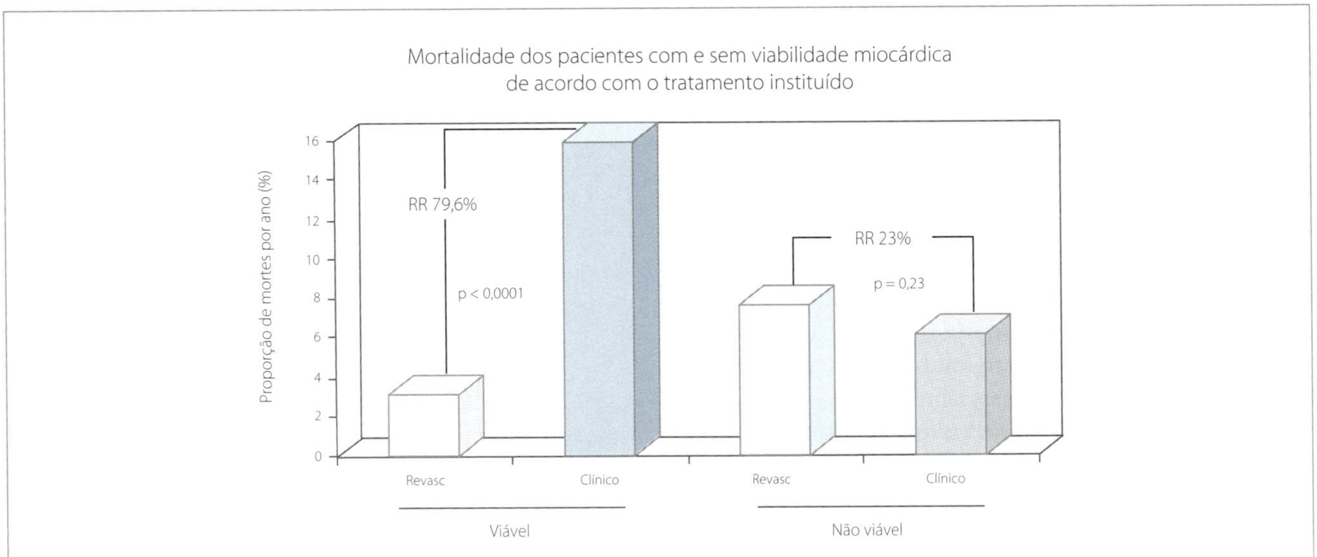

Figura 4 Papel da revascularização miocárdica de acordo com a viabilidade miocárdica.

HAS, o controle da HAS é fundamental e, se não controlada com os antagonistas neuro-hormonais, pode-se empregar os antagonistas dos canais de cálcio.

Doença valvar

A cardiomiopatia valvar reumática crônica ainda é uma causa frequente de IC no Brasil, embora tenha sido observada marcada redução de novos casos de febre reumática aguda nas últimas décadas no Brasil, e redução de mortalidade decorrente de doença reumática. Com o envelhecimento da população, cresce a incidência de doença valvar em razão de alterações ateroscleróticas.

Na presença de sopro ao exame físico, deve-se avaliar a possibilidade de a IC ser decorrente de uma valvopatia. Na presença de estenose mitral, estenose aórtica e de insuficiência aórtica, é confirmada a valvopatia primária. Na presença de insuficiência mitral, deve-se avaliar a possibilidade de ser secundária à dilatação cardíaca.

A importância dessa identificação é a possibilidade de cirurgia e retirada da causa da IC. É importante considerar que o paciente, além da valvopatia, pode também ter disfunção ventricular por outras causas ou mesmo por falência em decorrência de sobrecarga para compensação da lesão valvar. O grau da lesão é importante: deve-se somente considerar a valvopatia quando a lesão valvar for significativa. Na presença de lesões valvares pouco intensas, deve-se considerar que a disfunção ventricular tenha um papel importante na gênese da IC. Esse diagnóstico é essencial, pois, na presença de disfunção ventricular e lesão valvar não significativa, a cirurgia não promove melhora da IC. São consideradas lesões signiticativas quando, nas estenoses valvares, a área da valva mitral e da aórtica forem inferiores a 1 cm^2. Áreas valvares maiores nem sempre são responsáveis pelo quadro de IC. O mesmo se aplica para a insuficiência aórtica: quando quantificada em leve a moderada, em geral, não são as responsáveis isoladas pelos quadros de IC.

Para o diagnóstico e a quantificação da intensidade da lesão valvar, além do exame físico, os exames complementares têm um papel importante. No exame físico, sopros de grande intensidade são um bom indicador de valvopatia como causa da IC. No entanto, na presença de lesões valvares de grande intensidade, pode ser encontrada valvopatia sem sopro. A presença de IC e disfunção ventricular secundária à lesão valvar, reduzindo a força de contração, pode reduzir a intensidade do sopro de forma a não ser audível em algumas consultas. Na estenose mitral com fibrilação atrial, quando o reforço pré-sistólico não está mais presente, o ruflar diastólico pode não ser ouvido e a lesão, não diagnosticada.

O eletrocardiograma e a radiografia de tórax com alterações auxiliam bastante no diagnóstico da valvopatia, mas é o ecocardiograma o exame de maior importância para o diagnóstico e para a quantificação. O ecocardiograma, ao permitir que se avaliem a movimentação das válvulas e também a disfunção ventricular, assume um papel fundamental na avaliação da IC.

Uma vez identificada a valvopatia, o importante é a quantificação, já que, nos casos em que é considerada significativa, a correção cirúrgica controlará a IC. Nos casos em que a disfunção ventricular foi secundária à lesão valvar, a correção da valvopatia geralmente reverte a disfunção ventricular.

Nos casos em que a lesão valvar for pequena ou moderada, o tratamento deve ser direcionado ao controle da disfunção ventricular, pois, nesses casos, a correção valvar não levará ao controle da IC.

Cardiomiopatia dilatada

A cardiomiopatia dilatada é outra causa frequente de IC. Talvez seja a mais frequente por falta da identificação da real causa do comprometimento cardíaco. Ela pode ter incidência familiar e ter origem em alterações genéticas, devendo-se, na identificação, pesquisar disfunção ventricular entre os familiares. Muitos casos de cardiomiopatia dilatada podem ser secundários à miocardite viral não diagnosticada na fase inicial da doença e somente identificada quando o comprometimento miocárdico não mais permite que a miocardite seja diagnosticada. Os portadores de cardiomiopatia dilatada têm melhor prognóstico que os de cardiomiopatia isquêmica.

Não há dados específicos que a caracterize, assim como não há um tratamento específico. Os pacientes com IC provocada por cardiomiopatia dilatada devem ser tratados com as DMP (Tabela 1).

Tabela 1 DMP em pacientes com ICFER

DMP	Opções disponíveis
IECA	Captopril, enalapril, ramipril, lisinopril
BRA	Valsartana, losartana, irbesartana, candesartana
INRA	Sacubitril/valsartana
Betabloqueadores	Bisoprolol, carvedilol, metoprolol (succinato), nebivolol
Antagonistas dos receptores mineralocorticoides	Espironolactona, eplerenone

Miocardite

A miocardite é uma doença inflamatória do miocárdio caracterizada por infiltrado inflamatório com necrose e/ou degeneração dos miócitos adjacentes. A apresentação clínica da miocardite varia de pacientes assintomáticos ou com sintomas sutis até IC rapidamente progressiva e arritmia cardíaca, que são frequentemente fatais. A miocardite é descrita como uma cardiomiopatia inflamatória e o diagnóstico é estabelecido por critérios histológicos, imunológicos e imuno-histoquímicos.

A real incidência da miocardite é difícil de ser estabelecida e grande parte dos estudos considera que esteja presente em torno de 10% dos casos de cardiomiopatia dilatada. A miocardite ocorre mais frequentemente em adultos jovens do sexo masculino e é uma das principais causas de morte súbita de pessoas com menos de 40 anos e crianças.

É causada por ampla variedade de agentes infecciosos e não infecciosos, como distúrbios autoimunes e agentes exógenos; entretanto, as causas infecciosas, entre as quais estão as infecções virais, são as mais frequentes, mas bactérias, fungos, protozoários e helmintos também podem estar envolvidos. Até 1990, o vírus mais frequentemente identificado como causador de miocardite era o enterovírus (incluindo o vírus *Coxsackie*). Atualmente, o parvovírus B19 tem um grande papel. A fisiopatologia da miocardite nos seres humanos não é totalmente compreendida. Acredita-se que o mecanismo fisiopatológico represente uma delicada interação entre o agente agressor (geralmente viral) e a resposta imune do hospedeiro no combate e na eliminação desse agente agressor.

Diagnóstico da miocardite

Em razão da grande variedade de causas etiológicas para miocardite, ainda não há consenso de como confirmar com padrão-ouro do diagnóstico. O quadro clínico inicial associado aos exames não invasivos complementares pode, na maioria das vezes, confirmar o diagnóstico. Em alguns casos, a biópsia endomiocárdica pode ser indicada para confirmar o diagnóstico e orientar melhor o tratamento. O eletrocardiograma, a radiografia de tórax e o ecocardiograma podem possuir alterações, como de pacientes com IC e disfunção ventricular. A dosagem de troponina T ou I é melhor para avaliar o quadro clínico suspeito de miocardite.

A RM é um método de grande utilidade no diagnóstico da miocardite, pois revela dados importantes, tanto de natureza anatômica quanto morfológica do coração, e também pode fornecer informações precisas do tecido miocárdico. Estudos chegam a demonstrar a sensibilidade de até 100% e especificidade entre 90 e 100%. A RM é também de utilidade para a identificação e para a avaliação do grau de comprometimento miocárdico na miocardite crônica. A presença de realce tardio se correlaciona fortemente com as áreas afetadas e permite identificar a magnitude do processo.

A biópsia do miocárdio vem sendo utilizada no diagnóstico de miocardite desde a década de 1960 e auxiliou na definição e na melhor compreensão de sua história natural. Os estudos vêm demonstrando que o procedimento é seguro quando realizado em centros experientes. O emprego foi bastante aumentado com o crescimento dos transplantes cardíacos, pois é o melhor método para a caracterização da rejeição cardíaca. A biópsia pode ser obtida do ventrículo direito ou esquerdo ou ainda do septo atrial, sendo feita preferencialmente no ventrículo direito. A biópsia é considerada padrão-ouro para o diagnóstico de miocardite, mas não deve ser feita indiscriminadamente, porque na maioria das vezes não modifica o tratamento. O consenso americano (American College of Cardiology/ American Heart Association) que orienta o tratamento da IC reserva a biópsia endomiocárdica como recomendação II B. A biópsia acaba sendo indicada para pacientes que apresentam cardiomiopatia rapidamente progressiva, refratária ao tratamento habitual, cardiopatia de etiologia desconhecida associada ao grande comprometimento do sistema de condução cardíaco ou arritmias graves.

Tratamento da miocardite

O tratamento consiste em suporte hemodinâmico, que varia conforme a gravidade da doença. Os pacientes que evoluem com IC crônica com disfunção do ventrículo esquerdo devem receber tratamento usual com as DMP. Atualmente, não há evidências de que identificar a miocardite modifique substancialmente a conduta, na maioria dos casos.

O uso de imunossupressores e corticoides é controverso, os trabalhos mostram que não melhoram a mortalidade e a fração de ejeção do ventrículo esquerdo e por isso não devem ser utilizados como rotina para todos os casos de miocardite viral. Alguns tipos de miocardite, como a de células gigantes, a decorrente de rejeição pós-transplante e às relacionadas com doenças autoimunes (lúpus eritematoso sistêmico, esclerodermia e polimiosite, p. ex.) podem se beneficiar de imunossupressão.

Doença de Chagas

A doença de Chagas é endêmica no Brasil e em toda a América Latina. Calcula-se que haja no continente americano 16 milhões de portadores e que 90 milhões vivam sob risco de adquiri-la. A doença foi sempre considerada típica da área rural, mas, com a migração para as grandes cidades, estima-se que 300 mil indivíduos infectados residam na grande São Paulo e 200 mil no Rio de Janeiro. Antes a doença estava restrita à América Latina, mas, com a enorme migração de latinos para a Europa e para a América do Norte, hoje é encontrada com certa frequência também nestes continentes.

O impacto social da doença de Chagas é grande se imaginar que 10% dos portadores possam evoluir para formas avançadas da cardiopatia, o custo do tratamento atingiria cerca de R$ 500 milhões. Para o Estado de São Paulo, onde têm sido constatadas cerca de 1.500 mortes por ano de indivíduos economicamente ativos, além do custo da assistência médica, perdem-se em média 23.757 anos potenciais de vida produtiva/ano.

Pode-se considerar que pelo menos 80% dos casos resultaram de transmissão vetorial, seguindo-se em importância as vias transfusional e congênita. É válido ressaltar que têm sido cada vez mais raros casos novos da doença, desde que se implantou a sistemática de erradicação dos vetores.

A história natural da doença resume-se em uma fase aguda (de formas aparente e inaparente) e na fase crônica (compreendendo a forma indeterminada e as chamadas clínicas determinada), fases estas já descritas por Carlos Chagas.

A fase aguda se caracteriza por parasitismo evidente e uma miocardite de intensidade variável. A maioria apresenta um quadro benigno e altolimitado. Em cerca de 10% dos casos agudos, o paciente apresenta manifestações clínicas intensas, principalmente IC. Esse quadro de IC é mais frequente em crianças com idade inferior a 3 anos. A importância clínica da fase aguda tem reduzido muito, pois tem sido cada vez mais difícil encontrá-la.

A maioria dos pacientes evolui a partir da fase aguda para a forma indeterminada. Embora não haja dados epidemiológicos confiáveis e abrangentes, calcula-se que mais de 50% dos pacientes permaneçam na fase indeterminada por toda a vida.

O diagnóstico é confirmado pelas reações sorológicas positivas para a doença. O eletrocardiograma, quando apresenta distúrbios de condução, como bloqueio completo de ramo direito (BRD) e bloqueio divisional anterossuperior de ramo esquerdo (BDAS), leva a ter grande suspeita de etiologia chagásica. A presença dessas alterações em jovens provenientes de área endêmica da doença é forte indicativa do diagnóstico. Nos pacientes com IC, áreas inativas são também frequentes. O ecocardiograma também pode auxiliar na identificação de aneurisma em ápice do ventrículo esquerdo, dilatação biventricular ou alterações da contratilidade segmentar na parede inferior e lateral. Os métodos de imagem identificando o aneurisma auxiliam no diagnóstico. Na RM, as imagens identificando fibrose esparsa pelo miocárdio podem ser de utilidade no diagnóstico e na estratificação prognóstica.

O comprometimento cardíaco na forma crônica da doença de Chagas é polimórfico, como é a doença no ser humano. A agressão desencadeada pelo *Trypanosoma cruzi* pode afetar difusamente o músculo e provocar cardiomiopatia, cujas manifestações serão dependentes da magnitude do dano miocárdico. Mas, em muitas ocasiões, embora difusa, apresenta características focais e a lesão pode predominar no sistema de condução, provocando bloqueios ou arritmias (forma arritmogênica), permanecendo a função ventricular dentro dos limites da normalidade. A IC é, em geral, uma manifestação tardia da doença.

Um dos principais determinantes do prognóstico na cardiopatia chagásica é a disfunção ventricular e, na sua presença, há acentuação das manifestações das arritmias e do distúrbio de condução. Os pacientes com função ventricular normal toleram melhor essas alterações mesmo quando são intensas.

Ao lado da disfunção ventricular, a arritmia ventricular é identificada como fator prognóstico. As arritmias são um achado frequente em portadores de doença de Chagas e, à semelhança de outras cardiomiopatias, a presença, e em especial a gravidade, influenciam no prognóstico. Na verdade, há fortes evidências de que arritmias sejam mais frequentes em portadores de doença de Chagas que em outras cardiomiopatias. Nessa doença, o substrato anatomopatológico tem grande importância na gênese.

Outro aspecto importante é a associação entre disfunção ventricular, a intensidade, a presença e a gravidade das arritmias ventriculares. Quanto maior a disfunção ventricular ou menor a fração de ejeção, maior a incidência e a gravidade. Quando se estuda o papel dessas duas variáveis como prognósticas na evolução da doença de Chagas, ambas são identificadas como importantes marcadores de sobrevida, quer isoladas, quer associadas. O tratamento, portanto, à semelhança de outras cardiopatias, deve ser realizado em pacientes sintomáticos, com as DMP (Tabela 1).

A IC nos pacientes sintomáticos parece ter pior evolução nos portadores de doença de Chagas do que nos de cardiomiopatias de outras etiologias. No seguimento de pacientes com IC avançada que necessitaram ser hospitalizados para compensação, a mortalidade dos chagásicos foi estatisticamente maior do que a observada para os casos com outras etiologias (Figura 3). Essa pior evolução deve estar relacionada ao maior comprometimento miocárdico observado nos chagásicos quando comparado aos de outras etiologias. Na doença de Chagas, observou-se maior intensidade de fibrose e hipertrofia no miocárdio, dois achados que predispõem a arritmia e disfunção ventricular.

Um estudo brasileiro conseguiu identificar preditores específicos de maior risco de mortalidade para os cardiomiopatas chagásicos. Seis fatores prognósticos independentes foram identificados, e cada um recebeu um número de pontos equivalentes a sua influência no escore de risco: classe funcional III ou IV da NYHA (5 pontos), evidência de cardiomegalia à radiografia de tórax (5 pontos), disfunção ventricular esquerda ao ecocardiograma (3 pontos), taquicardia ventricular não sustentada ao Holter (3 pontos), baixa voltagem do QRS ao eletrocardiograma (2 pontos) e sexo masculino (2 pontos). Posteriormente, três grupos de risco foram definidos: baixo risco (0 a 6 pontos), risco intermediário (7 a 11 pontos) e risco alto (12 a 20 pontos). As taxas de mortalidade em 10 anos foram, respectivamente para os grupos, de 10, 44 e 84%. No grupo de validação, essas taxas foram, respectivamente, de 9, 37 e 85%.

Ao lado do maior comprometimento cardíaco, os portadores de doença de Chagas parecem apresentar maior incidência de fenômenos tromboembólicos.

O tratamento etiológico com antiparasitários não tem benefício na fase crônica da doença e não está indicado. Dessa forma, na doença de Chagas, a orientação terapêutica deve ser semelhante à utilizada para tratar as outras ICFER.

Diabetes

O diabetes é um fator de risco independente para o desenvolvimento da IC. O estudo de Framingham documentou o aumento de 2,4 vezes na incidência de IC sintomática nos homens diabéticos e de 5 vezes nas mulheres com a doença, independentemente da coexistência de hipertensão ou doença coronariana.

De maneira geral, os portadores de diabete não somente apresentam com maior frequência a IC, como esta é mais intensa e os portadores evoluem com pior prognóstico quando comparados aos não diabéticos. O inverso também é verdadeiro, como os pacientes com IC apresentando incidência de 3 a 10 vezes maior do que a observada na população em geral.

Apesar da maior incidência e da maior gravidade da IC nos diabéticos, o tratamento não difere sobremaneira do proposto para outras cardiomiopatias com disfunções sistólica e diastólica, mas algumas peculiaridades devem ser consideradas.

Segundo as diretrizes e pelas evidências publicadas, o tratamento moderno da ICFER deve incluir sempre as DMP. Nos pacientes intolerantes aos IECA (em geral por tosse), deve ser substituído por um bloqueador dos receptores da angiotensina II ou um inibidor da neprilisina e dos receptores da angiotensina. Digoxina e diurético devem ser associados no tratamento dos sintomáticos.

É importante ressaltar que, nos diabéticos, apesar de os betabloqueadores poderem interferir no tratamento do diabete, dificultando o controle glicêmico, são fundamentais no tratamento da IC. Os betabloqueadores são os medicamentos de maior impacto na morbimortalidade, de forma que não se deve deixar de prescrevê-los.

Nos pacientes tratados de maneira otimizada que persistem sintomáticos, outras drogas poderão ser agregadas. Considerando que a resistência periférica elevada é um dos grandes elementos fisiopatológicos da IC, a prescrição de vasodilatadores, como nitratos e hidralazina, pode ser de utilidade para a compensação dos pacientes.

Tratamento em pacientes com IC

Cada uma das principais drogas empregadas para o tratamento do diabete tem potenciais efeitos deletérios na IC, mas merecem atenção especial as tiazolidinedionas e as incretinas.

Nos estudos com as tiazolidinedionas e com as incretinas, foi observado aumento dos casos de IC. Esse aumento fez com que as tiazolidinedionas fossem contraindicadas para pacientes com IC mais acentuada (CF III e IV), podendo ser prescritas para aqueles em CF I e II. Com os achados dos estudos VIVIDD e SAVOR-TIMI53, a mesma conduta se aplicará para as incretinas, a vidaglipitina e a saxaglipitina (inibidoras da DPP-4).

Com exceção da metformina, que promove redução de eventos cardiovasculares, os medicamentos citados são de importância no controle da glicemia, reduzem eventos microvasculares, mas têm poucos efeitos nos eventos macrovasculares.

Estudos com os antagonistas da GLP-1 e os inibidores da SGLT-2 mostraram que a sua adição ao tratamento do diabete promoveu redução de eventos cardiovasculares e da mortalidade. Os SGLT-2 promoveram importante redução dos quadros de IC (redução das hospitalizações por IC). Desde a divulgação desses resultados estes medicamentos passaram a ter maior indicação no tratamento do diabete em especial nos cardiopatas. Nos pacientes com IC, a empaglifozina, a dapaglifozina e a canaglifozina passam a ser medicamento de escolha para o controle do diabete e em paralelo auxiliam no controle da IC.

Ainda em relação ao tratamento do diabete, deve-se tomar cuidado especial evitando-se hipoglicemias, pois alguns estudos vêm chamando atenção à possibilidade de piora de mortalidade associada ao controle muito intenso da glicemia.

Cardiomiopatia periparto

A cardiomiopatia periparto tem incidência de 1:300 até 1:4.000 por gravidez. As grávidas devem ter sempre acompanhamento cardiológico e, na presença de qualquer sintoma sugestivo de IC, devem ser submetidas a estudo ecocardiográfico para detecção da disfunção ventricular. A disfunção ventricular assintomática é detectada em menos de 1% das mulheres grávidas; no entanto, a FEVE < 40% é preditora de alto risco. A gravidez deve ser evitada por todas as mulheres com disfunção ventricular, pois a gravidez é de alto risco e as pacientes invariavelmente desenvolvem IC ou apresentam acentuação da manifestação. Na gravidez, os IECA, BRA, INRA e a espironolactona são contraindicados por potencial risco de malformações. A ivabradina também não deve ser empregada na gravidez por causa da falta de estudos da situação. Essas contraindicações dificultam o tratamento da IC na grávida e tornam difícil muitas vezes mantê-las compensadas, o que implica agravamento do risco e do prognóstico.

O carvedilol não é mais contraindicado às grávidas, e se transformou na principal medicamento para o tratamento da disfunção ventricular na gravidez, ao reduzir a progressão da disfunção ventricular. No entanto, promove efeitos que podem provocar alterações no recém-nascido, que deve ser acompanhado no pós-parto imediato. Após o parto, o feto deve ser acompanhado por 24 a 48 horas em razão do risco de bradicardia, hipoglicemia e depressão respiratória pelo betabloqueador. Não há estudos com metoprolol e bisoprolol na IC e gravidez, mas, se o cardiologista considerar que os benefícios serão superiores ao risco, eles poderão ser empregados. Vale lembrar que na bula desses medicamentos não são indicados na gravidez. A digoxina parece ser segura.

Um tema bastante discutido nas pacientes com cardiomiopatia periparto é a possibilidade de nova gravidez, uma vez que mais da metade das pacientes apresenta reversão total da disfunção ventricular após o parto. Os estudos mostram que essas pacientes com reversão total da disfunção ventricular na maioria das vezes toleram bem uma nova gravidez, mas cerca de um terço volta a apresentar disfunção ventricular e IC na nova gravidez. Com esses dados, muitos médicos preferem orientar a paciente a não engravidar, pois o risco é ainda razoavelmente alto. Se a paciente não apresentou reversão total da disfunção ventricular, a gravidez deve ser contraindicada.

Outro tema discutido é a prescrição de bromocriptina, que adicionada ao tratamento pode promover melhora da FEVE e da evolução de pacientes. Vale ressaltar que os benefícios com a bromocriptina foram observados em estudos com pequeno número de pacientes e aguarda-se um estudo multicêntrico para confirmar estes resultados.

Insuficiência cardíaca secundária à quimioterapia

Muitos quimioterápicos são cardiotóxicos e podem promover lesão miocárdica e disfunção ventricular com sua administração. A disfunção ventricular secundária aos quimioterápicos nem sempre tem manifestação clínica evidente. Dessa forma, deve-se realizar a monitoração cardiológica de rotina para a detecção precoce da cardiotoxicidade. A elevação dos níveis de troponina e do BNP são marcadores que identificam a agressão miocárdica. A função ventricular também deve ser avaliada durante o seguimento, e tem papel importante quando se considera que a disfunção ventricular antecede o quadro de IC.

São mais propensos a apresentar cardiotoxicidade os indivíduos muito jovens e os mais idosos, os portadores de disfunção ventricular prévia, os hipertensos, os diabéticos e aqueles que necessitam de tratamento com associação de quimioterápicos e radioterapia.

Com o aumento do diagnóstico de câncer e a maior facilidade para o tratamento, tem crescido na prática clínica os casos de IC secundária à cardiomiopatia dilatada secundária aos quimioterápicos. No Registro Brasileiro de IC, a quimioterapia foi identificada como causa de IC em 0,3% dos casos.

Os principais agentes quimioterápicos que promovem IC são as antraciclinas, agentes alquilantes, agentes microtúbulos, trastuzumabe, bevacizumabe e sunitinibe. O seguimento precoce dos pacientes é importante para permitir o tratamento e a prevenção da progressão do dano miocárdico, quer com a reavaliação do esquema de quimioterapia quer com a prescrição dos betabloqueadores que auxiliam revertendo a remodelação cardíaca. Especificamente quanto à prevenção da cardiotoxicidade, a dexrazoxano previne os efeitos tóxicos das antraciclinas e tem mostrado ser eficaz nos casos de câncer de mama metastático, quando a antraciclina é prescrita em doses superiores a 300 mg/m^2.

Há também evidências que mostram que o tratamento com carvedilol e IECA e o BRA protegem o miocárdio e reduzem o dano potencial dos quimioterápicos.

No caso de pacientes que desenvolveram disfunção ventricular após quimioterapia, deve-se prescrever as DMP (Tabela 1), detectando-se reversão dessa disfunção em boa parte dos casos. Os benefícios são mais evidentes quanto mais precocemente forem detectadas as alterações e mais rapidamente for prescrito o tratamento.

Cardiomiopatia alcoólica

A cardiomiopatia alcoólica é definida como uma cardiomiopatia tóxica adquirida, não infrequente, que pode acometer indivíduos que voluntariamente são consumidores crônicos de grandes quantidades de álcool, na ausência de outra causa subjacente. Cursa com progressiva dilatação das câmaras cardíacas, com consequente perda da função sistólica e aparecimento de IC, além do desenvolvimento de arritmias, com aumento da morbimortalidade.

O consumo de bebidas alcoólicas é frequente na população brasileira e mundial, com variações locais que variam de 5 a 10% como uso abusivo e mais de 50% da população como uso não abusivo. A prevalência de cardiomiopatia alcoólica não é completamente conhecida, mas corresponde a cerca de 2% dos casos novos de IC no Reino Unido e 4% nos EUA.

Deve-se levantar a hipótese de cardiomiopatia alcoólica para todos os pacientes com sinais e sintomas de IC, com antecedente de ingestão de grandes quantidades de álcool por longos períodos.

O etilismo crônico leva à deficiência de tiamina (vitamina B1) e pode causar beribéri com acometimento cardíaco. Para o desenvolvimento do beribéri, em geral, há a necessidade de baixa ingestão de tiamina e alta concentração de carboidratos na dieta, condição frequente em dietas do oriente e em etilistas crônicos. Boa parte dos pacientes com beribéri são etilistas. Nessa doença, ocorre a abertura de *shunts* arteriovenosos e vasodilatação periférica, com consequente estado hiperdinâmico e sobrecarga volumétrica cardíaca, implicando cardiomiopatia dilatada. Em geral, o diferencial da cardiomiopatia dilatada pelo beribéri e da cardiomiopatia alcoólica é que aquela tende a ter manifestação clínica de IC de alto débito, com extremidades quentes, pulsos amplos, taquicardia, além de manifestações mais exuberantes de disfunção de ventrículo direito.

Tratamento da cardiomiopatia alcoólica

O tratamento consiste basicamente de quatro estratégias:

- Abstinência alcoólica.
- Tratamento de distúrbios nutricionais/metabólicos associados ao etilismo.
- Tratamento de doenças associadas.
- Tratamento habitual para IC com DMP (Tabela 1).

A cessação do consumo de álcool logo no início da manifestação da cardiomiopatia alcoólica, antes da fase de fibrose, pode cursar com interrupção da progressão da dilatação e até reversão da disfunção ventricular, o que geralmente não ocorre em outras formas de cardiomiopatias dilatadas. Existem dois fatores relacionados ao prognóstico favorável: abstinência de álcool e pouco tempo de sintomas de IC antes do início do tratamento. Deve-se ter atenção para suplementação de vitamina B e folato, além de reestabelecer suporte nutricional adequado.

Além da abstinência, os pacientes devem ser tratados com as DMP. O tratamento de arritmias não difere daquele habitualmente utilizado. É frequente a rápida melhora dos sintomas e a regressão dos sinais de IC quando da abstinência precoce e da otimização do tratamento medicamentoso.

A taxa de progressão e também a mortalidade parecem ser significativamente menores na cardiomiopatia alcoólica em relação à dilatada idiopática. Com fração de ejeção semelhante, o prognóstico foi melhor após 5 e 10 anos de acompanhamento. A mortalidade, porém, é maior para os pacientes que continuam bebendo.

IDENTIFICAÇÃO DOS FATORES PRECIPITANTES DA INSUFICIÊNCIA CARDÍACA

O quarto passo da etapa D é a identificação e a correção dos fatores precipitantes da IC. A identificação da causa da descompensação da IC é fundamental na avaliação clínica e no planejamento terapêutico, pois essa causa pode ser potencialmente reversível. Entre as mais frequentes, contam-se as infecções, as síndromes coronarianas agudas, as miocardites, a disfunção valvular aguda ou crônica, as emergências hipertensivas, as bradi e as taquiarritmias e o tamponamento cardíaco (Quadro 1 e Figura 5).

É importante ressaltar que dados brasileiros e europeus mostram que um dos fatores precipitantes mais frequentes é a falha na adesão ao tratamento, que deve, portanto, ser continuamente pesquisada, uma vez que a IC é uma síndrome de tratamento multimedicamentoso e multiprofissional. Ao lado da falta de adesão, vale ressaltar a não prescrição ou a prescrição em subdoses das DPM e, nos idosos, a prescrição de anti-inflamatórios. Os medi-

Quadro 1 Fatores desencadeantes ou de agravamento da IC
Ingestão excessiva de sal e água
Falta de adesão ao tratamento e/ou falta de acesso ao medicamento
Fatores relacionados ao médico: prescrição inadequada ou em doses insuficientes (diferentes das preconizadas nas diretrizes); falta de treinamento em manuseio de pacientes com IC; falta de orientação adequada ao paciente em relação à dieta e à atividade física; sobrecarga de líquidos intravenosos durante a internação
Sobrecarga de volume não detectada (falta de controle do peso diário)
Sobrecarga de líquidos intravenosos durante a internação
Fibrilação atrial aguda ou outras taquiarritmias
Bradiarritmias
Hipertensão arterial sistêmica
Tromboembolismo pulmonar
Isquemia miocárdica
Infecções (especialmente pneumonia)
Anemia e carências nutricionais
Fístula atrioventricular
Disfunção tireóidea
Diabete descompensado
Consumo excessivo de álcool
Insuficiência renal
Gravidez
Depressão e/ou fatores sociais (abandono, isolamento social)
Uso de drogas ilícitas (cocaína, crack, *ecstasy*, entre outros)
Fatores relacionados aos fármacos
Intoxicação digitálica
Drogas que retêm água ou inibem as prostaglandinas: AINE, esteroides, estrógenos, andrógenos, clorpropamida, minoxidil, glitazonas, incretinas
Drogas inotrópicas negativas: antiarrítmicos do grupo I, antagonistas de cálcio (exceto anlodipino e felodipino), antidepressivos tricíclicos
Drogas cardiotóxicas: citostáticos, como a adriamicina > 400 mg/m^2, trastuzumab (Herceptin®)
Automedicação, terapias alternativas
Anti-inflamatórios não hormonais (não esteroides)

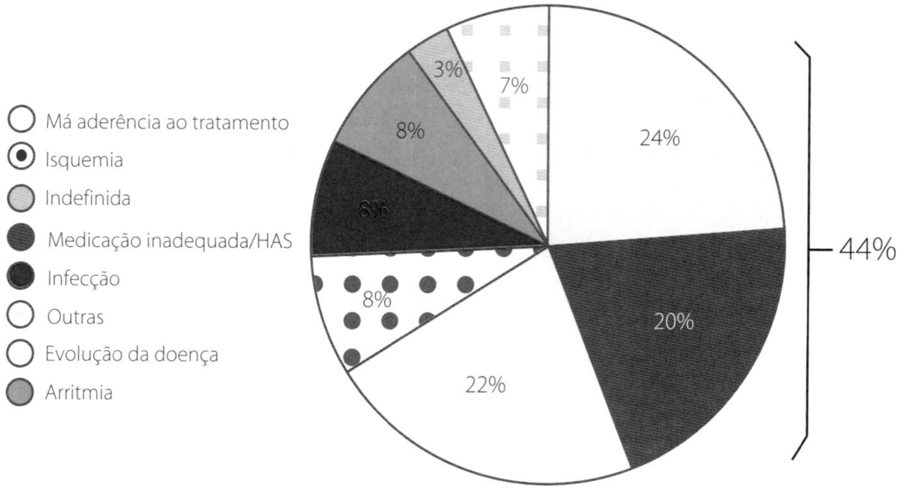

Figura 5 Causas de descompensação de insuficiência cardíaca.

camentos mais recentes incluídos nessa lista são as incretinas que aumentaram a incidência de IC nos pacientes em tratamento de diabete.

Os fatores desencadeantes ou de agravamento da IC devem ser sempre pesquisados, sendo identificados pela história e pelo exame físico em muitos casos e pelos exames de laboratório, que aqui tem um papel de grande importância. Somente serão identificados alguns desses fatores ao lembrar de solicitar o exame. O controle de muitos desses fatores, como a anemia e a disfunção tireoidea, a redução da ingestão de sal e líquidos e da ingestão exagerada de bebidas alcoólicas e o controle da frequência cardíaca elevada facilitam a compensação dos pacientes e modificam substancialmente sua evolução.

CONCLUSÃO

Na etapa de diagnóstico, o passo de investigação da etiologia da IC é fundamental, uma vez que o diagnóstico de uma causa reversível como DAC ou doença valvar pode reverter o quadro de IC e melhorar a função ventricular.

O último passo da etapa de diagnóstico é a identificação dos fatores desencadeantes da IC, pois, com o controle ou o tratamento, pode-se modificar a evolução de uma doença que pode ter características malignas.

QUESTÕES DE REVISÃO

1. Maria Clara, 55 anos, antecedentes familiares negativos para doença coronariana precoce, realizou tratamento prévio de câncer de mama com rádio e quimioterapia (com critério de cura), apresenta-se em consulta cardiológica ambulatorial com episódios de dor torácica que a limitaram progressivamente para as atividades habituais há 1 ano. Apresentou um episódio de síncope há 5 meses e dispneia ao tomar banho nos últimos 7 dias. Nega outros antecedentes patológicos ou tabagismo. Ao exame físico, sem estase jugular, apresenta sopro sistólico em foco aórtico, ejetivo com irradiação para o pescoço, ausculta pulmonar normal, abdome e membros inferiores sem alterações. Assinale a afirmação correta em relação à etiologia:
   a) Dor torácica provavelmente não anginosa secundária a causas osteomusculares.
   b) Estenose mitral secundária à radioterapia é a principal hipótese para o caso.
   c) Cardiomiopatia dilatada secundária à quimioterapia explica todos os sintomas.
   d) Embolia pulmonar deve ser investigada independentemente dos achados do exame físico e eletrocardiograma.
   e) Doenças valvares e coronarianas devem ser lembradas em pacientes oncológicos submetidos à radioterapia na região torácica.

2. Com relação à etiologia da IC, podemos afirmar que:
   a) A principal causa de IC no Brasil é doença de Chagas.
   b) Hipertensão arterial não representa importante causa de IC.
   c) Miocardite viral não é causa de IC somente em crianças e adultos jovens.

d) Cardiomiopatia alcoólica ainda é causa prevalente de IC, principalmente em países em desenvolvimento. Pacientes acometidos por essa condição não apresentam boa recuperação, mesmo quando suspendem o uso do álcool.
e) Mulheres no final da gestação ou nos primeiros 6 meses após o parto podem desenvolver cardiomiopatia periparto. A maioria delas não recupera a função ventricular e sai com sequelas.

RESPOSTAS

Questão 1

Resposta: E

Comentário: a radioterapia pode acelerar a doença aterosclerótica coronariana. Além disso, afeta preponderantemente a valva aórtica e o folheto anterior da valva mitral. Embora tromboembolismo pulmonar possa ser causa de dor torácica e síncope, a ausculta cardíaca e o eletrocardiograma guiarão a investigação diagnóstica. Neste caso, mesmo deparando com a evolução clássica da estenose aórtica, não se pode excluir insuficiência coronariana associada.

Questão 2

Resposta: C

Comentário: embora mais comum em crianças e adultos jovens, a miocardite viral pode ocorrer em todas as idades. No Brasil, a doença de Chagas ainda é causa importante de IC, embora esteja em declínio. Pacientes com cardiomiopatia alcoólica podem recuperar a função ventricular e os sintomas podem melhorar após a suspensão do álcool. Por fim, embora algumas pacientes evoluam com disfunção ventricular importante e até IC terminal, a maioria delas com IC periparto apresenta boa recuperação. Gestações subjacentes devem ser fortemente desencorajadas.

INSUFICIÊNCIA CARDÍACA COM FRAÇÃO DE EJEÇÃO PRESERVADA

5

FUNDAMENTOS

A insuficiência cardíaca (IC) com fração de ejeção preservada (ICFEP) é diagnosticada em 50% dos casos de IC do mundo moderno. É mais frequente em idosos e nas mulheres. O prognóstico, embora um pouco melhor do que o da IC com fração de ejeção reduzida (ICFER), não é muito diferente. No entanto, até os dias de hoje, não se tem um tratamento baseado em evidências que tenha sido eficaz em modificar a evolução. A evolução da ICFER vem melhorando, e a da ICFEP não tem melhorado.

OBJETIVOS DIDÁTICOS

O objetivo deste capítulo é orientar o diagnóstico e o tratamento dos doentes no consultório em caos de ICFEP. No quinto passo da etapa D (Figura 1), o médico deve diagnosticar ICFEP e tratar adequadamente, da maneira como mostra este capítulo, uma vez que o tratamento de pacientes com ICFEP é diferente do preconizado para ICFER (abordado na próxima etapa de intervenção terapêutica).

INTRODUÇÃO

É relativamente recente o conceito de que a insuficiência cardíaca possa ocorrer na ausência de disfunção sistólica. Há cerca de 20 anos, alguns estudos identificaram vários portadores de IC que apresentavam a função sistólica preservada ou pouco alterada, sendo este achado mais frequente entre os pacientes com corações hipertrofiados.

Nos estudos epidemiológicos mais recentes, há dados que mostraram que a disfunção diastólica poderia ser a causa da IC em cerca de 50% dos casos, com uma prevalência que variava entre 13 e 71%, conforme a constituição da casuística. A ICFEP tem a prevalência aumentada com o aumento da idade e, em idosos, é responsável por mais de 50% das hospitalizações. O envelhecimento, que provoca um maior acúmulo de colágeno no miocárdio, é também causa de disfunção diastólica. Quanto mais idoso o paciente, maior a prevalência de disfunção diastólica. Quando se compara a incidência da ICFEP em pacientes com mais de 85 anos aos com idade entre 65 e 69, ela é pelo menos duas vezes mais frequente.

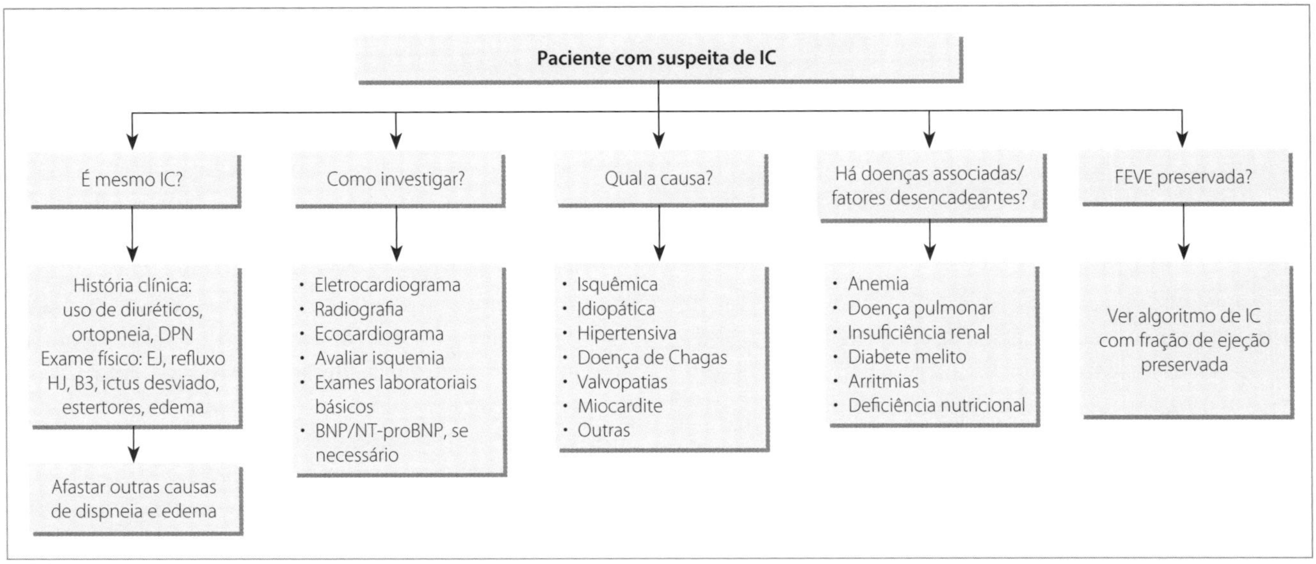

Figura 1 Passos da etapa D, de diagnóstico, do processo DIS.
DPOC: doença pulmonar obstrutiva crônica; IC: insuficiência cardíaca; IRC: insuficiência renal crônica; FEVE: fração de ejeção do ventrículo esquerdo; DNP: dispneia paroxística noturna; EJ: estase jugular

Outro ponto a se destacar no estudo da ICFEP é que os pacientes formam um grupo extremamente heterogêneo, e os artigos publicados procuram englobá-los como se fossem homogêneos, ato que complica o diagnóstico e o tratamento.

DIAGNÓSTICO

O diagnóstico de IC é fundamentalmente clínico e a ICFEP deve ser diagnosticada da mesma maneira que a descrita no Capítulo 3. Cabe lembrar que ela pode ser superdiagnosticada pela valorização de quadros de dispneia ou edema decorrentes de outras doenças, como a doença pulmonar obstrutiva crônica e a insuficiência renal. Nesse aspecto, a dosagem do BNP (peptídio natriurético do tipo B) ou do NT-proBNP podem ser de utilidade para o diagnóstico diferencial, uma vez que, quando elevados, apresentam grande especificidade para o diagnóstico da IC, inclusive nos casos de ICFEP. É valido lembrar que os níveis de BNP não se encontram tão aumentados quanto nos casos de disfunção sistólica, mas os níveis elevados sempre caracterizam a presença de IC.

As manifestações clínicas da ICFEP não diferem daquelas da ICFER. Por meio da análise dos sintomas, não é possível caracterizar, com precisão, que tipo de disfunção um paciente apresenta. Enquanto as manifestações clínicas forem muito parecidas, encontram-se diferenças no perfil da população acometida por cada uma das disfunções. Os estudos que analisaram populações com ICFEP demonstraram que ela é mais frequente nas mulheres, nos idosos e em coronariopatas, hipertensos e diabéticos.

Para o diagnóstico, o ponto fundamental é o encontro de função ventricular sistólica preservada em portadores de insuficiência cardíaca, o Grupo de Estudo da Função Cardíaca da Sociedade Europeia de Cardiologia sugere que seja necessário identificar três condições:

1. Sinais e sintomas de insuficiência cardíaca.
2. Função ventricular esquerda normal ou levemente reduzida.
3. Aumento da pressão de enchimento diastólico ventricular.

Entretanto, ainda não há consenso quanto à forma de diagnosticá-la, havendo discussão, por exemplo, se é necessário identificar sinais de disfunção diastólica para confirmar o diagnóstico. Quando se analisa o papel de variáveis de avaliação da função diastólica para a caracterização da disfunção, observa-se que, na maioria dos casos, encontrar-se uma ou outra variável alterada, mas muitas outras normais, de forma que um resultado negativo não afasta o diagnóstico. O achado comum a todos os casos é a função sistólica preservada, de forma que se torna o elemento fundamental para esse diagnóstico e a avaliação da disfunção diastólica, dispensável. Quando presente, é mais um achado para o diagnóstico.

A função diastólica pode ser avaliada de maneira não invasiva e também invasiva. O ecocardiograma, a medicina nuclear e a ressonância magnética são de utilidade nessa avaliação. Pela facilidade de obtenção e considerando-se o custo e a difusão, o ecocardiograma é o método mais utilizado para o estudo da função diastólica. Pela análise, avalia-se o fluxo da via de saída do ventrículo esquerdo e no plano da valva mitral e também as medidas de tempo e intervalos dos fluxos.

Existe envolvimento da disfunção diastólica, na quase totalidade dos casos, com a presença de hipertensão ou de insuficiência coronariana, de modo que se poderia considerá-la uma manifestação secundária destas doenças. Esses dados trazem um grande ensinamento, pois, uma vez presentes, os sinais de IC com a função sistólica preservada ou pouco alterada é fundamental investigar insuficiência coronariana ou hipertensão arterial, pois o reconhecimento e o tratamento permitiriam controlar a doença.

Em relação ao diagnóstico da ICFEP, a Sociedade Europeia na Diretriz de 2016 propôs que seja considerada função sistólica preservada os casos de IC com fração de ejeção superior a 50%. Propõem a denominação intermediária (*middle range*) para os casos com FEVE entre 40 e 49%. Propuseram que função sistólica reduzida se aplicaria para os casos com FEVE abaixo de 40%.

PROGNÓSTICO

De modo geral, o prognóstico dos pacientes com ICFEP é melhor do que entre os portadores de ICFER, entretanto essa diferença não é tão grande (Figura 2). Há engano em se considerar a IC por disfunção diastólica como uma doença benigna.

À semelhança do observado na IC com disfunção sistólica, a intensidade das manifestações clínicas tem se mostrado importante determinante prognóstico, mostrando ser a doença de boa evolução entre os pacientes pouco sintomáticos e com aspectos de malignidade nos bastante sintomáticos.

Os parâmetros de disfunção diastólica também permitem identificar pacientes com pior e melhor evolução. Assim, aqueles com padrão restritivo têm pior evolução do que os com padrão de alteração de relaxamento. O tempo de desaceleração também é um bom indicador prognóstico, com os pacientes com tempo mais curto (TD < 140 ms) apresentando menor sobrevida.

Há evidências de que a história natural da ICFER esteja sendo mudada com a redução da mortalidade, entretanto, o mesmo não está sendo observado para os casos de ICFEP (Figura 3). Provavelmente, isso ocorre em razão dos

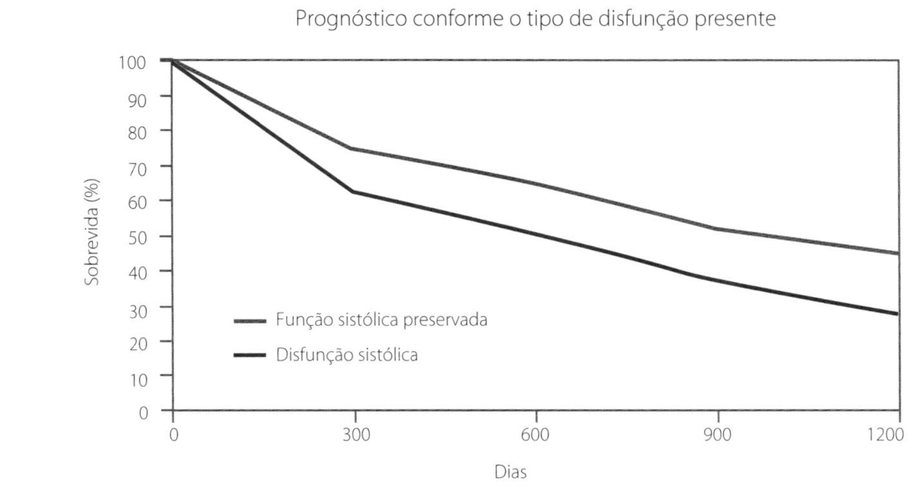

Figura 2 Prognóstico de pacientes com ICFEP.
Fonte:adaptada Ahmed et al. 2002.

grandes avanços da medicina baseada em evidências para pacientes com ICFER, que serão abordados na fase de intervenção do *SAVIC Consultório*, que não ocorreram em pacientes com ICFEP.

PREVENÇÃO

A melhor maneira de tratar a ICFEP é prevenir a ocorrência, tratando os fatores etiológicos. A orientação terapêutica para portadores de hipertensão arterial deve ter como centro o controle da pressão arterial e como as manifestações estão em parte relacionadas à hipertrofia ventricular é possível que drogas que modulem o sistema renina-angiotensina mais intensamente, como os inibidores da enzima conversora da angiotensina (IECA) e os antagonistas dos receptores da angiotensina II sejam mais eficazes. O estudo LIFE demonstrou a superioridade da losartana sobre o atenolol quanto à prevenção de IC para hipertensos com sinais de hipertrofia ventricular. Outro ponto importante a observar nos hipertensos é a importância do controle da hipertensão, pois com ele se obtêm resultados de redução na incidência de IC mais expressivos.

Nos pacientes com coronariopatia, a pesquisa de áreas isquêmicas e sua revascularização parecem modificar a evolução da doença e devem ser o alvo da orientação. Os

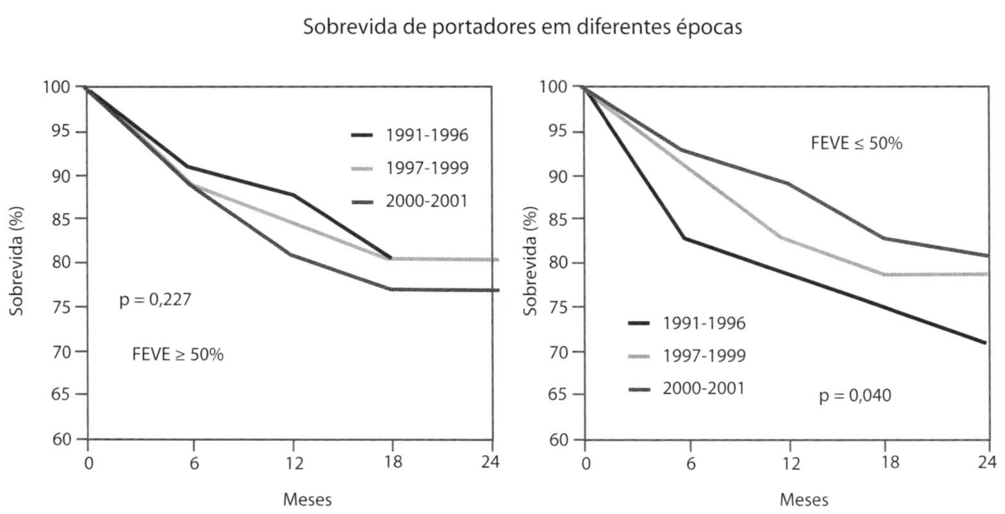

Figura 3 Impacto do tratamento ao longo do tempo em pacientes com ICFEP e ICFER.
Fonte: adaptada de Grigorian et al., 2006.

pacientes revascularizados evoluem melhor do que os que persistem com grandes áreas isquêmicas sob tratamento clínico. Em um seguimento de mais de 5 anos de pacientes com coronariopatia de função sistólica preservada (FE média de 58%) pode-se observar que a mortalidade geral foi de 28%. Nesses casos, a magnitude da lesão coronariana permitiu identificar aqueles com maior probabilidade de morrer (Figura 4). De forma semelhante à descrito para a história natural da doença coronariana, os pacientes com lesões nas três artérias ou lesão de tronco evoluíram pior do que os com lesão uniarterial.

MEDICINA BASEADA EM EVIDÊNCIAS

Como já comentado, em pacientes com ICFEP as drogas que melhoram o prognóstico (DMP) não tiveram impacto na expressiva redução de mortalidade.

O estudo CHARM (*preserved*) foi o primeiro ensaio randomizado, publicado, a estudar pacientes com ICFEP e mostrou que o bloqueador dos receptores da angiotensina II (BRA) é um medicamento de utilidade no controle dos sintomas dos portadores desta síndrome. O grupo tratado com candesartana apresentou menor número de re-hospitalizações, na evolução, do que o grupo tratado com placebo. A dose média de candesartana empregada foi de 27 mg/dia, dose maior do que usualmente vem sendo empregada pelos clínicos brasileiros. Nesse estudo, o BRA não produziu impacto sobre a mortalidade.

No estudo SENIORS, o grupo tratado com nebivolol apresentou redução significativa do objetivo composto de morte ou hospitalização (o que ocorrer primeiro), decorrente da redução de mortalidade. O impacto sobre as hospitalizações foi menor. Na análise de subgrupos, a redução de mortalidade foi semelhante nos pacientes com função sistólica reduzida e normal, indicando que nos idosos o nebivolol é uma boa medicação para o tratamento da ICFEP. É importante ressaltar que consideraram função preservada os casos com FEVE acima de 35%, entretanto haviam pacientes com FEVE normal ou com diminuição discreta ou moderada.

O estudo TOPCAT, aguardado por muito tempo, foi apresentado no AHA de 2013 e foi um estudo neutro quanto ao objetivo primário de redução de morte e hospitalizações. Esse estudo tinha como objetivo verificar se a prescrição de espironolactona reduziria os eventos de pacientes com ICFEP. O estudo mostrou haver redução significativa da taxa de hospitalização dos pacientes com a prescrição da espironolactona. No Congresso Europeu de IC de 2014, os dados do TOPCAT foram mais bem analisados e alguns mereceram destaque. Para um paciente ser incluído no estudo, havia dois critérios, ao lado da função sistólica preservada, ter sido hospitalizado por IC no ano anterior ou ter BNP elevado. Outra característica interessante foi que cerca de 50% dos pacientes foram recrutados na Rússia e na Croácia e 50% nos Estados Unidos, no Canadá, na Argentina e no Brasil. A maioria dos pacientes incluídos na Rússia e na Croácia teve como critério terem sido hospitalizados anteriormente; nos outros países, o critério mais frequente foi o valor elevado do BNP. Na análise dos dados, ficou muito evidente que os dois grupos incluíram pacientes diferentes, tendo o grupo da Rússia incluído pacientes menos graves. Dividindo-se os pacientes nesses dois grupos, fica evidente essa diferença, sendo a mortalidade maior no grupo das Américas e nesse grupo a espironolactona reduziu significativamente o objetivo primário e a mortalidade, enquanto no grupo asiático a droga foi neutra (Figura 5). Resultado semelhante é observado quando se analisam os pacientes selecio-

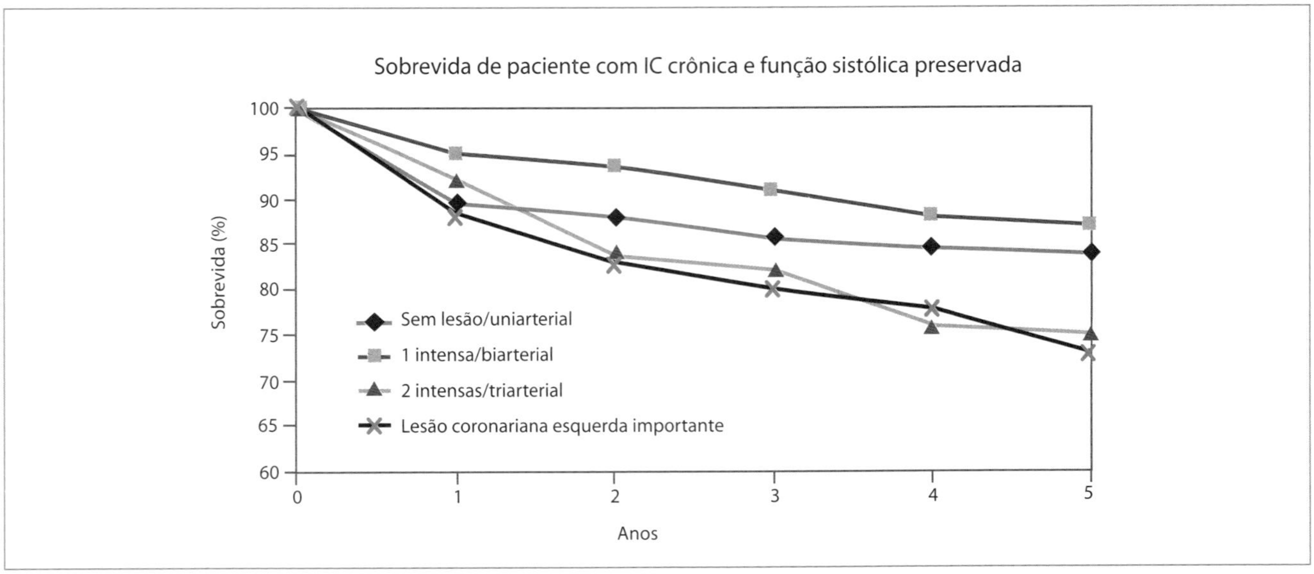

Figura 4 Sobrevida de pacientes com DAC e ICFEP.

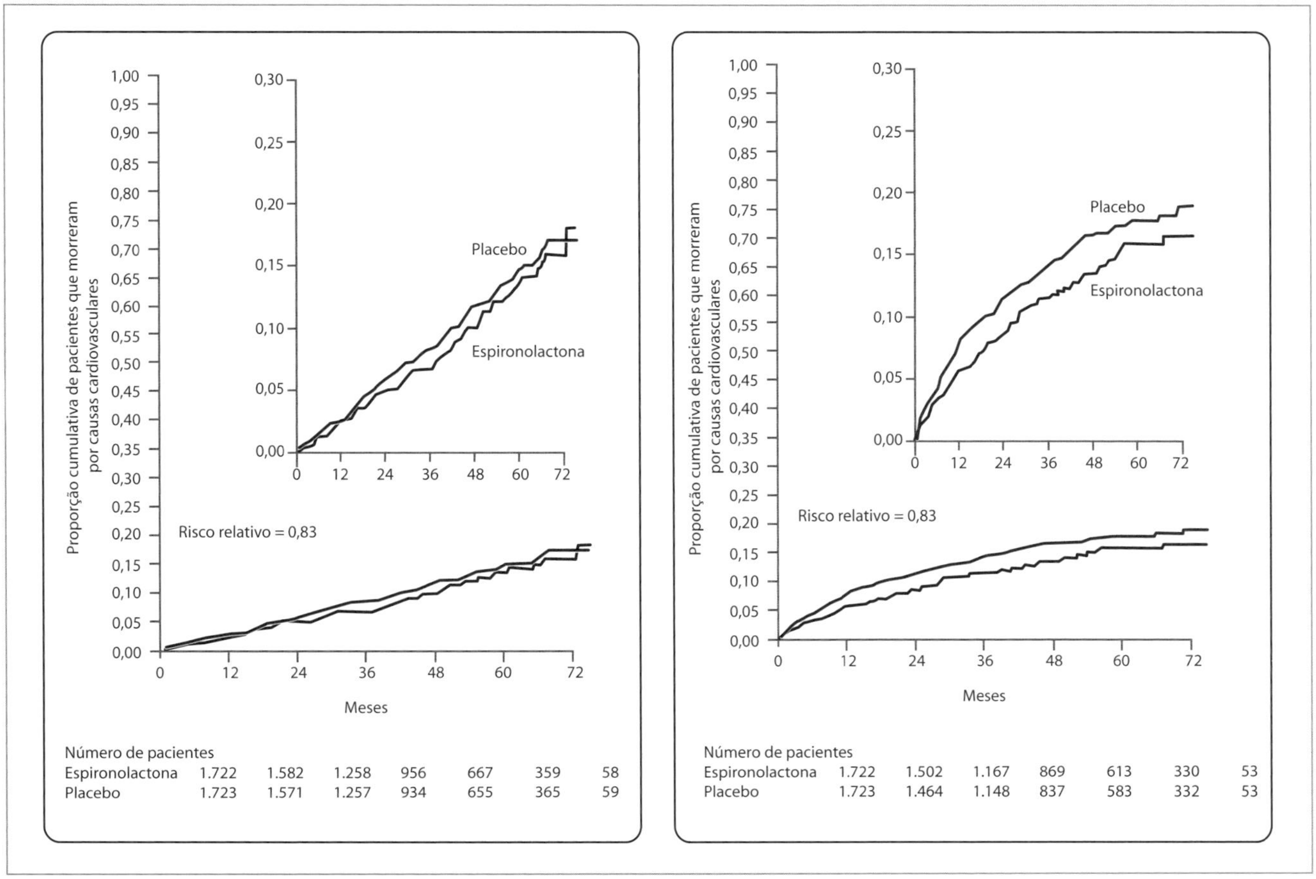

Figura 5 Resultados do estudo TOPCAT.

nados pelo critério BNP elevado, no qual a espironolactona mostrou-se também eficaz.

Na sequência, compararam a taxa de mortalidade do estudo TOPCAT com a dos outros estudos que incluíam a ICFEP e foi observado que os pacientes da Ásia tiveram mortalidade muito menor do que a descrita em outros estudos e muito semelhante à dos estudos de hipertensão, não de IC.

Os dados permitem propor que a espironolactona deva ser prescrita para pacientes com ICFEP sintomática e que ela provavelmente reduzirá eventos. Os dados da Rússia e da Croácia atrapalharam muito os resultados do estudo, pois é provável que a maioria dos pacientes incluídos nesse estudo não estivesse realmente acometida pela IC. Concluindo, os dados são suficientemente robustos para que se possa prescrever o medicamento para os pacientes com ICFEP.

TRATAMENTO

O tratamento utilizado é um tanto empírico, e não baseado em evidências, como o da ICFER, pois os pacientes com ICFEP vêm sendo sistematicamente excluídos dos grandes estudos sobre tratamento de IC.

O fluxograma da Figura 6 demonstra os passos do tratamento de pacientes com ICFEP. Em primeiro lugar, deve-se pesquisar isquemia miocárdica que, se presente, deve ser tratada. Em seguida, a espironolactona deve ser prescrita para os pacientes sintomáticos. Com base em experiência clínica, os betabloqueadores estão indicados porque reduzem a frequência cardíaca, melhorando o enchimento diastólico. Os diuréticos são fundamentais para o controle dos sintomas congestivos, mas é necessário cuidado com a indicação, especialmente para idosos, pois doses elevadas podem provocar hipovolemia. Posteriormente, deve-se reavaliar a pressão arterial (PA). Se ela ainda estiver alta, deve-se associar anti-hipertensivos, como IECA ou BRA e os antagonistas dos canais de cálcio, com o objetivo do controle da PA. Diferente da ICFER, na ICFEP não existe uma dose alvo recomendada das medicações. A dose dos anti-hipertensivos deve ser ajustada com o objetivo de controle da PA. Cabe ressaltar que, na presença de contraindicações aos IECA ou BRA (p. ex., hipercalemia ou insuficiência renal), os nitratos e a hidralazina não estão indicados na ICFEP. O digitálico também não parece ter boa utilidade nesses pacientes, com exceção para aqueles com fibrilação atrial já em uso de betabloqueadores ou bloqueadores de canais de cálcio que ainda não tenham controlado a frequência cardíaca.

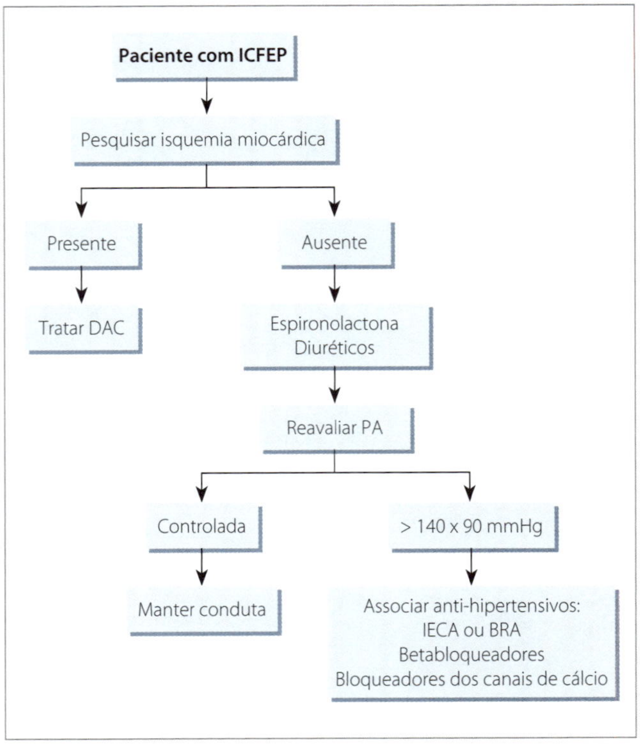

Figura 6 Abordagem do paciente com ICFEP.

CONCLUSÃO

A ICFEP é mais frequente do que inicialmente se supunha e tem participação importante na gênese dos sintomas congestivos.

O tratamento da ICFEP é diferente do tratamento da ICFER e deve levar em consideração a doença de base, diagnosticando e tratando a doença arterial coronariana e a HAS. A espironolactona deve ser prescrita no tratamento em associação com anti-hipertensivos para controle adequado da PA.

O grupo com disfunção ventricular intermediária (middle range) nos estudos iniciais vem se comportando como ICFER, sendo menos graves. Este grupo de pacientes parece responder ao tratamento de modo semelhante ao ICFER.

QUESTÕES DE REVISÃO

1. Lúcia, 80 anos, obesa, assintomática, apresenta-se ao consultório preocupada, pois recebeu o diagnóstico de insuficiência cardíaca com fração de ejeção preservada (ICFEP) baseado no seguinte laudo ecocardiográfico: cavidades cardíacas com diâmetros preservados, ventrículo esquerdo com espessura normal, função sistólica preservada e disfunção diastólica grau I. Foi medicada com digoxina e furosemida. Assinale a melhor conduta:
   a) Suspender digoxina e iniciar carvedilol, pois digitálicos não aumentam sobrevida.
   b) Manter a conduta e ressaltar o achado da disfunção diastólica.
   c) Suspender a medicação, orientar perda de peso, tranquilizar a paciente, pois a redução do relaxamento é comum em pacientes acima do peso, com mais idade e o diagnóstico de IC com FE preservada necessita de outros achados.
   d) Solicitar cateterismo cardíaco, pois a doença coronariana é uma das principais etiologias para este achado ecocardiográfico.
   e) Suspender a medicação, pois a paciente estava assintomática e manter o diagnóstico levantado no ecocardiograma.

2. Com relação à ICFEP, assinale a alternativa correta:
   a) O BRA pode ser um medicamento de utilidade no controle dos sintomas dos portadores desta síndrome.
   b) O diagnóstico é extremamente fácil.
   c) De forma geral, tem pior prognóstico quando comparada à IC com disfunção de VE.
   d) O tratamento não tem nenhuma relação com a doença de base.
   e) Pacientes magros e jovens estão mais propensos a desenvolver ICFEP.

RESPOSTAS

Questão 1

Resposta: C

Comentário: é um achado frequente em laudos ecocardiográficos a disfunção diastólica grau I (ou alteração do relaxamento ventricular), e isso não é sinônimo de IC diastólica. É necessário avaliar sinais e sintomas do paciente, sinais de pressões de enchimento ventricular aumentada (relação onda E/A > 2 e tempo de desaceleração da onda E < 150 ms, relação E/é septal > 15, E/é médio > 13) e função ventricular normal ou pouco alterada. O diagnóstico de IC é clínico, o ecocardiograma apenas ajuda a diferenciar ICFEP de ICFER.

Questão 2

Resposta: A

Comentário: o estudo CHARM (*preserved*) foi o primeiro ensaio randomizado publicado a estudar pacientes com disfunção diastólica e mostrou que o BRA é um medicamento de utilidade no controle dos sintomas dos portadores desta síndrome.

SEÇÃO

3

ETAPA DE INTERVENÇÃO TERAPÊUTICA

TRATAMENTO NÃO MEDICAMENTOSO

6

FUNDAMENTOS

A otimização do tratamento da insuficiência cardíaca (IC) é de grande importância prognóstica e na qualidade de vida dos doentes. A otimização desse tratamento deve ser iniciada e orientada no momento da primeira consulta médica, a fim de diminuir as hospitalizações decorrentes da má adesão ao tratamento, que são muito frequentes.

OBJETIVOS DIDÁTICOS

O objetivo deste capítulo é orientar o primeiro passo na fase de intervenção terapêutica (I), o tratamento não medicamentoso (Figura 1). O médico deve ser capaz de, durante a consulta, após o diagnóstico da IC, classificar o paciente quanto à classe funcional e recomendar as medidas adequadas de mudança de estilo de vida para evitar as descompensações.

INTRODUÇÃO

Na descompensação cardíaca, o objetivo do tratamento é melhorar as condições hemodinâmicas para reduzir os sintomas e não permitir deterioração da função dos diferentes órgãos. Uma vez compensado o paciente, os objetivos do tratamento passam a ser prevenir a próxima descompensação cardíaca, orientando as mudanças do estilo de vida e o início ou a otimização das drogas que melhoram o prognóstico (DMP). Cerca de 30 a 50% dos doentes voltam a descompensar no primeiro ano após o primeiro episódio, sendo esse achado mais intenso nos casos com mais tempo de doença. Um dos objetivos do tratamento após a alta é prevenir novas descompensações cardíacas.

Durante a consulta, o estágio da IC e a classe funcional da NYHA devem ser levados em consideração, e a intensidade de algumas orientações como restrição de sal e hídrica depende da gravidade do doente.

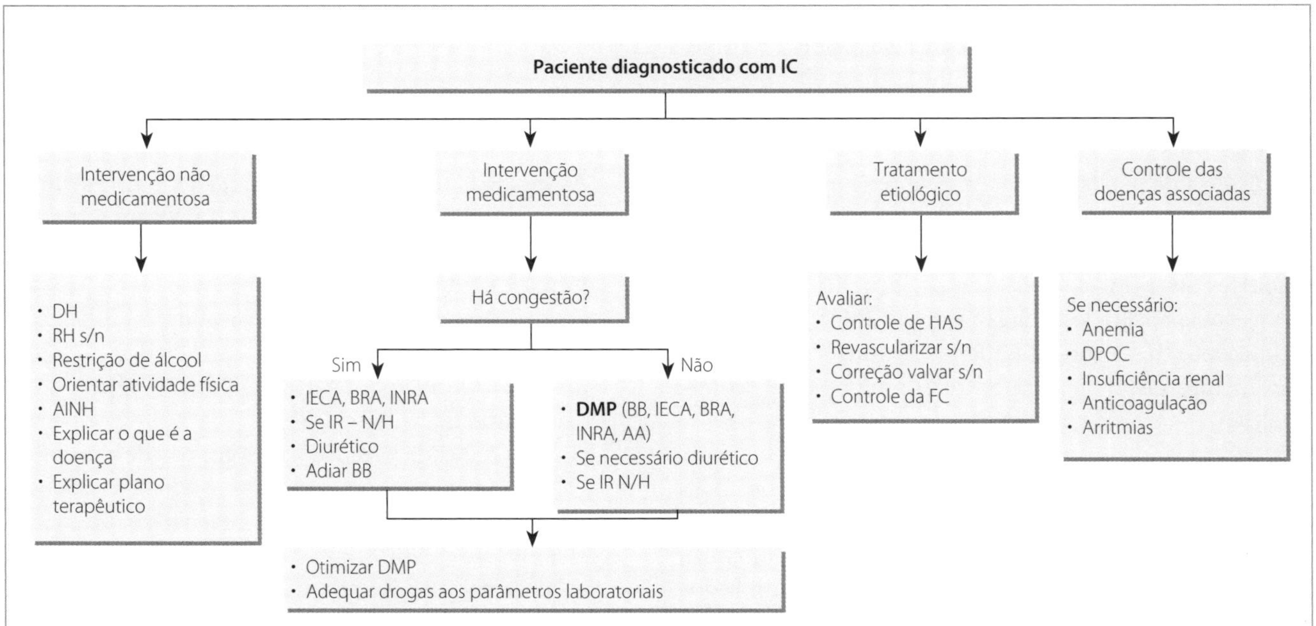

Figura 1 Passos da etapa de intervenção terapêutica (I).

AINH: anti-inflamatório não hormonal; BB: betabloqueador; BRA: bloqueador dos receptores da angiotensina II; DMP: drogas que melhoram o prognóstico; DPOC: doença pulmonar obstrutiva crônica; FC: frequência cardíaca; HAS: hipertensão arterial sistêmica; IC: insuficiência cardíaca; IECA: inibidor da enzina conversora da angiotensina; INRA: inibidor da neprilisina e do receptor da angiotensina; IR: insuficiência renal; N/H: nitrato e hidralazina.

PRIMEIRO PASSO DA ETAPA I – INTERVENÇÃO NÃO MEDICAMENTOSA

Mudanças nos hábitos de vida

A maioria dos doentes com IC, em especial na fase inicial da doença, não sabe reconhecer a importância dos sinais e sintomas da doença, assim não participa efetivamente para melhorar os próprios cuidados. Desse modo, uma educação ampla e de fácil compreensão deverá ser fornecida ao doente, aos familiares e ao cuidador.

Hábitos alimentares

A extrema dificuldade da mudança de hábitos, em especial os alimentares, de qualquer indivíduo e a resistência natural obriga a um trabalho contínuo e exaustivo de orientação, até ter a certeza de que o doente está plenamente informado do tipo de alimento e, em especial, dos alimentos com grande quantidade de sal. A recomendação usual é de restrição a 4 g/dia de sal para os doentes com clínica de IC. Quando o doente apresenta clínica de descompensação cardíaca intensa ou redução acentuada da função ventricular, deve-se recomendar a restrição de sal a 2 g/dia. A elaboração de cardápios saborosos com outros tipos de temperos não usuais em cultura brasileira melhora muito a adesão e o grau de satisfação. O consumo de álcool deve ser desencorajado.

A restrição de água normalmente somente é necessária quando o doente apresenta instabilidade clínica e para os que apresentam retenção hídrica com dificuldade de controle apesar de grandes doses de diuréticos e restrição de sal ou associado com hiponatremia (níveis de sódio plasmático menor que 130 mEq/L); essa restrição usualmente é de 1,5 a 2 L/dia de água total.

Exercício físico

A ideia de não submeter os doentes com IC a exercício físico prevaleceu até o final da década de 1970, porém, a partir dos anos 1980, vários autores começaram a demonstrar que a atividade física trazia benefícios. Essa conduta levou a resultados expressivos, que induziram o aconselhamento dessa modalidade para todos, com exceção dos doentes instáveis, para os quais o repouso se faz imperativo.

Orientações gerais

Os pacientes devem ser orientados a evitar medicações que possam trazer piora à IC, como os anti-inflamatórios não hormonais, que são frequentemente utilizados por idosos com dores articulares.

Além disso, o paciente deve, nessa fase, receber orientações sobre o prognóstico da doença e sobre o importante impacto das drogas que melhoram o prognóstico (DMP) na sobrevida. Dessa maneira, tenta-se aumentar a adesão ao tratamento medicamentoso.

Ao final da primeira consulta, o plano terapêutico deve ser explicado para o paciente, informando com que frequência ele deverá retornar às consultas para otimização das DMP, já explicando a importância de atingir as doses-alvo.

Entre as orientações que o paciente deve receber, está a de receber a vacina contra a gripe e a pneumocócica. Estudos recentes apontam que a vacinação está relacionada à redução de 15 a 20% na mortalidade por todas as causas e um recente estudo populacional dinamarquês com cerca de 135 mil pacientes com IC demonstrou que a vacinação contra a gripe levou à redução de 15% na morte por todas as causas e de 15% na morte cardiovascular. Mas os pacientes que tiveram vacinações por pelo menos 4 anos subsequentes obtiveram uma redução de mortalidade total e cardiovascular perto de 30%, um benefício semelhante ao uso de antagonistas do sistema renina-angiotensina e betabloqueadores.

CONCLUSÃO

Para uma boa evolução, é fundamental que o tratamento seja bem planejado. As orientações para o tratamento dadas aos doentes e também aos familiares, com o completo esclarecimento da doença e das possíveis complicações, são muito importantes para a adesão ao tratamento crônico.

No primeiro passo da etapa I, o tratamento não medicamentoso com mudanças do estilo de vida deve ser feito para todos os pacientes.

QUESTÕES DE REVISÃO

1. As medidas não farmacológicas são tão importantes quanto o tratamento medicamentoso para o paciente com IC. Referente à restrição hídrica, assinale a alternativa correta:
   a) A restrição recomendada varia de 2 a 3 L/dia de água total.
   b) Está indicada para pacientes com Na sérico < 135 mEq/L.
   c) Está indicada para pacientes em uso de altas doses de diuréticos.
   d) Não está indicada em todos pacientes com IC.
   e) A restrição hídrica rigorosa é recomendada em todo paciente com IC, pois é muito útil levando à redução do volume de líquido no meio intravascular.

2. Claudio, 73 anos, diabético, hipertenso, IC com fração de ejeção reduzida (FEVE: 34%), CF IV, apresen-

ta-se ao consultório com piora da dispneia aos esforços nas últimas semanas, além de dispneia paroxística noturna. No momento em uso de: enalapril 20 mg, 12/12 horas; espironolactona 25 mg; succinato de metoprolol 100 mg, 12/12 horas; furosemida 80 mg, pela manhã e à tarde. Ao exame: FC = 80 bpm, ritmo sinusal; PA = 140 x 80 mmHg. Qual das seguintes opções é recomentada para este paciente?

a) Orientação dietética quanto à diminuição da ingestão salina não ajudaria este paciente.
b) Recomendação de repouso absoluto, sendo contraindicada a realização de atividade física neste momento.
c) Caminhada leve e evitar decúbito auxiliam nesta fase.
d) Redução da ingestão hídrica de 1,5 a 2 L/dia, principalmente se Na < 130 mEq/L.
e) Nem repouso nem dieta de sódio ou retenção hídrica ajudam a melhorar pacientes com quadro avançado de congestão.

RESPOSTAS

Questão 1

Resposta: D

Comentário: os pacientes que necessitam de restrição de água são um grupo selecionado; os que apresentam instabilidade clínica e os que apresentam retenção hídrica com dificuldade de controle apesar do uso de grandes doses de diuréticos e restrição de sal ou associado com hiponatremia (níveis de sódio plasmático < 130 mEq/L). Essa restrição usualmente é de 1,5 a 2 L/dia de água total.

Questão 2

Resposta: D

Comentário: os pacientes com IC avançada de difícil controle se beneficiam com a redução da ingestão hídrica de 1,5 a 2 L/dia, principalmente se Na < 130 mEq/L. A recomendação de realizar atividade física em fase compensada é benéfica. Entretanto, o repouso relativo deve ser mantido na fase de descompensação.

TRATAMENTO MEDICAMENTOSO COM DROGAS QUE MELHORAM O PROGNÓSTICO

7

FUNDAMENTOS

A otimização do tratamento da insuficiência cardíaca (IC) é de grande importância prognóstica e para a qualidade de vida dos doentes. A otimização desse tratamento deve ser iniciada e orientada no momento da primeira consulta, visando a reduzir a mortalidade e a hospitalização.

OBJETIVOS DIDÁTICOS

O objetivo deste capítulo é orientar o segundo passo da etapa I (Figura 1): o tratamento medicamentoso dos doentes de consultório quando na presença de um caso de IC com fração de ejeção reduzida (ICFER). O médico deve ser capaz de, durante a consulta, após o diagnóstico da IC, classificá-lo quanto à classe funcional e iniciar ou incrementar o tratamento, prescrevendo os medicamentos que melhoram o prognóstico, nas doses que tiveram a eficácia documentada.

INTRODUÇÃO

O objetivo do tratamento da ICFER é obter a redução da mortalidade, a melhora da qualidade de vida e evitar as descompensações. Para isso, no segundo passo da etapa I, deve-se iniciar ou otimizar a dose das drogas que melhoram o prognóstico (DMP).

O tratamento de um doente com ICFER sintomática, segundo as diretrizes, deve incluir obrigatoriamente as DMP: inibidores da enzima de conversão da angiotensina (IECA), bloqueadores dos receptores da angiotensina II (BRA) ou inibidor da neprilisina e do receptor da angiotensina (INRA), antagonistas dos receptores mineralocorticoides (ARM) e betabloqueadores. Diuréticos e digitálicos podem ser prescritos para melhorar os sintomas (Figura 2). Diante dos resultados que mostraram que o INRA promoveu resultados superiores ao IECA, a prescrição deve ser fortemente considerada no tratamento da IC crônica para pacientes em CF II/III.

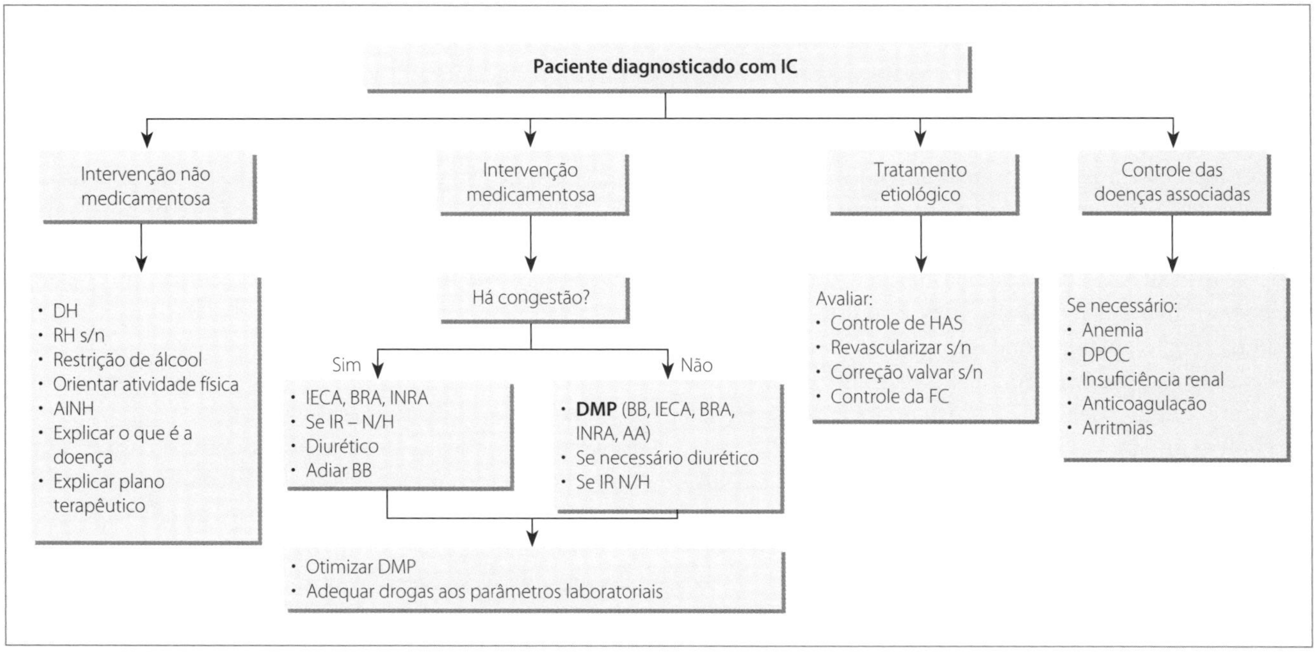

Figura 1 Passos da etapa de intervenção terapêutica (I).

AINH: anti-inflamatório não hormonal; BB: betabloqueador; BRA: bloqueador dos receptores da angiotensina II; DPOC: doença pulmonar obstrutiva crônica; FC: frequência cardíaca; HAS: hipertensão arterial sistêmica; IECA: inibidor da enzina conversora da angiotensina; INRA: inibidor da neprilisina e do receptor da angiotensina; IR: insuficiência renal; N/H: nitrato e hidralazina.

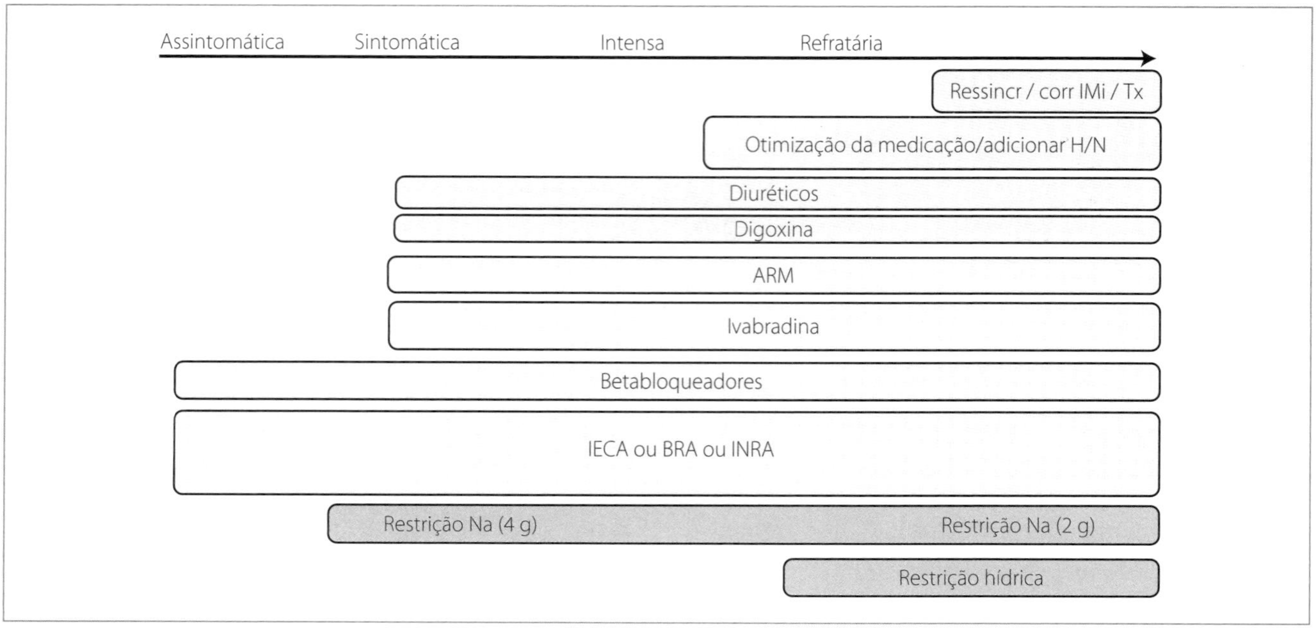

Figura 2 Tratamento da ICFER.
Fonte: adaptada de Rohde et al., 2018.

Se o paciente está recebendo IECA, betabloqueador e antagonista dos receptores mineralocorticoides e persiste sintomático, em ritmo sinusal com FC acima de 70 bpm, deve-se considerar a prescrição de ivabradina e a associação de outros vasodilatadores (nitrato e hidralazina).

DESCRIÇÃO DAS DMP

IECA

O bloqueio do sistema renina-angiotensina é fundamental para a mudança da história natural da IC. O IECA é o medicamento de escolha para o tratamento de longo prazo dos portadores de IC. O IECA deve ser introduzido na primeira consulta em dose inicial e as doses progressivamente aumentadas até a dose-alvo. A dose inicial varia de acordo com a PA: em pacientes com PA mais alta, pode-se utilizar uma dose inicial maior. A dose do IECA pode ser aumentada a cada três dias. Se o doente apresentar algum efeito colateral que impeça o aumento da dose, ele deve ser mantido na maior dosagem tolerada. Todos os doentes em uso de um IECA devem ter a função renal, o sódio e o potássio avaliados periodicamente.

Na Tabela 1, são apresentados os principais IECA disponíveis e as doses-alvo. Os eventos adversos mais frequentes são a tosse, a hipotensão e o agravamento da função renal (elevação da creatinina e do potássio).

Nos casos de hipotensão, primeiramente verificar se o doente não se encontra hipovolêmico; segundo, rever a dose de diurético e verificar se não é possível reduzi-la. Na ausência das duas anteriores, reduzir a dose do IECA.

Tabela 1 Principais IECA utilizados no tratamento da ICFER

Fármaco	Dose inicial	Dose-alvo
Captopril	6,25 mg, 2 vezes/dia	50 mg, 3 vezes/dia
Enalapril	2,5 mg, 2 vezes/dia	10 a 20 mg, 2 vezes/dia
Ramipril	1,25 mg, 2 vezes/dia	5 mg, 2 vezes/dia
Lisinopril	2,5 mg/dia	30 mg/dia

Nos casos de tosse, em primeiro lugar verificar se a tosse não é secundária à congestão pulmonar e, neste caso, tratar a congestão pulmonar. Se a tosse for secundária ao IECA, trocar por um BRA ou INRA.

Nos casos de insuficiência renal, quando a creatinina está acima de 3 mg/dL ou de hiperpotassemia (potássio acima de 5,5 mEq/L), trocar por hidralazina e nitrato. Em casos de a creatinina ser menor que 3 mg/dL, monitorizá-la constantemente na utilização dos IECA, BRA ou INRA.

BRA

Podem ser utilizados em substituição aos IECA e promovem resultados semelhantes aos obtidos com os inibidores (resultados não inferiores). Têm vantagens em relação aos IECA na incidência de eventos adversos, pois não promovem tosse e são, de maneira geral, mais bem tolerados que os IECA. Promovem menos hipotensão, mas podem provocar insuficiência renal e hipercalemia de maneira semelhante aos IECA. A dose-alvo também deve ser atingida (Tabela 2). Cabe ressaltar que não há benefício na associação de BRA com IECA para pacientes com ICFER.

Tabela 2 Principais BRA no tratamento da ICFER

Fármaco	Dose inicial	Dose-alvo
Losartana	12,5 mg	150 mg
Valsartana	20 mg	80 a 160 mg/dia
Candesartana	4 mg	16 a 32 mg/dia
Irbesartana	75 mg	150 a 300 mg/dia

Inibidor da neprilisina e do receptor da angiotensina

No Congresso Europeu de Cardiologia de 2014, foi apresentado o estudo PARADIGM-HF, que comparou os efeitos do enalapril com o do sacubitril/valsartana (LCZ696) e mostrou a superioridade do sacubitril valsartana em relação ao enalapril. Os pacientes tratados com sacubitril/valsartana apresentaram redução de 20% na mortalidade e nas taxas de hospitalização por IC. Trata-se de um medicamento que é a combinação de um inibidor da neprilisina e do receptor da angiotensina (valsartana). Os ensaios clínicos de fase II documentaram que os efeitos eram superiores aos da valsartana isolada.

O estudo PARADIGM-HF incluiu 8.436 pacientes, todos sob tratamento otimizado, estando 94% em uso de betabloqueador, e foi suspenso precocemente ao se verificar que os pacientes tratados com sacubitril/valsartana, 97/103 (200) mg, duas vezes ao dia, apresentaram redução de mortalidade em relação aos tratados com enalapril, 10 mg, 2 vezes ao dia.

Ao inibir o receptor da neprilisina, o medicamento promove aumento dos níveis de peptídio natriurético, substância vasodilatadora e também promotora de diurese. Esse duplo mecanismo de ação promove maior vasodilatação arterial e se contrapõe a um dos mecanismos fitopatológicos mais importantes para a manutenção da IC. Aumentar a vasodilatação melhora o débito cardíaco, o que resultou em redução da mortalidade durante o seguimento dos pacientes.

Frente à superioridade ao enalapril, um dos medicamentos de comprovada eficácia na IC, o sacubitril/valsartana deve passar a ter lugar no tratamento moderno da IC em associação aos betabloqueadores e antagonistas dos receptores mineralocorticoides.

O sacubitril/valsartana deve substituir o IECA ou o BRA nos pacientes que persistem sintomáticos, por promover redução significativa da mortalidade em relação ao tratamento usual com IECA ou BRA. Nos pacientes que estão recebendo a dose-alvo do IECA ou BRA, por exemplo, 10 mg de enalapril 2 x ao dia, troca-se o enalapril por sacubitril/valsartana na dose de 49/51 mg (100 mg) 2 x ao dia e se tolerado deve-se procurar atingir a dose-alvo de 97/103 mg (200 mg) 2 x ao dia. O IECA deve ser suspenso por 36 horas antes de se administrar o sacubitril/valsartana (para evitar angioedema). A troca do BRA pelo INRA pode ser realizada com 24 horas de suspensão.

Nos pacientes que estiverem recebendo doses mais baixas do IECA ou BRA ou que se apresentam hipotensos ou com função renal reduzida deve-se iniciar com sacubitril/valsartana 24/26 mg (50 mg) 2 x ao dia.

A Diretriz Europeia de IC indica a troca do IECA ou BRA pelo sacubitril/valsartana para pacientes que persistem sintomáticos sob o tratamento otimizado. Já a Diretriz Americana propõe, além da troca, que se pode iniciar o tratamento de pacientes ainda não tratados com IECA ou BRA.

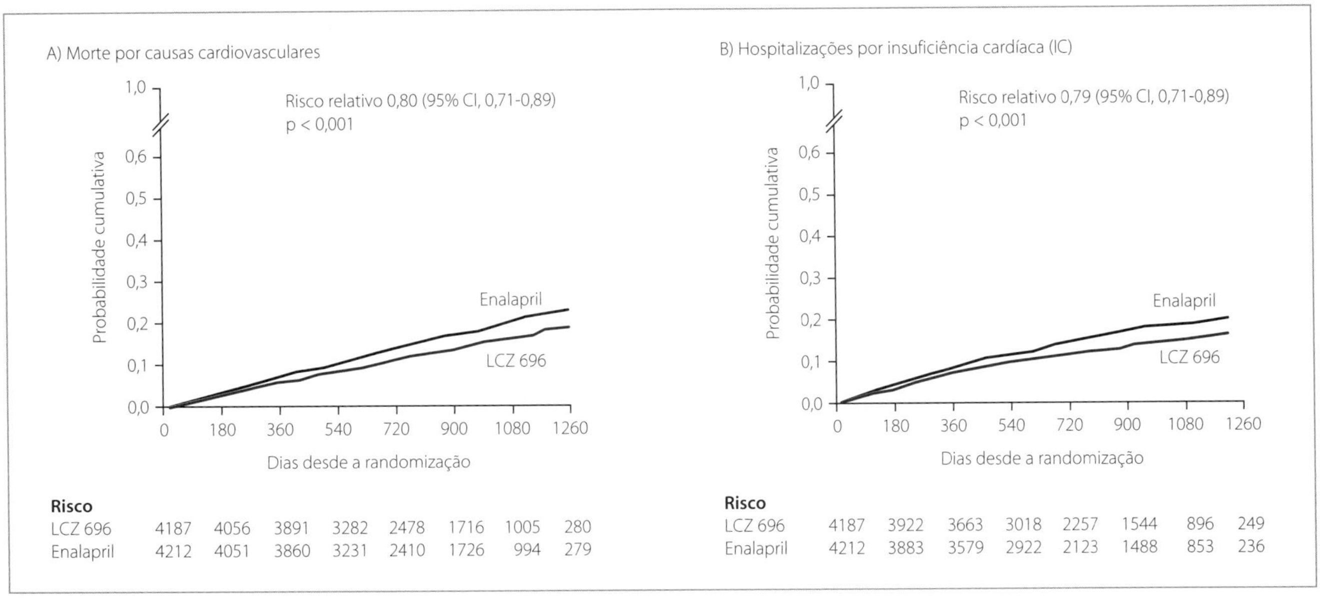

Figura 3 Resultado do estudo PRADIGM-HF mostrando que pacientes tratados com sacubitril/valsartana apresentaram menor mortalidade e menor hospitalizações por IC do que os tratados com enalapril.

Tabela 3 Inibidor da neprilisina e do receptor da angiotensina

Fármaco	Dose inicial	Dose-alvo
Sacubitril/valsartana	24/25 (50) mg ou 49/51 (100) mg, 2x ao dia	97/103 (200) mg, 2x ao dia

Na comparação com enalapril, o sacubitril/valsartana promoveu com maior frequência (mas não exagerada) hipotensão e menor incidência de hiperpotassemia e insuficiência renal.

Betabloqueadores

Ao lado da ativação do sistema renina-angiotensina, há importante ativação do sistema nervoso simpático, provavelmente a principal alteração fisiopatológica desta síndrome. O uso dos betabloqueadores dessa estimulação aumentada modificou o prognóstico e a evolução da doença. A crescente experiência com o uso dos betabloqueadores no tratamento da IC documentou, de maneira irrefutável, que eles, com os IECA, são a principal medicação para o tratamento atual da IC.

Na fase descompensada, os betabloqueadores não devem ser iniciados, mas, na pré-alta de preferência ou logo após a alta, eles devem ser prescritos para todos os doentes com IC por disfunção sistólica, a não ser que haja alguma contraindicação. Iniciar com dose baixa e ir aumentando a dose a cada 7 dias, até que a dose-alvo seja atingida ou a maior dose tolerada. Se o doente persistir com FC acima de 80 bpm, a dose do betabloqueador deve ser aumentada. O aparecimento de hipotensão, piora da IC, bradicardia ou tonturas são os sinais mais frequentemente observados, que indicam que o doente não tolerou o aumento da dose do betabloqueador. Na presença desses sinais, deve-se retornar à dose anterior. É importante assinalar que não é possível prever se um doente não tolerará o aumento da dose. Entretanto, a FC pode trazer alguma informação se o doente já se encontra bem betabloqueado. A redução da FC para valores próximos a 60 bpm pode ser indicativa de um bom nível de betabloqueador. Os doentes hipotensos, com PA < 90 mmHg, apresentam, com maior frequência, intolerância a aumentos da dose, mas são estes os que mais se beneficiam com o tratamento. Em doentes que ficaram sintomáticos com o aumento da dose, pode-se tentar fracionar mais a administração e aumentar mais lentamente ou utilizar menor dose.

Além disso, aos doentes mais graves, não se deve administrar o betabloqueador no mesmo horário dos IECA, mas fazer um intervalo de pelo menos 2 horas entre essas medicações. Para o tratamento da IC, deve-se utilizar um dos quatro betabloqueadores que tiveram eficácia comprovada na redução da morbimortalidade da doença (Tabela 4).

Os betabloqueadores são muito bem tolerados, sendo os eventos adversos bastante raros. A principal contraindicação para os betabloqueadores é a asma brônquica. É importante ressaltar que a doença pulmonar obstrutiva crônica (DPOC), a claudicação intermitente (doença vascular periférica) e o diabete não são contraindicações para a prescrição dos betabloqueadores no tratamento da IC. O Capítulo 8 discutirá com mais detalhes a importância dos betabloqueadores na IC.

Tabela 4 Betabloqueadores de eficácia comprovada na ICFER

Fármaco	Dose inicial	Dose-alvo
Bisoprolol	1,2 mg/dia	10 mg/dia
Carvedilol	3,125 mg, duas vezes ao dia	25 mg, duas vezes ao dia
Metoprolol (succinato)	25 mg/dia	200 mg/dia
Nebivolol	1,25 mg/dia	10 mg/dia

ARM

A espironolactona ou a eplerenona completam a tríade de DMP na ICFER. Todos os doentes com IC sintomática (em CF II a IV da NYHA) devem receber espironolactona ou eplerenona, que teve a eficácia comprovada na dose de 25 a 50 mg. O estudo RALES mostrou benéfico em doentes em CF III/IV da NYHA e um estudo posterior que utilizou eplerenona (disponível em Portugal, mas não no Brasil) demonstrou benefício também em doentes em CFII da NYHA. Doses mais elevadas não foram testadas quando o objetivo era a redução da morbimortalidade, não havendo, portanto, indicação para doses mais elevadas. Vale ressaltar que doses mais elevadas são associadas a mais e frequentes eventos adversos.

Os doentes em uso da espironolactona ou eplerenona devem realizar exames periódicos dos eletrólitos e da função renal, pois a hiperpotassemia e o agravamento da função renal são relativamente frequentes, sobretudo quando se considera que, na IC, a insuficiência renal é uma comorbidade muito comum, que atinge cerca de 50% dos doentes com IC avançada.

Em decorrência da hiperpotassemia e da disfunção renal, a prescrição dos ARM é menos frequente que a de IECA/BRA e betabloqueadores, que são em geral prescritos para 90% ou mais dos pacientes com IC. Nos estudos e nos Registros, a prescrição dos ARM varia de 50 a 70%. Novos trocadores de cátions (quelantes de potássio), que provocam menos efeitos colaterais que o keyxalate (poliestireno sulfonato), (Patiromer e o ZS-9) estão sendo testados, com bons resultados, reduzindo a incidência de hiperpotassemia e permitindo manter e prescrever os ARM em percentual maior de pacientes. Estes novos trocadores de cátions são mais bem tolerados e podem ser prescritos por tempo prolongado.

Um dos eventos adversos que tornam difícil a manutenção do medicamento é a ginecomastia dolorosa. Na presença de dor, deve-se reduzir a dose e, caso não desapareça, suspender a medicação. Havendo ginecomastia não dolorosa, deve-se conversar com o doente e tentar fazê-lo continuar com o medicamento em função do comprovado benefício de redução da mortalidade que ele promove.

A eplerenona é outro inibidor da aldosterona que teve a eficácia comprovada na melhora da sobrevida de doentes com IC de origem isquêmica, com início principalmente na fase intra-hospitalar após síndromes coronarianas agudas. A indicação também deve ser considerada especialmente para doentes que apresentam efeitos colaterais como ginecomastia dolorosa.

Hidralazina e nitrato[1]

Na IC, a ativação neuro-hormonal aumentada promove importante vasoconstrição sistêmica, alteração essa que dificulta a função do coração já doente e promove deterioração progressiva do sistema cardiovascular.

O uso dos vasodilatadores tem papel fundamental na compensação cardíaca e na redução de aumentada morbimortalidade da doença. Com base na fisiopatologia e na medicina baseada em evidências, a vasodilatação pelo bloqueio do sistema renina-angiotensina promove os melhores resultados na IC e deve ser preferida para o tratamento de longo prazo. Porém, em casos de contraindicações ao IECA, BRA ou INRA, como hiperpotassemia ou insuficiência renal, podem ser prescritos a hidralazina e o nitrato.

A associação de hidralazina com o nitrato teve o benefício documentado e reduziu a morbimortalidade da IC. Quando comparada aos IECA, promoveu resultados inferiores, não devendo, portanto, de rotina, substituir estes. Devem ser prescritos para os doentes que apresentam insuficiência renal (elevação nos níveis de creatinina acima de 3 mg/dL), em substituição aos IECA, BRA ou INRA. A função renal deve ser reavaliada, no máximo, a cada 3 dias. Nos casos em que a função renal retorna ao normal, deve-se avaliar a possibilidade de se reintroduzir IECA, BRA ou INRA. Se com a reintrodução do medicamento, a função renal voltar a deteriorar, o doente deve ser mantido com a hidralazina e o nitrato.

A dose-alvo de hidralazina é de 50 a 100 mg, 3 vezes ao dia, devendo ser iniciada na dose de 25 mg, 2 vezes ao dia, sendo a dose aumentada a cada 2 ou 3 dias. Os nitratos empregados são o dinitrato de isossorbida e o mononitrato de isossorbida. O dinitrato deve ser iniciado na dose de 5 mg, 3 vezes ao dia, procurando atingir a dose de 20 a 40 mg, 3 vezes ao dia. No caso do mononitrato, deve-se iniciar com 20 mg, 2 vezes ao dia, e a dose-alvo é de 40 a 80 mg, 3 vezes ao dia. Os nitratos, quando utilizados em associação com a hidralazina, não apresentam tolerância, pois a hidralazina a impede, usualmente descrita com o emprego do nitrato isolado.

Diuréticos

A prioridade é o acerto da dose do diurético, com redução da dosagem, para aqueles que não mais se apresentam edemaciados (congestos). Na fase descompensada, considerando que as principais manifestações são decorrentes da congestão (retenção hídrica), o uso de diurético tem um papel muito importante, e muitos doentes necessitam de doses elevadas para a compensação. Após a compensação, o diurético continua tendo um papel fundamental, especialmente quando se considera que a principal causa de nova descompensação é a não adesão ao tratamento (tanto dos doentes como dos médicos).

Os médicos não prescrevem os medicamentos de comprovada eficácia na dose recomendada e os doentes não tomam os medicamentos prescritos, sempre com diferentes desculpas.

Nos doentes com IC avançada, é muito pouco provável que os diuréticos possam ser suspensos, mas devem ser mantidos com a menor dose necessária para manter o doente sem congestão. Não há uma dose ideal, ela tem que ser identificada para cada doente e pode ser variável a cada dia. É fundamental que o doente e/ou seus familiares aprendam a identificar precocemente o início da descompensação cardíaca. Três métodos simples auxiliam nessa identificação: medir o perímetro abdominal e do tornozelo e pesar-se diariamente, juntamente da realização da valorização de sintomas como dispneia e cansaço. O aumento ou o aparecimento desses parâmetros é sinal de início de descompensação e indicativo da necessidade de se aumentar os diuréticos ou de se entrar em contato com o médico.

Os diuréticos de alça (furosemida e bumetamida) devem ser utilizados na presença de sinais e sintomas de hipervolemia. Em geral, são administrados pela manhã, na dose necessária para manter o doente sem sinais de congestão; na maioria dos doentes, um comprimido ao dia é suficiente. Nos doentes que se mantêm bem compensados, o diurético de alça pode ser suspenso, administrado em dias alternados ou na frequência considerada melhor, de acordo com os sinais de congestão identificados. Nos casos em que os sintomas aumentam com a redução das doses, estas devem ser aumentadas, podendo também ser ingeridas à tarde. Não há um número de comprimidos definidos; porém, quantos mais forem necessários, mais acentuada a doença e mais grave o quadro. Os diuréticos de rotina não devem ser administrado à noite, para preservar o repouso noturno, a não ser em caso de urgência.

A associação de um tiazídico ou da metalazona a um diurético de alça é uma opção para manter o doente sem quadros de retenção hídrica (Tabela 5). A dose usual de hidroclorotiazida é de 25 a 50 mg por dia (metalazona 2,5 a 10 mg por dia), administrada pela manhã. Por ter ação prolongada, mantém o doente sem sintomas nas 24 horas.

A dose deve ser acertada conforme o quadro clínico, devendo ser reduzida nos casos em que os doentes se mantiverem bem compensados por períodos longos. A dose

1 Hidralazina não disponível em Portugal.

Tabela 5 Principais diuréticos utilizados no tratamento da IC

Diurético	Dose diária (mg)	Início da ação (h)	Duração da ação (h)
Tiazídicos			
Hidroclorotiazida	25 a 100	2	
Indapamida	2,5 a 5,0	2	6 a 12
Metalazone	2,5 a 10	1 a 2	36
Bendroflumetazida	2,5 a 10		
Diuréticos de alça			
Furosemida	20 a 160	0,5 a 1	6 a 8
Bumetamida	0,5 a 2,0	0,5 a 1	4 a 6
Torasemida	5 a 20	0,5 a 1	4 a 6
Poupadores de potássio			
Espironolactona	25 a 200	24 a 48	48 a 72
Eplerenona	25 a 50		
Amilorida	5 a 20	8 a 16	24
Inibidores da anidrase carbônica			
Acetazolamida	250 a500	1 a 2	3 a 9

exagerada de diurético pode provocar hipovolemia e hipopotassemia. A redução da dose, em geral, controla a hipovolemia, mas, nas formas mais acentuadas, a hidratação com soro fisiológico pode ser necessária, sempre considerando a reduzida capacidade de manusear volumes que os doentes com IC apresentam. Os quadros de hipopotassemia são cada vez mais raros, em decorrência do uso associado de IECA/BRA e antagonistas dos receptores mineralocorticoides, medicamentos que podem promover elevação dos níveis de potássio. No tratamento moderno da IC, é muito raro ser necessário o uso de diuréticos poupadores de potássio (amilorida) em decorrência de quadros de hipopotassemia. Nos dias de hoje, os quadros de hiperpotassemia são mais frequentes. O importante é que nos casos de IC mais graves o potássio deve ser medido com certa periodicidade.

A espironolactona ou a eplerenona pode ser utilizada como diurético nos casos de difícil compensação ou nos quadros de hiperaldosteronismo, mas também tem papel como medicação para a redução da mortalidade e serão abordadas separadamente. Como diurético, podem ser administradas na dose de 25 a 100 mg/dia.

Os diuréticos utilizados habitualmente agem na alça ascendente de Henle e nas porções finais do nefro, o que reduz o efeito nos casos de importante retenção hídrica, como nos casos de IC refratária. Nesses casos, a prescrição de acetazolamida, agindo na porção inicial do nefro aumenta substancialmente a diurese e reduz os casos de refratariedade aos diuréticos. Deve ser prescrita na dose de 250 mg pela manhã e à tarde.

Digitálicos

As diretrizes para o tratamento da IC indicam que os digitálicos devem ser prescritos para os doentes com IC sintomática, uma vez que essa medicação não tem influência na redução da mortalidade. A digoxina é uma boa opção para controle da frequência cardíaca em doentes com fibrilação arterial (FA) e também pode ser utilizada por doentes em ritmo sinusal e FEVE < 40% para alívio dos sintomas de IC. Não devem receber a digoxina aqueles que apresentarem alterações que contraindicam o uso, como importante bradicardia (FC < 50 bpm), bloqueio AV de alto grau, arritmia ventricular complexa frequente ou que já apresentaram quadros repetidos de intoxicação digitálica.

Evidências modernas vêm sinalizando que, no tratamento crônico da IC, digoxinemias superiores a 1 ng/dL estiveram associadas ao aumento da mortalidade em relação aos casos com níveis inferiores. Diante dessa evidência, têm-se prescrito doses mais baixas da digoxina, mantendo-se os doentes com 0,125 mg ao dia.

Nos doentes que se tornam assintomáticos com o tratamento, discute-se se a digoxina deve ser mantida, uma vez que está indicada para os sintomáticos. O tema é controverso, mas muitos defendem que o doente tornou-se assintomático com a prescrição da digoxina e que é possível que o medicamento possa estar contribuindo para que ele permaneça assintomático e que, portanto, o uso da digoxina não deve ser interrompido.

Há uma situação clínica em que a digoxina deve ser suspensa: são os casos em que, pelo efeito, o doente se encontra bradicárdico e, por causa dessa bradicardia, não é possível prescrever ou otimizar o betabloqueador. Considerando o potencial benefício, mais expressivo, dos betabloqueadores, a retirada do digitálico tornará possível a implementação do tratamento e a provável obtenção de resultados mais expressivos.

Ivabradina

A ivabradina é um fármaco que inibe os canais f do nó sinusal, e pode ser utilizada por doentes com dose otimizada de betabloqueador que não atingiram a frequência cardíaca adequada ou para aqueles que apresentaram efeitos colaterais com aumento da dose de betabloqueador, mesmo após o uso de diferentes classes de betabloqueadores aprovados para o uso em IC. Cabe lembrar que esse medicamento somente pode ser utilizado por doentes em ritmo sinusal. Portanto, a ivabradina pode ser utilizada para redução do risco de hospitalização por IC e redução das mortes por IC por doentes em RS com FEVE < 35%, FC > 70 bpm e sintomas persistentes (NYHA II-IV), apesar do tratamento com IECA/BRA/INRA, betabloqueadores e antagonista dos receptores mineralocorticoides.

MANEJO DO TRATAMENTO MEDICAMENTOSO

Como mostra a Figura 1, no tratamento medicamentoso de um paciente com ICFER, em princípio é fundamental avaliar se apresenta sinais clínicos de congestão ou não. Em caso afirmativo, primeiramente será prescrito um IECA/BRA/INRA, espironolactona e furosemida (desde que o potássio esteja abaixo de 5,5 e a creatinina abaixo de 3,0). Após a melhora da congestão, o betabloqueador é iniciado em dose baixa. Nas consultas seguintes, a dose do IECA/BRA/INRA e do betabloqueador deve ser progressivamente aumentada até a dose-alvo.

Cabe lembrar que, para pacientes mais graves, não se deve realizar aumento de dose simultâneo do IECA/BRA/INRA e do betabloqueador. Além disso, os IECA/BRA podem ser aumentados a cada 3 dias, enquanto os betabloqueadores, a cada 7 a 10 dias. O paciente deve ser informado de que, nos primeiros dias após a introdução ou o aumento do betabloqueador, ele pode apresentar piora do cansaço, que depois melhora. Por isso, é muito importante a orientação da importância de se manter a medicação mesmo que eles inicialmente se sintam piores e tranquilizá-los, pois essa sensação é transitória.

Se o paciente não tem sinais clínicos de congestão, os diuréticos não devem ser prescritos e as DMP devem ser iniciadas na primeira consulta.

Para pacientes que apresentam ou desenvolveram hipercalemia, a espironolactona e os IECA, BRA ou INRA devem ser suspensos e substituídos por nitrato e hidralazina. A função renal e o potássio devem ser monitorados para o ajuste da dose das medicações.

CONCLUSÃO

Todos os pacientes com ICFER devem receber as DMP (IECA, BRA ou INRA, betabloqueadores, inibidores dos receptores mineralocorticoides). Nos doentes sintomáticos, digitálico e diurético devem ser prescritos, pois auxiliam no alívio dos sintomas. Nos ainda resistentes à melhora da IC com doses otimizadas de DMP, com FC ainda aumentada acima de 70 bpm e em ritmo sinusal, deve ser prescrita a ivabradina.

QUESTÕES DE REVISÃO

1. Pedro, 42 anos, com diagnóstico de ICFER com FEVE de 27%, etiologia chagásica, apresenta-se em classe funcional III. Eletrocardiograma com ritmo sinusal; FC = 55 bpm; BRE completo com QRS 160 ms. Está em uso de bisoprolol 10 mg, 1 vez ao dia; enalapril 20 mg, 2 vezes ao dia; espironolactona 25 mg, 1 vez ao dia; e furosemida 40 mg, 2 vezes ao dia. Em relação ao tratamento deste paciente, é correto afirmar que:
   a) O uso de diurético de alça associado à espironolactona aumenta o risco de mortalidade, pois pode aumentar a progressão da doença de Chagas.
   b) O uso do betabloqueador deve ser suspenso temporariamente ou ter a dose diminuída, pois a FC < 60 está relacionada ao aumento de mortalidade.
   c) O uso de cardioversor-desfibrilador implantável (CDI) com ressincronização cardíaca está indicado para este paciente, uma vez que melhora os sintomas de IC, além de prevenir morte súbita, pela baixa fração de ejeção do ventrículo esquerdo.
   d) Digoxina pode ser utilizada para melhora da classe funcional e diminuição da mortalidade.
   e) O CDI não está indicado, uma vez que não foi registrada arritmia grave que justifique o uso.

2. As intervenções terapêuticas a seguir apresentam impacto favorável no prognóstico da insuficiência cardíaca com FE reduzida, exceto:
   a) IECA.
   b) Inibidor da neprilisina e do receptor da angiotensina.
   c) Digoxina.
   d) Betabloqueador.
   e) Antagonista do receptor mineralocorticoide.

RESPOSTAS

Questão 1

Resposta: C

Comentário: o uso de diurético de alça não altera o risco de mortalidade, porém diminui sintomas da IC. A espironolactona, por sua vez, reduz o risco de mortalidade e ajuda no remodelamento cardíaco reverso. Não se deve mudar a dose do betabloqueador, esta FC garante um betabloqueio eficaz. Não é seguro associar digitálicos neste paciente – com FC = 55 bpm, já em uso de betabloqueadores com dose otimizada –, sob o risco de redução excessiva da FC. Além disso, digitálicos não mudam mortalidade em IC, somente podem melhorar os sintomas. O uso do ressincronizador com CDI pode ser uma boa opção para melhorar a morbimortalidade grave com FE < 35%.

Questão 2

Resposta: C

Comentário: o uso de digoxina está associado à melhora sintomática de pacientes com IC sistólica, especialmente após a otimização do bloqueio neuro-hormonal e a manutenção de classe funcional NYHA III-IV. Contudo, não demonstrou impacto favorável na sobrevida.

BETABLOQUEADORES

8

FUNDAMENTOS

A introdução dos betabloqueadores no tratamento da insuficiência cardíaca (IC) significou um dos grandes avanços na terapêutica medicamentosa desta síndrome. A prescrição de um betabloqueador para pacientes com IC tem promovido mudança expressiva da sua evolução, revertendo a dilatação cardíaca, promovendo aumento da fração de ejeção, melhorando a qualidade de vida, reduzindo as hospitalizações e em especial reduzindo a mortalidade, por redução tanto da morte súbita quanto das mortes por progressão da síndrome. Por causa desses fatos de importância no tratamento da IC, será dado destaque exclusivo a essas drogas em um capítulo do *SAVIC Consultório*.

OBJETIVOS DIDÁTICOS

O objetivo deste capítulo é, ainda dentro do segundo passo da etapa de intervenção terapêutica (I), garantir que o médico, ao tratar a IC com fração de ejeção reduzida (ICFER), não deixe de prescrever betabloqueadores e, quando o fizer, utilize aqueles que têm eficácia comprovada e prescrevam a dose correta.

Ao final deste capítulo, o aluno deverá ser capaz de: reconhecer que os betabloqueadores são a droga mais importante para o tratamento da IC, saber quais são os betabloqueadores com eficácia comprovada no tratamento da ICFER, reconhecer as diferenças entre os betabloqueadores, saber prescrever corretamente as doses preconizadas por grandes ensaios clínicos, identificar o momento correto para a introdução do betabloqueador, identificar o momento correto para a suspensão do medicamento e tratar os pacientes descompensados em uso das drogas.

INTRODUÇÃO

Pode-se afirmar que, atualmente, o betabloqueador seja o principal medicamento para o tratamento da IC, desde a fase assintomática até estágios mais avançados, inclusive no momento da alta hospitalar de pacientes internados por descompensação. Se a história natural da IC se caracteriza por piora progressiva da qualidade de vida, redução da capacidade de trabalho, aumento progressivo dos sintomas e aumento do risco de morte, o tratamento correto, com o uso dos betabloqueadores, reduz a morbidade e aumenta a sobrevida dos portadores dessa síndrome.

O uso dos betabloqueadores na IC está bem fundamentado desde o fim dos anos 1990. Mesmo assim, para um percentual significativo de médicos, prescrever os betabloqueadores para pacientes com IC ainda não é tarefa fácil. A não prescrição dos betabloqueadores tem muitas causas. Provavelmente uma das mais importantes é a falta de experiência dos médicos no tratamento de pacientes com IC, o que faz com que eles tenham receio de empregar medicamentos definidos como vasodilatadores para pacientes com hipotensão ou medicamentos outrora considerados contraindicados para a falência cardíaca, como os betabloqueadores, para pacientes com a função ventricular comprometida. Outro fator relevante para a não prescrição é a situação clínica de muitos pacientes com IC se apresentando com a pressão arterial baixa, o que dificulta a prescrição de um medicamento que também tem indicação para o tratamento da hipertensão arterial.

Se, por um lado, uma das principais causas de descompensação cardíaca é o tratamento inadequado, quer por falta de prescrição, quer por não adesão dos pacientes, por outro, aumentam os dados mostrando ser possível modificar a evolução dos portadores de IC, desde que os pacientes tenham adesão ao tratamento.

Os betabloqueadores têm indicação fundamentada em inúmeros ensaios clínicos (US-Carvedilol, CIBIS-II, CIBIS III, MERIT-HF, COPERNICUS, CAPRICORN, CARMEN, CHRISTMAS e SENIORS) que, em associação aos inibidores da enzima de conversão da angiotensina II (IECA/BRA), reduzem a morbimortalidade da doença. A redução de mortalidade observada é superior a 30%, valor duas vezes maior ao observado com os IECA/BRA isoladamente. Essa importante redução é um dos fatores que transformaram os betabloqueadores no principal medicamento do tratamento da IC.

Outro ponto de grande importância do tratamento com os betabloqueadores é a reversão da remodelação ventricular. Os betabloqueadores são capazes de reduzir a dilatação cardíaca e aumentar a fração de ejeção de modo expressivo, revertendo a remodelação cardíaca em cerca de 75% dos pacientes que fazem uso da medicação. Entretanto, esses resultados são alcançados quando o paciente recebe tratamento correto, com os medicamentos prescritos nas doses certas. Doses baixas não promovem a melhora desejada e a não prescrição é um fator relacionado à maior mortalidade.

Os betabloqueadores, diferentemente do que foi descrito para os outros medicamentos empregados no tratamento da IC, como os diuréticos, a digoxina e os IECA, não devem ser prescritos para pacientes descompensados. O uso do betabloqueador deve ser iniciado após a compensação cardíaca, sempre em doses baixas, progressivamente aumentadas até se atingir as doses preconizadas.

Em um estudo no seguimento de pacientes com IC avançada após a alta hospitalar, os que fizeram uso de IECA e betabloqueador tiveram melhor sobrevida quando comparados aos pacientes sem a prescrição prévia dessas medicações. O uso do betabloqueador reduziu em 78% a chance de morrer, efeito superior ao obtido por aqueles que faziam uso somente de IECA, que apresentaram a redução de risco de 61% (Figura 1). Por isso, não prescrever betabloqueador ao paciente é deixar de oferecer o melhor tratamento disponível atualmente, interferindo diretamente na morbimortalidade da IC. Evidências mostram que o uso do betabloqueador deve ser indicado ao paciente em todas as fases da IC.

MECANISMO DE AÇÃO

O mecanismo preciso de ação dos betabloqueadores no tratamento da IC não é adequadamente conhecido, sendo pouco provável que somente um instrumento seja responsável pelos efeitos benéficos dos betabloqueadores, especialmente considerando-se que alguns efeitos são indesejáveis.

A estimulação simpática continuada provocada pela IC ativa o sistema renina-angiotensina e outros neuro-hormônios com progressiva retenção de água e sal, vasoconstrição, edema e aumento da pré e da pós-carga, que reconhecidamente são deletérios ao organismo. O aumento da atividade simpática é benéfico inicialmente, pois aumenta o débito cardíaco para o cérebro à custa de redução do fluxo para outros órgãos (como os rins) e as regiões periféricas.

A redução do fluxo renal induz à retenção de água e sal com o intuito de melhorar a perfusão de órgãos vitais, mas que, se for persistente, leva a um quadro congestivo. O aumento da atividade simpática eleva também a tensão da parede ventricular, aumentando o consumo de oxigênio e induzindo a isquemia miocárdica. Além disso, predispõe arritmias ventriculares. Finalmente, os níveis persistentemente elevados de noradrenalina, observados na IC, têm muitos efeitos diretos que são maléficos ao miócito, induzindo a programação gênica fetal, a diminuição dos genes reguladores do cálcio, a hipertrofia do miócito, a apoptose e a necrose.

Assim, embora a estimulação simpática inicial pareça ser adaptativa, melhorando a pressão arterial e o débito cardíaco, a estimulação progressiva e continuada é deletéria. A estimulação continuada reduz, com o tempo, a habilidade do miocárdio em responder continuamente aos altos níveis endógenos e exógenos de catecolaminas. Estudos mostraram que há redução dos receptores beta-1 do coração (*downregulation*), resultando em menor resposta inotrópica ao estímulo adrenérgico. Essas alterações, em conjunto, colocam o coração num círculo vicioso de piora progressiva da doença.

Na experiência clínica, vários estudos mostraram que pacientes com IC e níveis elevados de noradrenalina têm

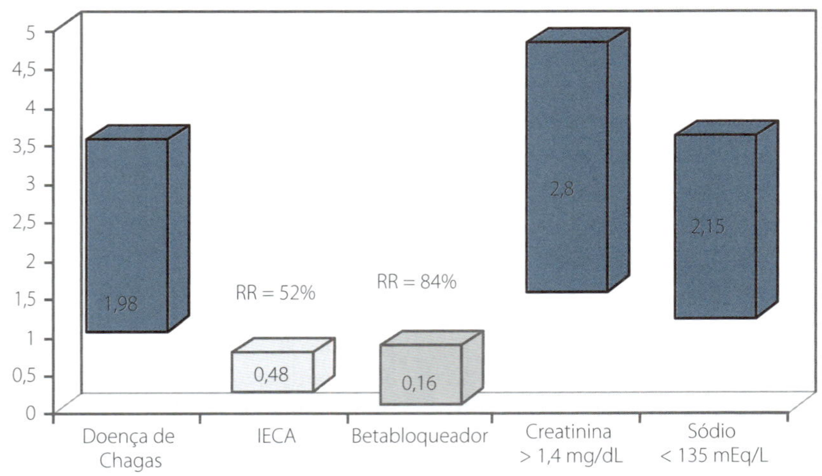

Figura 1 Fatores associados ao prognóstico (1999-2005).
RR: redução de risco.

pior prognóstico, documentando que a estimulação adrenérgica exagerada é deletéria e permitindo supor que seu bloqueio possa ser benéfico.

Os benefícios potenciais dos betabloqueadores na IC resultam de ações hemodinâmicas, eletrofisiológicas e, sobretudo, neuro-hormonais. Os efeitos hemodinâmicos durante a administração crônica diferem em muitos aspectos dos agudos.

A redução da frequência cardíaca diminui o consumo de oxigênio miocárdico e pode aumentar o tempo de perfusão coronariana pelo prolongamento da diástole, com efeitos favoráveis na isquemia miocárdica. Os betabloqueadores podem preservar a estrutura e a função miocárdica ao prevenir a elevação do adenosina monofosfato (AMP) cíclico e a sobrecarga miocárdica de cálcio, bem como a ativação das ATPases cálcio-dependentes e, consequentemente, a redução dos fosfatos altamente energéticos, resultantes da estimulação dos receptores adrenérgicos. Esses benefícios são provavelmente independentes dos efeitos hemodinâmicos e ocorrem com a administração crônica de betabloqueadores, de modo que os benefícios clínicos podem demandar semanas ou meses para se manifestar. O bloqueio adrenérgico pode, ademais, reduzir as arritmias cardíacas, pela redução da frequência cardíaca, melhora da função ventricular e dos efeitos eletrofisiológicos (redução da automaticidade) e, ainda, pela prevenção da hipopotassemia.

A administração dos betabloqueadores na IC em longo prazo induz ao aumento da fração de ejeção do ventrículo esquerdo, cuja magnitude é maior que a observada com qualquer outro medicamento, além de melhorar a geometria do ventrículo, que adquire forma menos esférica, e diminuir a regurgitação mitral. Esse processo inicia-se geralmente após 2 meses de tratamento e continua por até 12 a 18 meses. O bloqueio beta-1-adrenérgico inibe a formação de renina e a atividade do sistema renina-angiotensina-aldosterona, antagonizando parcialmente seus efeitos deletérios na IC.

PROPRIEDADES FARMACOLÓGICAS

Aproximadamente 80% dos receptores do coração normal são do subtipo beta-1. Evidências fisiopatológicas indicam que os receptores adrenérgicos beta-2 e alfa-1 são também importantes na patogênese da IC.

As diferenças mais importantes entre os betabloqueadores relacionam-se ao grau de seletividade para os receptores beta-1-adrenérgicos e à presença de propriedades individuais associadas. Assim, os betabloqueadores têm sido subdivididos em três classes.

Os agentes de primeira geração, como propranolol e timolol, bloqueiam os receptores beta-1 e beta-2 e não possuem propriedades individuais. Não são indicados na IC, porque, além do efeito inotrópico negativo, provocam aumento da resistência vascular periférica, secundária ao bloqueio dos receptores vasculares beta-2.

Os agentes de segunda geração, como metoprolol, atenolol e bisoprolol, exercem bloqueio beta-1 seletivo e não aumentam a resistência vascular periférica, sendo assim, mais bem tolerados em pacientes com IC.

Os agentes de terceira geração, como bucindolol e carvedilol, são não seletivos e podem ser importantes na tolerabilidade e na eficácia de pacientes com IC. Além disso, o carvedilol exerce ainda efeitos cardioprotetores na lesão de isquemia-reperfusão, com acentuada inibição da apoptose em diversos modelos experimentais e podem ser importantes na inibição da deterioração progressiva da disfunção ventricular esquerda e da IC, entretanto, deve ser relatado que bloqueadores beta-1 seletivos, como metoprolol e bisoprolol, também demonstraram esses benefícios.

O nebivolol também é um betabloqueador de terceira geração, entretanto, combina o bloqueio seletivo do receptor beta-1-adrenérgico com uma propriedade vasodilatadora, mediada pela L-arginina/óxido nítrico.

A Tabela 1 resume os efeitos dos betabloqueadores mais utilizados na IC.

Tabela 1 Propriedades farmacológicas de betabloqueadores mais utilizados na IC

	Bloqueio beta-1	Bloqueio beta-2	Bloqueio alfa-1	Ação antioxidante
Metoprolol	++	–	–	–
Bisoprolol	++	–	–	–
Carvedilol	++	–	+	+
Nebivolol	+++	–	++*	+

* Vasodilatação direta.

COMO PRESCREVER

Por causa dos efeitos agudos do betabloqueador, como descrito anteriormente, sempre se recomenda iniciar o tratamento com doses pequenas e ir aumentado lentamente, até que a dose-alvo seja atingida. A pequena dose inicial não provoca alterações hemodinâmicas de importância, mas vai induzindo reversão daquelas alterações que a estimulação adrenérgica elevada e continuada havia provocado (redução dos efeitos tóxicos diretos sobre o miocárdio, a modificação do padrão fetal das fibras miocárdicas, entre outras). Essa reversão induz melhora na função cardíaca, com melhora na resposta hemodinâmica e também na remodelação ventricular. O uso crônico dos betabloqueadores induz regressão da dilatação ventricular (remodelação reversa) e aumento da fração de ejeção, como visto na Figura 2.

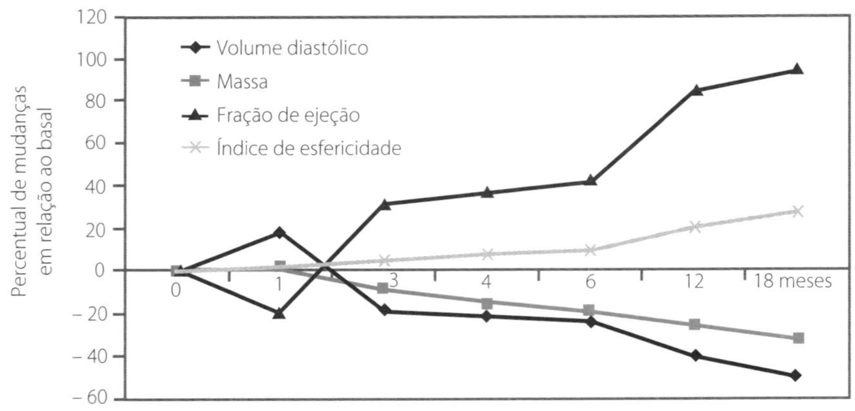

Figura 2 Impacto dos betabloqueadores sobre a remodelação cardíaca.
Fonte: adaptado de Clin Cardiol. 1998;21:3-13.

Os efeitos benéficos dos betabloqueadores não são imediatos. Para que isso ocorra, deve haver primeiramente a reversão das alterações sofridas com a estimulação simpática prolongada. Com a reversão dessas alterações, o coração volta a responder melhor aos estímulos fisiológicos e a função cardíaca melhora. Sendo assim, não há urgência em se atingir as doses preconizadas. Com a prescrição de doses baixas inicialmente, reduzem-se os riscos de piora clínica que pode ocorrer nos primeiros dias do uso dos betabloqueadores (Tabela 2).

Tabela 2 Titulação dos betabloqueadores

Bisoprolol ou nebivolol	Carvedilol	Succinato metoprolol
1,25 mg/dia	3,125 mg, 2 vezes ao dia	25 mg por dia
2,5 mg/dia	6,25 mg, 2 vezes ao dia	50 mg por dia
5 mg/dia	12,5 mg, 2 vezes ao dia	100 mg por dia
10 mg/dia	25 mg, 2 vezes ao dia	200 mg por dia

Iniciar com dose baixa e aumentar a cada 7 ou 10 dias.
Programar o aumento com data marcada, orientando o paciente a telefonar ou retornar se tiver eventos adversos, como hipotensão, tontura, piora da IC ou bradicardia significativa.

É sempre importante relembrar que os benefícios descritos para os betabloqueadores foram observados nos grandes ensaios clínicos de sobrevida, que empregaram as doses-alvo, consideradas altas pela maioria dos médicos. Não há documentação suficientemente segura de que doses mais baixas sejam tão eficazes quanto as doses-alvo: metoprolol (succinato), 200 mg ao dia; carvedilol, 25 mg a cada 12 horas; bisoprolol, 10 mg ao dia; nebivolol, 10 mg ao dia.

Alguns artigos que apresentaram o resultado do tratamento da IC com betabloqueadores vêm mostrando que doses baixas promovem melhora na evolução clínica dos pacientes em relação àqueles que não receberam os betabloqueadores. Entretanto, nos poucos estudos que dividiram os participantes em grupos de acordo com a dose prescrita, os pacientes tratados com doses altas tiveram evolução melhor.

Os dados do estudo MOCHA documentaram a importância de se atingir a dose-alvo. Quanto maior a dose atingida, maior o aumento da fração de ejeção, menor o número de hospitalizações no seguimento e menor a mortalidade (Figura 3).

No estudo MERIT-HF, quando se analisou a evolução dos pacientes considerando a dose de metoprolol atingida, foi possível dividi-los em dois grupos. Um grupo apresentou redução da frequência cardíaca com doses baixas da droga, atingindo frequência cardíaca inferior a 70 bpm com doses de 76 mg e outro necessitou das doses-alvo (média de 192 mg) para conseguir valores inferiores a 70 bpm. Na comparação entre esses grupos, não se identificou diferença na evolução clínica, com os pacientes de ambos os grupos apresentando semelhante redução da morbimortalidade. Com esses resultados, os autores especularam a possibilidade de haver diferença de sensibilidade ao medicamento, propondo que a frequência cardíaca poderia ser utilizada como indicador de eficácia do bloqueio beta, tornando-se desnecessário aumentar a dose daqueles em que se tinha obtido a frequência cardíaca alvo (< 70 bpm). Porém, é interessante ressaltar que, mesmo sem diferença estatística, a mortalidade foi menor entre os pacientes que receberam as doses mais altas.

A questão da dose é complexa. Dois grandes estudos, o MDC e o CIBIS-I, avaliaram se 100 mg de metoprolol e 5 mg de bisoprolol seriam eficazes na redução da morbimortalidade da IC, não sendo demonstradas diferenças significativas em relação ao placebo. Quando as doses foram dobradas, nos estudos MERIT-HF (200 mg de metoprolol) e CIBIS-II (10 mg de bisoprolol), constatou-se re-

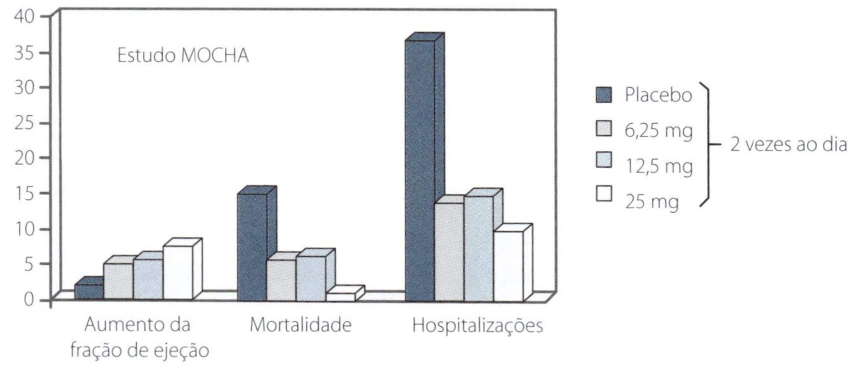

Figura 3 Benefícios clínicos sobre a remodelação ventricular – a importância da dose.
Fonte: adaptado de Clin Cardiol. 1998;21:3-13.

dução altamente significativa na morbimortalidade. Assim, a questão da dose é de suma importância para que sejam obtidos os resultados desejados.

Em um estudo brasileiro, o FAST Carvedilol, pode-se verificar que a sobrevida guardou uma forte relação com a dose prescrita do betabloqueador, sendo muito pequena a mortalidade entre os pacientes que receberam prescrição de 25 mg, 2 vezes ao dia, e muito alta naqueles que permaneceram recebendo 3,125 mg, 2 vezes ao dia (Figura 4).

Apesar de o receio que muitos ainda têm de prescrever os betabloqueadores, a tolerabilidade é geralmente muito boa, já que a maioria dos pacientes tolera a titulação sem importantes manifestações clínicas. Quando se analisam os grandes estudos, pode-se documentar essa boa tolerabilidade, uma vez que mais de 80% dos pacientes foi medicado com as doses-alvo preconizadas e a incidência de efeitos colaterais foi baixa.

Não se detectam em estudos diferenças no início do tratamento, na mortalidade ou na necessidade de hospitalização entre os pacientes que recebem o betabloqueador comparados com os que receberam placebo, documentando que a droga não provoca piora clínica dos pacientes na fase de titulação. A partir do segundo mês, as curvas de eventos passam a se separar, documentando a redução da morbidade e da mortalidade com o uso da droga.

OS RESULTADOS SÃO IGUAIS COM TODOS OS BETABLOQUEADORES?

O resultado do estudo BEST, com o bucindolol, um betabloqueador não seletivo, foi um dos primeiros a sugerir que os efeitos dos betabloqueadores podem não ser um efeito de classe. O estudo BEST examinou o efeito do bucindolol em pacientes com IC em classe funcional III/IV, tendo

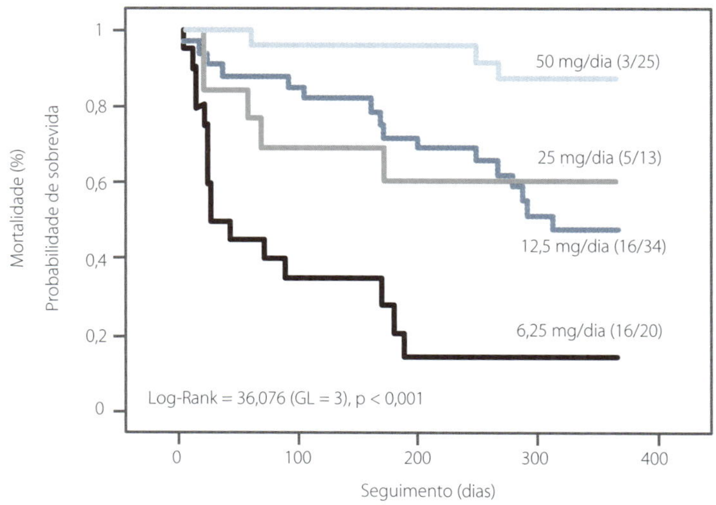

Figura 4 Mortalidade no primeiro ano de seguimento.
Fonte: adaptado de Eur J Heart Fail, 2003.

sido suspenso precocemente, por não demonstrar benefício nesse grupo de pacientes. Esse resultado foi o oposto do observado nos estudos MERIT-HF e COPERNICUS. Essa resposta diferente não tem explicação contundente, podendo ser decorrente de diferenças na constituição da casuística, pois no estudo BEST houve propositadamente maior inclusão de pacientes afro-americanos, nos quais a análise de subgrupos mostrou ser a droga menos efetiva. No entanto, também pode representar resultado de efeito menos intenso do bucindolol, uma vez que não bloqueia os alfarreceptores, não tem efeito antioxidante e tem atividade simpaticomimética intrínseca discutível.

Na era da medicina baseada em evidências, quatro betabloqueadores tiveram o benefício documentado, o metoprolol, o carvedilol, o bisoprolol e o nebivolol. É recomendável escolher sempre uma dessas drogas, pois foram estas que tiveram o benefício comprovado e as outras não foram ainda suficientemente testadas.

Os betabloqueadores também diferem quanto às propriedades, os beta-1 seletivos promovem menos eventos adversos pulmonares (broncoespasmo) e devem ser escolhidos para o tratamento de pacientes com doença pulmonar obstrutiva crônica (DPOC) ou asma. Isso ficou claro no estudo CIBIS-ELD, pacientes com mais de 65 anos que não usavam ou usavam doses baixas de betabloqueador foram randomizados para titulação de bisoprolol ou carvedilol. A dose-alvo foi atingida nos 2 grupos em proporções iguais, mas o carvedilol concorreu para mais eventos pulmonares e com diminuição do volume expiratório final no 1º segundo. Por outro lado, os beta-1 seletivos são mais bradicardizantes do que o carvedilol. Por ter efeito vasodilatador, o carvedilol promove mais hipotensão que os beta-1 seletivos. Em pacientes que apresentam hipotensão com o carvedilol, a troca por bisoprolol ou succinato de metoprolol pode permitir um betabloqueio mais intenso, com doses mais elevadas, sem o aparecimento de hipotensão.

O principal estudo com nebivolol, o SENIORS avaliou tanto com fração de ejeção reduzida como preservada em pacientes com mais de 70 anos e o resultado da amostra global não demonstrou significância na redução da mortalidade, mas uma análise *post hoc*, separando pacientes com fator de ejeção do ventrículo esquerdo (FEVE) ≤ 35% e idade < 75 anos conseguiu demonstrar redução de mortalidade semelhante aos estudos com outros betabloqueadores.

A GENÉTICA E A RESPOSTA AOS BETABLOQUEADORES

A resposta aos betabloqueadores não é homogênea e certos pacientes parecem responder com menor eficiência ou não responder à droga. Essa resposta diferente pode estar relacionada à gravidade da doença e ao grau do comprometimento cardíaco, mas pode também estar relacionada a diferentes respostas geneticamente determinadas.

Metra et al. destacam que, na IC, em razão do fenômeno de *downregulation* dos receptores beta-1, os receptores beta-2 podem representar cerca de 40% dos receptores beta-adrenérgicos e que a função pode ser influenciada pelo polimorfismo genético. Descreveu que uma das mutações encontradas frequentemente é a substituição do Gln por Glu na posição 27 e que os homozigotos Gln 27 apresentam maior função e sensibilidade dos receptores beta-2-adrenérgicos. Estudou a resposta ao carvedilol (50 mg/dia) e ao metoprolol (100 mg/dia) em 106 pacientes com IC.

Na análise da prevalência do padrão genético, encontrou-se um padrão homozigoto Glu 27 em 18% dos pacientes, o padrão heterozigoto em 31 e 50% o padrão homozigoto Gln 27. Constatou-se que os pacientes homozigotos Glu 27 apresentaram, antes do tratamento, índice cardíaco maior do que os outros dois grupos, bem como menor resistência periférica.

Após o tratamento com betabloqueador, os pacientes homozigotos Glu 27 apresentaram melhor resposta clínica. A evolução clínica dos pacientes homozigotos Gln 27 (menor sensibilidade dos receptores beta-2) teve a tendência a ser pior do que a observada nos pacientes com outros perfis genéticos.

Esses dados sugerem que o polimorfismo do gene Glu 27, que está relacionado com maior sensibilidade dos receptores beta-2, esteve associado com menor queda da função ventricular antes do tratamento com betabloqueador e com melhor resposta clínica após sua prescrição.

Esses achados podem ser a explicação para alguns pacientes não responderem ao tratamento como o esperado, mesmo prescrito de maneira correta, já que a diferente sensibilidade dos receptores, de acordo com o padrão genético, pode influenciar a resposta clínica.

BETABLOQUEADORES NA DESCOMPENSAÇÃO DA INSUFICIÊNCIA CARDÍACA

Este é outro ponto importante que merece particular consideração. Muitos médicos suspendem imediatamente o uso dos betabloqueadores assim que suspeitam que o paciente esteja descompensando e essa conduta não é a mais apropriada, podendo ser até mesmo perigosa. Há muito se aprendeu que não se deve suspender repentinamente os betabloqueadores, pois a liberação de catecolaminas anteriormente bloqueadas pode provocar taquicardia e angina. Em pacientes com IC, a suspensão repentina pode provocar arritmias e piora do quadro. Para os pacientes tratados cronicamente com betabloqueadores, a orientação é que se reduza a dose pela metade, evitando-se assim um desbloqueio muito rápido. Dessa forma, o

SAVIC, que aborda pacientes com IC aguda, orienta o processo mnemônico ABCDEFGH, e incialmente garantir o betabloqueador nos pacientes descompensados.

Uma análise retrospectiva do estudo OPTIME-CHF parece demonstrar essa ocorrência. Quando se analisou a mortalidade quanto à prescrição dos betabloqueadores e o uso de milrinona, pôde-se observar que foi menor entre os pacientes que estavam tomando os betabloqueadores e nos quais a droga foi mantida. Ela foi intermediária entre os pacientes que não estavam recebendo betabloqueadores quando descompensaram e foi expressivamente maior entre aqueles nos quais os betabloqueadores foram suspensos. Esses resultados são a primeira documentação de que a suspensão abrupta dos betabloqueadores pode ser deletéria mesmo para os pacientes com IC.

Na literatura, crescem os artigos que documentam que a não suspensão dos betabloqueadores na descompensação cardíaca é acompanhada de melhor evolução.

Orso et al., no registro italiano, documentaram que o não uso de betabloqueador ou a suspensão na internação foi associado ao aumento da mortalidade, confirmada pela análise multivariada (Figura 5). Identificaram que os pacientes que internaram sem betabloqueador e não o receberam na hospitalização apresentaram risco de morte de 3,28 vezes maior do que o grupo que já estava em uso do betabloqueador e teve este mantido. Observaram também que, naqueles que estavam em uso do betabloqueador e tiveram o uso suspenso na internação, ocorreu aumento de 4,2 vezes no risco de morte.

Fonarow et al., no Programa OPTIMIZE-HF, identificaram que 56,9% dos pacientes estavam em uso de betabloqueador ao descompensar e que foi suspenso em somente 3,3% dos casos. Na alta, 26,6% passaram a receber o medicamento. Constataram que manter o betabloqueador foi algo que esteve associado à redução do risco de morte de 40% em relação aos sem betabloqueador. Em contraste, a suspensão do betabloqueador foi associada com aumento do risco de morte de 2,3 vezes em relação aos que continuaram com a medicação.

Jondeau et al. publicaram o estudo B-CONVINCED. Analisaram prospectivamente 147 pacientes que foram internados com IC descompensada, fração de ejeção < 40%, previamente em uso de betabloqueador. Os pacientes foram divididos em 2 grupos, conforme a manutenção da dose do betabloqueador na internação ou não. Após 3 dias de evolução, não houve diferença entre os grupos quanto à compensação da IC. Mais importante, não houve diferença nos níveis de BNP, re-hospitalização e mortalidade em 3 meses. Os pacientes do B-CONVINCED que mantiveram o betabloqueador durante a descompensação estavam em uso de doses superiores da medicação 3 meses após a alta hospitalar (90 *vs.* 76%).

Esses resultados dão substrato para que não se suspenda rotineiramente o betabloqueador quando o paciente descompensa. É importante ressaltar que nesses estudos a maioria dos pacientes não apresentava sinais de baixo débito e provavelmente não recebeu inotrópicos para a compensação. Ainda, houve melhora na sobrevida em médio e longo prazos, e não durante a internação. Porém, o paciente que recebe alta hospitalar em uso de dose mais alta de betabloqueador também se beneficiará em médio e longo prazos.

No Brasil, Lima et al. ampliam essa indicação, mostrando que também pacientes descompensados com si-

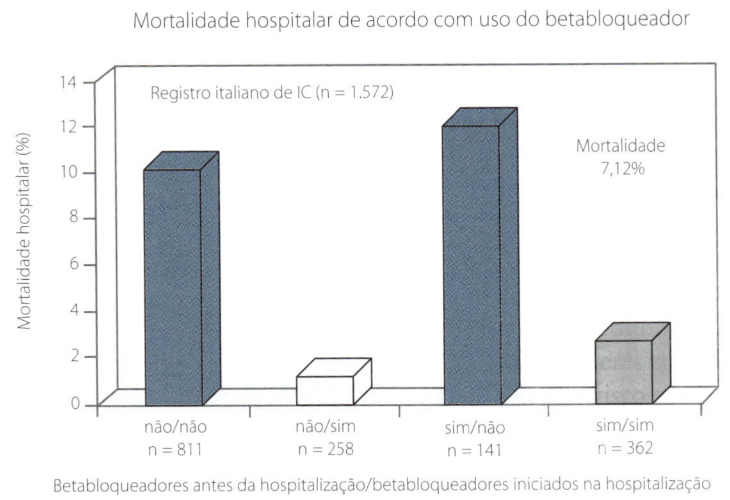

Figura 5 Insuficiência cardíaca – papel dos betabloqueadores.
Fonte: adaptada de Orso et al., 2009.

nais de baixo débito que necessitam de tratamento com inotrópicos é possível manter o betabloqueador, sendo que esta conduta não foi acompanhada de maior dificuldade na compensação. Aliás, os dados sugerem que os pacientes responderam bem à conduta, necessitando de menor tempo de inotrópico e internação para a compensação.

Não suspender o betabloqueador facilita a otimização do tratamento no momento da alta. Considerando que muitos médicos continuam com receio de prescrevê-lo, especialmente para pacientes que descompensaram e necessitaram de suporte inotrópico para compensação e quando o prescrevem o fazem com dose baixa, dar alta com o tratamento otimizado é fundamental para que o paciente possa ter o benefício desse tipo de tratamento.

Na literatura, há vários trabalhos mostrando que iniciar o betabloqueador durante a internação aumenta a taxa de prescrição, aumento este acompanhado de melhor evolução. O estudo IMPACT comprovou que a conduta de iniciar o betabloqueador na internação foi associada de redução de mortalidade.

Na mesma linha de pesquisa, Fowler et al. identificaram que ainda é grande o número de pacientes que não está recebendo betabloqueador em dose correta, 55% estão sendo tratados com dose inferior a 25 mg, duas vezes ao dia, e 9% tiveram a medicação descontinuada. Constataram que cerca de 30% dos pacientes não receberam prescrição de betabloqueador no seguimento e a não prescrição teve como a principal causa o não início após a hospitalização. Esses dados chamam a atenção para a importância de se iniciar o tratamento com betabloqueador durante a hospitalização.

CONCLUSÃO

Atualmente, os betabloqueadores são a medicação mais importante no tratamento da IC, seja na fase inicial oligossintomática ou na fase avançada. Reconhecer o mecanismo de ação, as propriedades individuais e como prescrevê-los é de fundamental importância para o prognóstico de pacientes com IC. Dentre as medicações prescritas, é a que tem maior impacto na morbimortalidade e por isso o *SAVIC Consultório* dá o destaque necessário à discussão desta droga no tratamento da IC.

QUESTÕES DE REVISÃO

1. Terezinha, 55 anos, portadora de cardiomiopatia hipertensiva com FEVE 33%, está em classe funcional II atualmente, mas apresentou uma descompensação importante há 2 meses. No momento em uso de enalapril 20 mg 2 vezes ao dia; espironolactona 25 mg, 1 vez ao dia; carvedilol 25 mg, 2 vezes ao dia; e furosemida 20 mg, 1 vez ao dia. Ao exame físico apresentou PA = 140 × 60; FC = 85 bpm, sem sinais de congestão ou alteração na ausculta cardíaca. Assinale a melhor conduta:
   a) Aumentar furosemida (40 mg, 2 vezes ao dia) e tentar aumentar para dose-alvo de carvedilol (50 mg, 2 vezes ao dia).
   b) Suspender carvedilol e aumentar furosemida (20 mg, 2 vezes ao dia).
   c) Trocar enalapril (20 mg, 2 vezes ao dia) por ramipril (10 mg, 1 vez ao dia).
   d) Trocar carvedilol (25 mg, 2 vezes ao dia) por bisoprolol (10 mg, 1 vez ao dia) e associar ivabradina se a FC não ficar < 70 bpm.
   e) Manter carvedilol e associar hidralazina (25 mg, 3 vezes ao dia) e isossorbida (20 mg, 3 vezes ao dia).

2. Qual dos betabloqueadores não deve ser utilizado para paciente com IC com fração de ejeção reduzida?
   a) Bisoprolol.
   b) Carvedilol.
   c) Atenolol.
   d) Metoprolol (succinato).
   e) Nebivolol.

RESPOSTAS

Questão 1

Resposta: D

Comentário: a paciente apresenta todas os medicamentos em dose-alvo. O que limita a otimização é a FC. Uma opção seria trocar o carvedilol (betabloqueador não seletivo dos receptores alfa-1, beta-1 e beta-2-adrenérgico) para o bisoprolol (betabloqueador B1 seletivo e mais incisivo na FC), que pode ajudar a reduzir mais a FC. Associar ivabradina também com intuito de atingir a FC < 70 bpm é uma boa estratégia para melhorar a morbidade desta paciente.

Questão 2

Resposta: C

Comentário: o atenolol não mostrou redução de mortalidade no paciente com disfunção ventricular, portanto, não deve ser prescrito para esse grupo de pacientes.

CONTROLE DAS DOENÇAS ASSOCIADAS: ANEMIA, DOENÇA PULMONAR OBSTRUTIVA CRÔNICA, DEPRESSÃO E INSUFICIÊNCIA RENAL

9

FUNDAMENTOS

Com o envelhecimento da população, cada vez mais se observa que a maioria dos pacientes com IC raramente apresenta a síndrome isolada, exibindo também outras doenças. A presença de comorbidades piora o prognóstico, evoluindo com maiores morbidade e mortalidade e estas, muitas vezes, dificultam o tratamento. Os pacientes com depressão não aderem ao tratamento, nos com doença pulmonar obstrutiva crônica (DPOC) pode haver dificuldade em prescrever os betabloqueadores e nos com insuficiência renal (IR), deve ser reavaliada a prescrição de inibidores da enzima conversora da angiotensina (IECA), bloqueadores de receptor de angiotensina (BRA) ou inibidores da neprilisina e dos receptores da angiotensina (INRA) e espironolactona.

OBJETIVOS DIDÁTICOS

Analisar o paciente como um todo e avaliar a associação de outras doenças à insuficiência cardíaca (IC). Nesse passo da etapa de intervenção (I), o médico aprenderá como proceder quando houver presença das principais comorbidades e tratá-las procurando melhorar a evolução desses pacientes.

INTRODUÇÃO

Muitos pacientes com IC apresentam manifestações associadas, que acentuam as manifestações clínicas e pioram o prognóstico. Algumas delas não são relacionadas à IC (DPOC), mas outras podem ter fisiopatologia comum, uma podendo agravar a outra (anemia, depressão e IR). A evolução dos pacientes com IC e comorbidades é sempre pior do que a daqueles com a IC isolada. Pacientes com IC e DOPC, IC e anemia, IC e depressão e IC e IR têm evolução mais tormentosa do que os que não as apresentam. Nos últimos anos crescem as evidências de que a deficiência de ferro é causa frequente e importante de acentuação dos sintomas da IC. Muitas dessas comorbidades melhoram com o tratamento da IC, pois a melhora do débito cardíaco reduz os fatores envolvidos na gênese e também o tratamento dessas comorbidades melhoram a evolução ao reduzirem fatores agravantes da IC.

ANEMIA

A anemia vem sendo descrita como uma comorbidade frequente nos pacientes com IC e a presença piora a evolução dos portadores. A anemia, há muito tempo, é reconhecida como fator causal ou desencadeante da IC e deve sempre ser investigada nos casos de IC, pois, quando acentuada, a correção leva à compensação. No passado, apenas valores de hemoglobina (Hb) < 9 mg/dL eram valorizados, mas, atualmente, sabe-se que qualquer grau de anemia pode piorar a evolução do portador de IC. Reduções mesmo discretas da hemoglobina de 1 ou 2 g/dL (Hb sérica de 11 a 12 g/dL) já estão associadas à acentuação das manifestações clínicas, ao aumento das taxas de hospitalizações e da mortalidade.

As causas de anemia parecem variar conforme a população estudada, mas deficiência nutricional (ferro), presença de IR e a intensa atividade inflamatória sistêmica, achados usuais na IC, participam em diferentes intensidades na gênese da anemia (Figura 1).

Não se sabe se a anemia é simplesmente um marcador de doença com manifestações mais acentuadas, de forma que o tratamento da IC por si já levaria à melhora ou

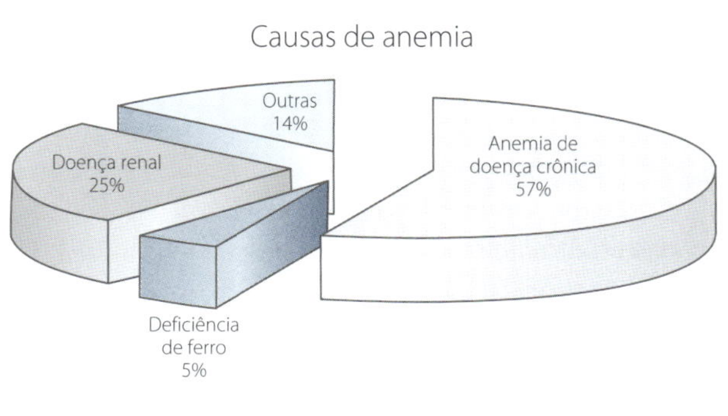

Figura 1 Causas de anemia em pacientes com insuficiência cardíaca.
Fonte: adaptado de Opasich et al., 2005.

ao desaparecimento da anemia ou se ela é causa independente de alterações que intensificam a IC e o tratamento melhoraria a evolução dos portadores da IC.

Fisiopatologia

A anemia pode ser a causa da IC, mas frequentemente ocorre como consequência. A fisiopatologia nos pacientes com IC é complexa. Os mecanismos envolvidos em sua gênese são a deficiência da produção de eritropoetina, resistência à eritropoetina, hemodiluição e deficiência de ferro.

A anemia pode agravar a evolução da IC congestiva por meio de vários mecanismos. A anemia causa isquemia tissular por todo o corpo, levando à vasodilatação periférica e à diminuição da pressão arterial sistêmica. O sistema simpático é ativado, causando taquicardia reflexa e vasoconstrição generalizada, o que gera redução do fluxo sanguíneo renal, ativando o sistema renina-angiotensina-aldosterona e o hormônio antidiurético (ADH) e consequente vasoconstrição com retenção de sal e água, ocasionando aumento do volume plasmático. A sobrecarga volumétrica causa dilatação ventricular, acrescentando um novo estresse a um coração já comprometido. Essas alterações levam à hipertrofia ventricular esquerda e para a morte celular por necrose e apoptose, piorando a IC.

Outro mecanismo importante na gênese da anemia é a disfunção renal que a IC pode promover. A IR é observada em mais de 50% dos pacientes com IC em CF IV, em razão da vasoconstrição prolongada e de isquemia renal. A IR reduz a produção de eritropoietina pelos rins, mecanismo que promove acentuação da anemia. Essa associação de IC, IR e anemia foi denominada síndrome cardiorrenal.

A eritropoietina, por si só, tem um efeito direto sobre o músculo cardíaco e na contratilidade, portanto a falta pode piorar a função cardíaca. A piora da IC promove aumento dos níveis das citocinas, como o TNF-alfa e a interleucina-6, que estimulam a liberação de hepcidina, fator que pode levar ao aumento da anemia, por diminuir a absorção de ferro pelo intestino delgado, reduzir a produção de eritropoietina pelos rins, interferir na atividade da eritropoietina na medula óssea e inibir a reabsorção de ferro pelo sistema retículo endotelial, diminuindo a produção de Hb. Esse mecanismo é importante, pois, quando exacerbado, dificulta a absorção do ferro oral e torna a reposição oral de ferro menos efetiva.

Assim, na presença de anemia, devem-se considerar as possíveis causas: deficiência de ferro, ácido fólico e vitamina B12 por má absorção; alteração do metabolismo de ferro; associação de doença renal crônica ou modificações da síntese e do metabolismo de eritropoetina e atividade inflamatória aumentada (anemia de doença crônica).

Deficiência de ferro sem anemia

Importante ressaltar que muitos pacientes com IC têm deficiência de ferro sem anemia e que estes pacientes apresentam sintomas mais acentuados e são mais hospitalizados do que os sem deficiência do ferro. Sempre se valoriza muito a anemia, que é clinicamente diagnosticada, mas dados recentes passaram a chamar a atenção para a deficiência de ferro como fator associado ao pior prognóstico na IC e deficiência de ferro ocorre em muitos pacientes sem anemia. Anemia e deficiência de ferro com frequência coexistem nos pacientes com IC, sendo que cerca de 60% deles sem anemia têm deficiência de ferro.

Não há certeza se a anemia e a deficiência de ferro são responsáveis pelo agravamento dos quadros de IC ou simples marcadores de gravidade da doença. Parte desta dúvida decorre da não observação de melhora importante dos pacientes com o tratamento da anemia com ferro oral, eritropoietina e mesmo transfusão de sangue. Estudos mais recentes, no entanto, vêm mostrando que corrigir a deficiência de ferro promove melhora na qualidade de vida (melhora da performance física) e redução nas hospitalizações por IC.

O diagnóstico de deficiência de ferro é feito com a dosagem de ferritina, que permite avaliar a quantidade de ferro que os indivíduos possuem (depósito) e pela saturação de transferrina que mostra a quantidade de ferro que o indivíduo tem para as necessidades habituais (hematopoiese).

Diagnóstico

A Organização Mundial da Saúde (OMS) define a anemia com diferentes valores para homens e mulheres (concentração de Hb < 12 g/dL para mulheres e < 13 g/dL para homens).

A anemia é identificada no hemograma completo, que também mostra alguns dados que permitem sugerir a causa. A anemia ferropriva é a causa mais comum de anemia microcítica, que, no entanto, pode também ocorrer em casos de talassemia e anemia de doença crônica. A anemia normocrônica/normocítica é comum nas doenças crônicas e a macrocítica na deficiência de vitamina B12. Complementa a investigação da anemia a dosagem de ferro sérico, saturação da transferrina e a ferritina sérica (Figura 2). O ácido fólico e a vitamina B12 também devem ser dosados. Pela frequente associação entre a anemia e a IR, a dosagem de ureia e creatinina não devem ser esquecidas.

Quando se avalia a deficiência de ferro, há dois tipos de deficiência, a absoluta e a funcional. Na absoluta, os níveis de ferro são baixos e os depósitos também. Na funcional, o ferro disponível é baixo, mas os depósitos têm ferro que fica indisponível por estarem bloqueados para o uso pelos níveis elevados de hepcidina.

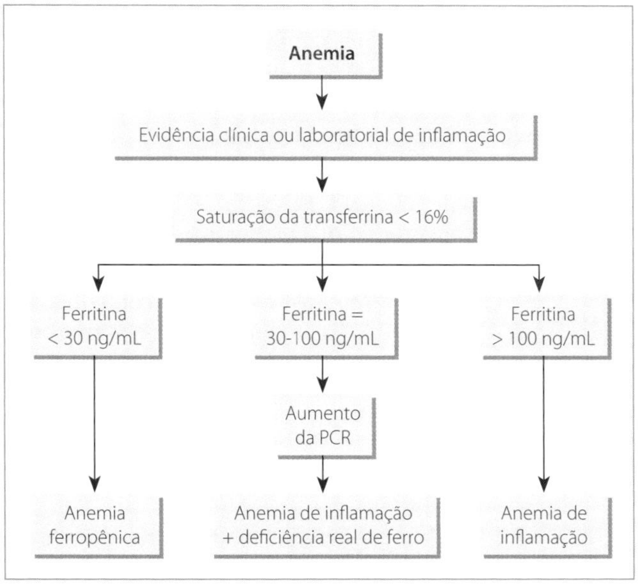

Figura 2 Diagnóstico diferencial da anemia.
PCR: reação em cadeia da polimerase.
Fonte: adaptado de Weiss e Goodnough, 2005.

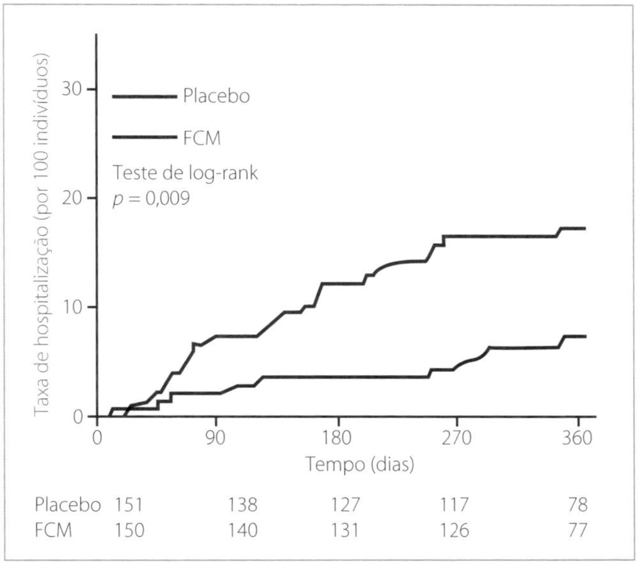

Figura 3 A reposição de ferro com carboximaltose férrica reduziu as hospitalizações por IC.

Deficiência absoluta é diagnosticada quanto há nível de ferritina inferior a 100 ng/mL e a funcional quando a ferritina tem nível entre 100 e 300 ng/mL e a saturação de transferrina é inferior a 20%.

Tratamento

Não há definição de qual deve ser o nível-alvo da Hb que se deve tentar alcançar. Muitos autores têm proposto que se procure alcançar níveis em torno de 11 g/dL. Vale ressaltar que essa proposta não foi validada em grandes ensaios clínicos. A transfusão de sangue é raramente indicada, a não ser para aqueles com níveis críticos de anemia (Hb < 8 g/dL).

O tratamento da anemia deve ser individualizado, procurando-se sempre identificar a possível causa. Deve ser sempre solicitada uma dosagem de ferro sérico, de ferritina e do nível de saturação de transferrina. Em alguns casos selecionados, será preciso também dosar ácido fólico e vitamina B12. A administração de ferro deve ser iniciada quando se documenta que os níveis de depósito de ferro estão reduzidos.

Tratamento com ferro por via oral

Para o tratamento da anemia e deficiência de ferro, pela facilidade, sempre se prescreve ferro oral, mas os resultados com esta prescrição não são homogêneos e muitos pacientes não tomam ou mesmo toleram a quantidade necessária para a reversão completa do quadro. O estudo randomizado IRON-OUT bem documentou esta falta de resposta com administração oral, pois os pacientes tratados com o ferro oral não apresentaram melhora na capacidade de exercício, permanecendo sintomáticos. O organismo tem mecanismos de proteção que impedem que a reabsorção de ferro pelos intestinos seja grande (no máximo 2 a 5 g/dia), pois se o ferro é útil para atividades do organismo, quantidade elevada de ferro livre circulante são associadas a eventos adversos.

A dose terapêutica de ferro elementar recomendada para o tratamento da anemia ferropriva é de 3 a 5 mg/dia por período necessário para normalizar os valores da Hb, em geral de 2 a 6 meses ou até que se obtenha nível de ferritina de 30 ng/mL. Doses superiores a 200 mg não são recomendadas, pois a mucosa intestinal atua como barreira, impedindo a absorção do ferro.

Tratamento com ferro por via parenteral

A reposição com ferro via oral é eficaz na maioria dos pacientes com anemia ferropriva, no entanto, em algumas situações, a terapia por via oral é insuficiente para normalizar os níveis de Hb ou para restabelecer os depósitos normais de ferro e, nessa circunstância, a via parenteral é uma alternativa eficaz, efetiva e segura, e deve ser considerada.

As principais indicações do tratamento da anemia ferropriva com ferro via parenteral são: intolerância ao ferro por via oral pela ocorrência de eventos adversos; resposta insatisfatória com o ferro oral; situações de hemorragia recorrente nas quais a quantidade de ferro absorvida por via oral não é suficiente para atender à demanda proveniente da perda excessiva secundária ao sangramento; anemia moderada a intensa quando há necessidade de rápida recuperação dos níveis de Hb e dos depósitos de ferro; em pacientes com doença renal crônica não dialítica com ferritina sérica < 100 ng/mL a fim de assegurar e otimizar a resposta à administração da eritropoietina.

O ferro endovenoso (EV) deve ser administrado individualmente, conforme a necessidade total, levando-se em conta três fatores:

1. Grau de deficiência de ferro.
2. Peso do paciente em kg.
3. Reservas necessárias de ferro.

Pode-se encontrar a dose total (em mL), utilizando-se a seguinte fórmula:

N (mL) = (peso em kg × Dhb × 2,4) + reserva necessária de ferro (500 mg)/20:

$$N\ (mL) = \frac{(P\ (kg) \times Dhb \times 2{,}4) + 500\ mg}{20}$$

em que N = quantidade de ferro em mL a ser administrada endovenosamente e Dhb = diferença de Hb desejada e a encontrada.

Quando prescrever ferro por via endovenosa?

Presença de anemia + deficiência de ferro + taxa de filtração glomerular < 60 mL/m (hb < 12 g/dL) ferritina < 100 ng/mL e saturação de transferrina < 20%.

Esquema de reposição de ferro

Nos casos em que os níveis de ferro estiverem dentro dos níveis normais, devem ser consideradas as outras causas de anemia, como a anemia de doença crônica e a secundária à IR. Essas duas hipóteses estão frequentemente associadas. Nesses pacientes, em geral há déficit na produção de eritropoetina e, para o tratamento da anemia, será necessária a reposição. Vários autores, dentre eles Silverberg, vêm demonstrando que com a prescrição de eritropoetina e, com frequência, concomitante reposição de ferro, controla-se a anemia e os pacientes passam a evoluir melhor, com melhor qualidade de vida e redução nas hospitalizações.

Para a correção da deficiência de ferro o melhor resultado é obtido com ferro endovenoso. Podem ser empregados 2 sais, o sacarato férrico e a carboximaltose férrica. Eles diferem na forma de administração pela tolerabilidade e efeitos colaterais. O sacarato férrico (Noripurum) deve ser prescrito na dosagem de 100 a 200 mg por aplicação 3 vezes por semana diluído em soro fisiológico e administrado em 30 a 60 minutos para se evitar eventos colaterais.

Vale lembrar que para corrigir a deficiência de ferro serão necessárias doses de 1.000 a 1.500 mg de ferro e que com o sacarato férrico serão necessários de 2 a 3 semanas de tratamento com múltiplas aplicações semanais.

A outra opção é a carboximaltose férrica, que pode ser administrada na dosagem de 1.000 mg por aplicação. Quer lentamente na veia ou diluída em 250 mg de soro fisiológico correndo em 15 minutos, podendo ser repetida na semana subsequente. O tratamento com a carboximaltose férrica é mais fácil, menos estressante e, considerando as múltiplas aplicações necessárias com o sacarato férrico, o tratamento com a carboximaltose é farmacoeconômico.

Deficiência de ferro (ferritina < 100 e saturação da transferrina < 20 %) ≥ ferro EV (uma ampola de ferro por semana durante 10 semanas ou 2 ampolas a cada 2 semanas, durante 5 semanas). Avaliar a Hb mensalmente e o índice de ferro, a cada 3 meses.

Deficiência de ferro (sem anemia)

Os estudos documentaram que a reposição de ferro em pacientes com deficiência de ferro, a maioria sem anemia, melhorou a capacidade de realizar exercício melhorando o consumo de O_2 e a qualidade de vida (avaliada pelo questionário). O estudo CONFIRM-HF ao lado da melhora na performance física e da qualidade de vida documentou também redução na taxa de hospitalizações de pacientes com IC.

Estes achados e o resultado de uma metanálise englobando esses e outros estudos com reposição de ferro endovenosos alertam para a necessidade de pesquisar deficiência de ferro nos pacientes com IC, pois a reposição de ferro melhora o prognóstico e a qualidade de vida. Não somente nos pacientes com anemia esta pesquisa é importante, mas também nos pacientes com IC, pois a deficiência de ferro vem se mostrando frequente e associada à acentuação de sintomas e à redução na qualidade de vida.

Uso de eritropoietina

A eritropoetina é um fator de crescimento glicoproteico, produzido pelos rins com o intuito de regular a produção de glóbulos vermelhos. É utilizada em pacientes anêmicos com IR crônica em tratamento dialítico e pré-dialítico. Esse hormônio está sendo utilizado em alguns estudos com pacientes com IC avançada, classes funcionais III e IV associada com nível de Hb < 12 g/dL. Essa prática tem mostrado melhora da função cardíaca, da fração de ejeção e redução das hospitalizações.

Como usar

Sem deficiência de ferro (100 < ferritina < 500 e 20 < saturação de transferrina < 40) ou sobrecarga de ferro (ferritina > 500 e saturação de transferrina > 40). Aplicar eritropoietina subcutamente (SC) toda semana e avaliar a Hb mensalmente e o índice de ferro a cada 3 meses.

A dose indicada de eritropoetina é de 80 U/kg de peso em 1 ou 2 tomadas semanais (ampolas de 2.000 e 4.000 unidades) (Figura 4). Se empregada a betaepoietina, a administração poderá ser mensal. Na Tabela 1 estão os nomes comerciais, a apresentação e as doses das eritropoietinas disponíveis.

As diretrizes brasileiras de IC crônica consideram a reposição de ferro oral ou venoso para correção de anemia ferropriva (Hb < 12 g/dL) como classe I de recomendação e nível de evidência C; a administração de eritropoietina e de ferro venoso para correção de anemia (Hb < 12 g/dL) em pacientes com IR crônica e IC como classe de recomendação I e nível de evidência B; já as transfusões de sangue em pacientes anêmicos (Hb < 9 g/dL) com cardiomiopatia isquêmica ou pacientes anêmicos com cardiomiopatia dilatada de etiologia não isquêmica como classe de recomendação IIa e nível de evidência C.

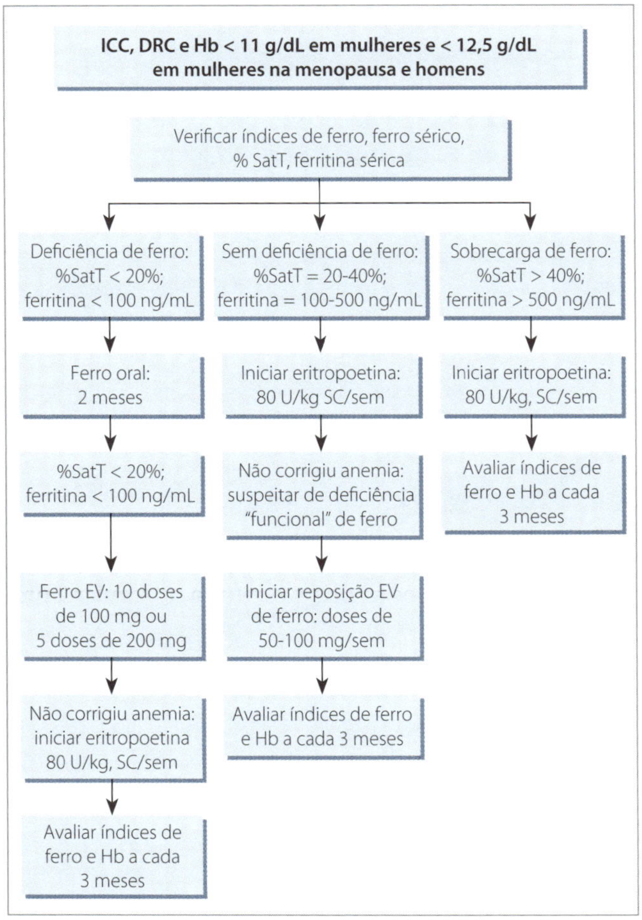

Figura 4 Algoritmo de correção da anemia na síndrome de anemia cardiorenal.

Tabela 1 Nomes comerciais, apresentação e doses das eritropoetinas disponíveis

Tipo de eritropoetina e nomes comerciais	Apresentação	Dose inicial
Eritropoetina alfa, eprex, eritromax, alfaepoetina, Hemax-Eritron	1.000, 2.000, 3.000, 4.000, 10.000 e 40.000 UI	SC ou EV: 50 UI/kg, 3 vezes por semana
Eritropoetina beta, Reconorm	10.000 e 30.000 UI	SC: 20 UI/kg, 3 vezes por semana EV: 40 UI/kg, 3 vezes por semana
Eritropoetina betametoxipolietilenoglicol Mircera	50, 75, 100 e 200 mcg	SC ou EV: 0,6 mcg/kg, a cada 2 semanas

SC: subcutânea; EV: endovenosa.

Considerações finais

De maneira geral, pode-se concluir que a presença de anemia e a deficiência de ferro vem sendo negligenciada como fator modificável da evolução dos pacientes com IC, pois pode-se observar que ela não vem sendo sistematicamente tratada. É possível que a falta de grandes estudos que documentem que o tratamento da anemia e da deficiência de ferro reduz a morbimortalidade dos pacientes com IC e anemia esteja contribuindo para essa conduta e destaca a importância de que sejam realizados estudos. Persistem dúvidas sobre o valor da reposição de ferro, sobre a segurança do tratamento com a eritropoietina e se a combinação de ambos seria sempre necessária para o melhor controle da anemia.

De qualquer forma, a anemia deveria ser mais investigada e valorizada e, com base nos dados até agora publicados, tratada de maneira mais efetiva, pois, com o controle, descreve-se melhora na evolução dos pacientes.

DOENÇA PULMONAR OBSTRUTIVA CRÔNICA (DPOC)

A DPOC é a quarta causa de morte nos Estados Unidos. A incidência e a taxa de morbimortalidade são muito variadas pelo mundo e estão aumentando. A grande variação das taxas é decorrente dos diferentes graus de exposição aos fatores de risco para a doença e ao diferente grau de suscetibilidade individual.

Embora haja inúmeras causas para a DPOC, as duas causas mais comuns são o enfisema pulmonar e a bronquite crônica.

O cigarro é o maior fator de risco para a doença. Quanto ao hábito de fumar, estima-se que 15% dos fumantes de um maço de cigarro ao dia e 25% dos fumantes de dois maços de cigarro ao dia apresentarão a DPOC durante a vida. Outras causas que não devem ser descartadas são a poluição do ar, as doenças ocupacionais e as infecções pulmonares. Os indivíduos homozigóticos para a deficiência de alfa-1-antitripsina desenvolvem enfisema acentuado na terceira ou na quarta década de vida.

Os especialistas definem a DPOC como uma doença obstrutiva do fluxo aéreo irreversível. A DPOC provoca problemas ao coração em decorrência da hipertensão pulmonar que determina, que pode ser acentuada pela hipóxia e pela poliglobulia comuns à doença.

Quando se fala de IC e DPOC, um ponto importante é a dificuldade diagnóstica, uma vez que ambas as síndromes têm manifestações clínicas muito semelhantes: as duas provocam dispneia e muitas vezes se confundem.

É comum que se cite o exemplo do idoso que chega ao pronto-socorro com dispneia e pequeno edema de membros inferiores e nunca se sabe se o paciente está descompensado da DPOC ou da IC. Nesse sentido, para o diagnóstico diferencial, valoriza-se a dosagem dos peptídios natriuréticos (BNP ou ProBNP) que, quando elevados, indicam descompensação cardíaca e, quando normais, afastam descompensação cardíaca e indicam ser a dispneia decorrente da DPOC.

Embora essa possibilidade de associação entre DPOC e IC seja muito forte, ela é negligenciada pelos grandes ensaios clínicos que, ao estudarem a IC, costumam excluir a DPOC, porque de certa forma ela atrapalha o tratamento clássico da IC.

A DPOC é encontrada em 13% da população e a IC, em 20%, segundo os dados do Cardiovascular Health Study. A concomitância das duas síndromes identifica um paciente com pior evolução, com maior taxa de mortalidade, risco de morte maior no hospital e após a alta (Figura 5).

Um ponto sempre abordado no que diz respeito ao tratamento da IC é qual a conduta nos casos que apresentam também DPOC.

O tratamento da IC está bem definido e os pacientes devem receber prescrição dos IECA, betabloqueadores e antagonistas dos receptores mineracorticoides. Persistindo com FC acima de 70 bpm, têm indicação para prescrição de ivabradina. Na presença da DPOC, o tratamento terá que ser reavaliado frente à possível interferência do betabloqueador na função pulmonar. A possibilidade de piorar a função faz com que muitos médicos sequer tentem prescrevê-lo. No entanto, a experiência tem mostrado que a maioria dos pacientes com DPOC tolera os betabloqueadores.

Na hora do tratamento da IC de um paciente com DPOC, é importante lembrar que os betabloqueadores não são uma família de medicamentos homogênea e que eles diferem quanto à ação sobre os receptores adrenérgicos. Entre os quatro betabloqueadores de eficácia comprovada na IC, o carvedilol é um não seletivo que bloqueia os receptores beta-1 e beta-2, podendo, portanto, pelo menos do ponto de vista teórico, promover broncoespasmo pela ação nos receptores beta-2. Na prática clínica e na análise dos estudos em que o carvedilol foi empregado, no entanto, a incidência de piora da função pulmonar não foi frequente, de forma que ele pode ser prescrito para pacientes com DPOC.

Bisoprolol e metoprolol são betabloqueadores cardiosseletivos (beta-1-seletivos) são mais bem tolerados pelos pacientes com DPOC e com asma brônquica. Essa tolerância ficou bem patente no estudo CIBIS-ELD, quando o carvedilol foi comparado ao bisoprolol e pôde-se constatar incidência significativamente menor de eventos pulmonares no grupo tratado com bisoprolol.

O betabloqueador deve ser sempre prescrito aos pacientes com DPOC, pois a evolução daqueles tratados com é significativamente melhor do que os não tratados, como

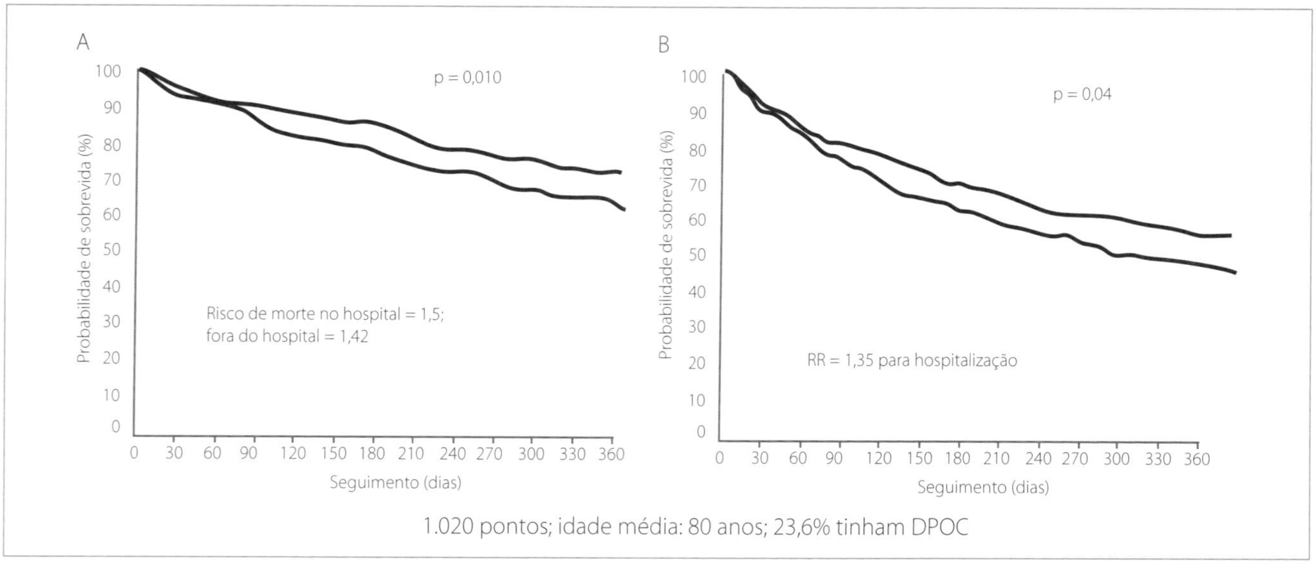

Figura 5 IC – DPOC como fator prognóstico.
DPOC: doença pulmonar obstrutiva crônica.
Fonte: adaptada de Macchia et al., 2007.

demonstrado no estudo VALIANT (Figura 6). Deve-se tentar atingir a dose-alvo; se não for possível, deve-se prescrever a maior dose tolerada.

Quanto aos IECA, em geral são bem tolerados, descrevendo-se, no entanto, incidência maior de tosse do que nos pacientes sem DPOC. Esse achado não deve ser critério para que se prescreva desde o início um BRA, mas, na presença da tosse seca, a troca por um BRA poderá controlar o quadro. Os antagonistas dos receptores mineralocorticoides não interferem na função pulmonar.

Para pacientes intolerantes aos betabloqueadores a prescrição de ivabradina é uma opção para a redução da frequência cardíaca (FC), reconhecida como um importante marcador de mau prognóstico. A ivabradina deve também ser prescrita em adição aos betabloqueadores quando a FC permanecer acima de 70 bpm (ritmo sinusal).

Os antialérgicos, os broncodilatadores e os corticosteroides devem ser prescritos quando indicados. A escolha de um agonista beta-2, um agente anticolinérgico ou sua combinação dependerá da disponibilidade e da resposta individual em termos de melhora dos sintomas e dos efeitos colaterais.

A oxigenoterapia com baixo fluxo de oxigênio pode corrigir a hipoxemia e melhorar a sobrevida dos pacientes com hipóxia.

DEPRESSÃO

A depressão acomete uma em cada oito pessoas na população e caminha rapidamente para se tornar a segunda causa mais comum de incapacitação na população mundial em 2020, posição que já ocupa na faixa etária entre 15 e 44 anos, de acordo com dados da OMS.

A IC é doença de longa duração muito limitante e, portanto, terreno propício para o surgimento de quadros depressivos. A IC pode aumentar o risco de desenvolvimento de síndrome depressiva e vice-versa em consequência de aspectos comuns na etiologia de ambas. Os estudos vêm demonstrando, que em portadores de IC, a frequência de quadros depressivos é maior do que a observada na população em geral.

Apesar dessa alta prevalência, poucos estudos avaliam o tratamento da depressão em pacientes com IC. Não surpreende o fato de que pacientes com depressão e IC recebam em média duas a três visitas médicas a mais do que aqueles com IC sem depressão, assim como também apresentam maior número de internações. A depressão em pacientes ambulatoriais (provavelmente incluindo aqueles com IC) não é diagnosticada em cerca de 30 a 50% dos casos, e somente uma minoria com IC e depressão recebe tratamento antidepressivo. O impacto da depressão na IC em longo prazo no que se refere aos serviços de saúde é enorme.

A prevalência da depressão na IC aumenta com a idade. Os pacientes com IC e depressão apresentam mortalidade duas a três vezes maior do que aqueles sem depressão; a taxa de readmissão hospitalar também é três vezes maior e cerca de um terço dos pacientes continuam com manifestações depressivas no primeiro ano após a alta hospitalar. A depressão associada à IC aumenta os custos de saúde em 25 a 40%. Os quadros depressivos guardam re-

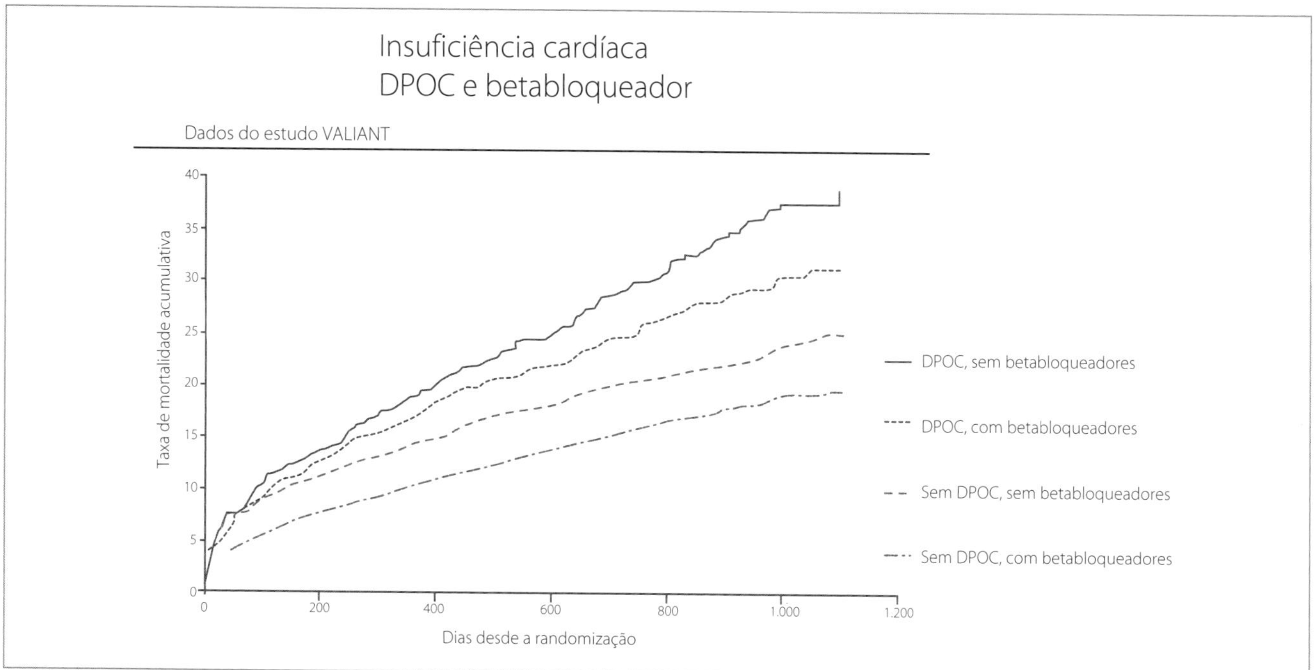

Figura 6 Insuficiência cardíaca – doença pulmonar obstrutiva crônica e betabloqueador.
Fonte: adaptada de Hawkins et al., 2009.

lação com a intensidade da IC, com aumento da incidência e da intensidade proporcionais à classe funcional.

A taxa de depressão praticamente dobra quando se comparam os pacientes em CF I e II com os mais sintomáticos (CF III e IV). A depressão é ainda considerada um fator de risco para o desenvolvimento da IC, especialmente em mulheres, e recentes estudos a colocam como fator para piora da classe funcional. A Tabela 2 apresenta os principais fatores de risco para o desenvolvimento de depressão em pacientes com IC.

Tabela 2 Fatores de risco propostos para o desenvolvimento de depressão na IC

Orgânicos	Não orgânicos
Sexo feminino	Diminuição do amparo emocional familiar
Idosos	Isolamento social, viver sozinho
Abuso de álcool	Dificuldade financeira para cuidados de saúde
Piora do grau da IC	Classe socioeconômica mais baixa

Adesão ao tratamento

O tratamento da IC envolve um regime de medicamentos complicado e importante modificação no estilo de vida. Os estudos vêm demonstrando que os pacientes deprimidos aderem menos ao tratamento. A não aderência à prescrição e às recomendações de mudança de estilo de vida estão associadas a piores resultados, de modo que é possível que a pior evolução observada nos pacientes deprimidos tenha como um dos mecanismos importantes a não adesão às orientações, com os pacientes deprimidos deixando de obter os benefícios do tratamento moderno da IC.

Suporte social

A falta de suporte social vem sendo identificada como outro fator associado com pior evolução e está muito interligada à depressão. A falta do cônjuge, de um acompanhante ou de um cuidador vem sendo identificada como associada a quadros mais frequentes e intensos de depressão. Por outro lado, a presença do suporte social é identificada como fator de baixo risco de depressão.

Avaliação e diagnóstico

Subdiagnóstico

Cerca de metade das síndromes depressivas não são diagnosticadas na prática clínica geral. Uma das razões para o subdiagnóstico (seguido de subtratamento) em pacientes cardíacos pode ser a sintomatologia comum da IC e da depressão, como fadiga, cansaço, perda de apetite e outros sintomas.

Sintomatologia

A manifestação clínica da depressão é bem variada, podendo ser rica em sintomas e sinais. São úteis na caracterização diagnósticas os critérios do CID-10 (Quadro 1) ou DSM-IV. A depressão é caracterizada pela presença de, pelo menos, 1 dos 2 primeiros critérios (humor deprimido e/ou prazer diminuído), chamados critérios maiores.

Os critérios da DSM-IV, classificação dos transtornos metais da Associação Americana de Psiquiatria são:

- Humor deprimido na maior parte do dia.
- Prazer e interesse diminuídos por qualquer atividade, na maior parte do dia.
- Perda ou ganho de peso independentemente da dieta, com diminuição ou aumento significativo do apetite.
- Insônia ou excesso de sono quase todos os dias.
- Agitação ou retardo psicomotor (inquietação ou lentidão).
- Fadiga ou perda de energia quase todos os dias.
- Sentimento de inutilidade, culpa excessiva ou inadequada quase todos os dias.
- Dificuldade de concentração e capacidade diminuída de pensar ou indecisão, quase todos os dias.
- Pensamento de morte recorrente, ideia de suicídio com ou sem plano específico para cometê-lo.

Importância clínica da depressão

Quando se analisa o papel da depressão em relação às manifestações clínicas da IC, observa-se que ela promove aumento da intensidade dos sintomas de IC. Outro fator é a menor adesão do paciente deprimido às recomendações e ao tratamento.

Nos estudos que avaliaram a correlação entre a depressão e a IC, pode-se observar que os níveis mais elevados do escore de depressão estão associados significativamente à diminuição da fração de ejeção e do pico de consumo de oxigênio e a aumento da classe funcional, dados que sinalizam uma relação de causa/efeito entre a IC e a depressão.

Além de acentuar os sintomas da IC e o grau de comprometimento cardíaco, a depressão aumenta a taxa de hospitalizações e a mortalidade em 30 a 60%.

Dessa forma, as alterações fisiopatológicas, ao lado dos aspectos sociais, fazem com que a depressão deva ser pesquisada e tratada nos pacientes com IC.

Tratamento

O tratamento deve contemplar os aspectos sociais e a doença propriamente dita. O apoio social melhora a evolução, fato indiretamente documentado quando se

Quadro 1 Critérios de classificação das alterações depressivas – episódios depressivos de acordo com CID-10

Um episódio depressivo típico leve, moderado ou grave depende do número e da gravidade dos sintomas e o paciente sofre por pelo menos 2 semanas de:
Sintomas principais (2-3)
Piora de humor
Redução da alegria e do interesse
Redução da energia e diminuição da atividade com intensa fraqueza até mesmo com esforços discretos
Sintomas adicionais (2-4)
Redução da capacidade de concentração
Distúrbio do sono
Redução da autoestima
Sentimento de culpa e inutilidade
Pensamento de suicídio
Perspectiva pessimista do futuro
Diminuição do apetite
Sintomas somáticos (pelo menos 4)
Perda do interesse e dos sentimentos de prazer
Acordar durante a noite várias horas antes do horário de costume
A depressão é pior pela manhã
Marcante retardo psicomotor, agitação
Perda do apetite
Perda de peso (5% no último mês)
Perda da libido

observa que os pacientes com melhor suporte social apresentam menos quadros depressivos e melhor qualidade de vida.

Os pacientes e seus cuidadores devem receber informação adequada sobre depressão e sua condição médica, bem como detalhes sobre as opções de tratamento. Eles devem ser informados sobre a ação benéfica dos antidepressivos, mas também da latência da eficácia (pelo menos 2 semanas) e dos possíveis efeitos colaterais dos antidepressivos. Ao mesmo tempo, devem ser encorajados a participar ativamente do tratamento (redução de fatores de risco etc.), bem como melhorar a percepção de controle. A maioria dos pacientes deprimidos necessita de antidepressivos por pelo menos 6 a 12 meses (terapia contínua) para prevenir recidivas ou até mesmo necessitam terapia definitiva por causa da recorrência da depressão. Encaminhar para a psiquiatria é definitivamente necessário em caso de depressão moderada a intensa (pensamento suicida) ou depressão resistente ao tratamento.

Para instituição do tratamento adequado, é fundamental um diagnóstico preciso, que deve incluir não apenas sintomas depressivos, como também o estado físico, cognitivo, a dinâmica familiar e as condições socioeconômicas. Em razão da crença do próprio paciente, de familiares e profissionais de saúde de que a depressão é consequência natural da IC, muitos pacientes acabam recebendo tratamento inadequado.

Psicofarmacoterapia

Inibidores seletivos da recaptação da serotonina (ISRS)

O tratamento com antidepressivos tem se mostrado efetivo no controle da depressão e na melhora da qualidade de vida. Não há, entretanto, dados que indiquem que esse tratamento modifique a morbimortalidade da IC.

Quanto ao tratamento medicamentoso, é importante ressaltar que não são todos os antidepressivos que podem ser prescritos para os portadores de IC, pois muitos deles, especialmente os de primeira geração (tricíclicos), aumentam a estimulação simpática e podem piorar a evolução do quadro de IC. Os antidepressivos mais recentes, tanto os inibidores seletivos da recaptação da serotonina (ISRS) como da noradrenalina, vêm demonstrando ser bem tolerados pelos portadores de IC.

Visto que os ISRS apresentam baixa toxicidade e menos efeitos colaterais do que os antidepressivos tricíclicos (ADT), eles são recomendados como tratamento de primeira linha na depressão. Em relação ao tratamento depressivo em pacientes com IC, os dados são escassos. Há alguns estudos controlados sobre depressão em pacientes com doença cardíaca que empregaram fluoxetina, paroxetina e sertralina. Na avaliação dos antidepressivos sobre o coração, pode-se constatar que todos promoveram discreta redução na FC, mas sem efeitos importantes sobre a condução ventricular, função ventricular esquerda ou pressão arterial. O perfil geral dos ISRS encoraja e os coloca como uma opção de tratamento em pacientes com IC.

Antidepressivos tricíclicos (ADT)

Os ADT são ainda amplamente utilizados no tratamento de idosos. Em razão do mecanismo de ação semelhante a alguns dos antiarrítmicos do tipo Ia (como a quinidina), eles podem provocar efeitos colaterais cardíacos, sendo contraindicados para portadores de várias cardiopatias, como nos casos em que se detecta aumento do intervalo QT e/ou bloqueio AV.

Outros antidepressivos

Os inibidores da recaptação da serotonina e da noradrenalina, a venlafaxina e a mirtazapina são bem tolerados e promovem poucos efeitos sobre o coração, embora eles não tenham sido estudados em pacientes deprimidos com doença cardíaca. Vale salientar o aumento da PA e o ganho de peso que eles podem promover. Os inibidores da MAO são bem tolerados do ponto de vista cardíaco sem provocar alterações no eletrocardiograma (ECG), mas o uso é limitado por causa dos efeitos significativos sobre a pressão arterial, especialmente crises hipertensivas após altas porções de alimentos que contenham tiramina.

Tratamento da insuficiência cardíaca em pacientes deprimidos

É conhecida a relação entre o uso de betabloqueadores e a depressão. Apesar disso, essa relação não é contraindicação relativa ou absoluta ao uso de betabloqueadores. Os grandes estudos epidemiológicos mostram que a incidência de depressão com o uso dessa classe de medicação é um evento raro (entre 0,01 a 0,09% dos pacientes). O tema betabloqueadores e depressão é controverso, podendo ter sido supervalorizado. Estudos mais recentes que analisam o tratamento de hipertensos não conseguiram demonstrar essa associação anteriormente descrita. A depressão não foi mais frequente nos pacientes em uso de betabloqueadores do que nos em uso de outras drogas anti-hipertensivas.

Considerações

Apesar dos avanços no tratamento dos pacientes com IC, a depressão se apresenta como um importante e independente preditor de mortalidade. Em razão da interação bidirecional psicológico-orgânica da depressão com a IC, a depressão deveria ser adequadamente tratada, diagnosticada e cuidadosamente monitorada de maneira multidisciplinar. O diagnóstico e o tratamento precoce podem prevenir efeitos fisiopatológicos sobre o coração e o cérebro.

A depressão representa um problema significativo, mas tratável. Opções efetivas de tratamento com os novos antidepressivos são bem toleradas (preferivelmente com os ISRS), e a associação com a intervenção psicológica é recomendada para os pacientes deprimidos com IC. Educação, apoio social, familiar e exercício regular são ações que favorecem não somente o coração, mas também os resultados psicológicos. Estudos futuros de seguimento desses pacientes ajudarão a verificar melhor o papel da interação psicocardíaca dos agentes causais dessa morbidade.

INSUFICIÊNCIA RENAL

A IR é uma comorbidade frequente em pacientes com IC. Quando presente, associa-se a pior prognóstico e os portadores apresentam maior mortalidade e maior taxa de re-hospitalizações. Em doentes com IC avançada descompensada, a IR é encontrada em cerca de 50% dos casos e determina mudanças na prescrição, devendo-se rever doses e mesmo a prescrição dos IECA, BRA, INRA e espironolactona.

Síndrome cardiorrenal é o termo empregado para descrever a associação entre IC e IR. Caracteriza-se pela disfunção aguda ou crônica do coração ou do rim, causando, secundariamente, disfunção aguda ou progressiva do outro órgão.

A IC envolve uma complexa interação entre o coração e os rins. O bom funcionamento dos rins pressupõe uma boa função cardíaca. Na IC, na tentativa de manutenção da função cardíaca, há aumento significativo dos neuro-hormônios como a noradrenalina, renina-angiotensina, vasopressina e endotelina, que, promovendo aumento na resistência arterial periférica, reduzem o fluxo sanguíneo para os rins e afetam a função renal. Quanto mais acentuada a IC, mais acentuada a estimulação neuro-hormonal e maior a chance de o paciente com IC desenvolver IR. Essa associação entre IC e IR é denominada síndrome cardiorrenal.

Estudos e registros em IC vêm demonstrando que a IR é frequente tanto nos pacientes com IC crônica como nos com IC aguda descompensada e que é um marcador independente de pior evolução.

Em uma metanálise envolvendo cerca de 30 mil pacientes, Smith et al. detectaram IR em 63%, sendo que em 29% era moderada ou acentuada.

No registro ADHERE, três variáveis se destacaram como as mais importantes para avaliar o prognóstico dos pacientes internados com descompensação cardíaca: elevação da BUN (ureia), pressão arterial sistólica reduzida e elevação da creatinina. Duas dessas variáveis estão relacionadas à função renal. Na avaliação da mortalidade desses pacientes do registro, 2% daqueles que apresentaram essas três variáveis pouco alteradas ou normais morreram durante a hospitalização, enquanto a mortalidade foi 10 vezes maior, cerca de 20%, entre aqueles com as 3 variáveis alteradas. No registro ADHERE, o risco de morrer com função renal alterada foi tanto maior quanto pior a função renal, sendo 1,2 vez maior para os com função renal > 60 mL/min/1,73 m^2, de 2,1 vezes para os com taxa de filtração glomerular entre 30 e 59 e de 4,1 vezes para os com a taxa de filtração < 30 mL/min/1,73 m^2 (Figura 7).

O conjunto de dados indica que na IC se deve avaliar sempre a função renal e que a presença da disfunção renal é indicadora de que o paciente tem maior chance de evoluir mal no seguimento.

Não há dúvida de que a disfunção renal em doentes com IC implica piora do prognóstico. O correto tratamento modifica a evolução.

Classificação

Com base na principal causa da síndrome cardiorrenal, considerando que a lesão cardíaca leva à IR, a lesão renal à IC ou uma doença sistêmica promovendo tanto a IC como a IR, a síndrome cardiorrenal pode ser classificada em 5 tipos:

1. Síndrome cardiorrenal aguda (tipo 1) – agravamento agudo da função cardíaca levando à disfunção renal.
2. Síndrome cardiorrenal crônica (tipo 2) – anormalidades crônicas da função cardíaca levando à disfunção renal.
3. Síndrome renocardíaca aguda (tipo 3) – agravamento agudo da função renal causando disfunção cardíaca.
4. Síndrome renocardíaca crônica (tipo 4) – anormalidades crônicas na função renal, levando a problemas cardíacos.
5. Síndrome cardiorrenal secundária (tipo 5) – condição sistêmica causando, simultaneamente, disfunção do coração e do rim.

No *SAVIC Consultório* será estudada a síndrome cardiorrenal dos tipos 1 e 2, nas quais o coração é o órgão que determina a disfunção renal.

Fisiopatologia

A disfunção renal é frequente nos portadores de IC, e os mecanismos responsáveis são múltiplos, entre eles o uso de medicamentos anti-inflamatórios, a baixa perfusão renal, a doença renal intrínseca e os próprios fármacos empregados no tratamento da IC. Vários fatores podem contribuir para a hipoperfusão renal, como redução do débito cardíaco, redução do fluxo sanguíneo e elevação da pressão nas veias renais, em decorrência da elevação da pressão em átrio direito e da regurgitação tricúspide.

Além disso, os medicamentos empregados no tratamento da doença, como IECA, BRA, INRA, inibidores dos receptores mineralocorticoides e especialmente a associação destes pode provocar piora da função renal; no entanto, é importante ressaltar que a maioria dos doentes com IC tolera a disfunção renal leve a moderada. Nos

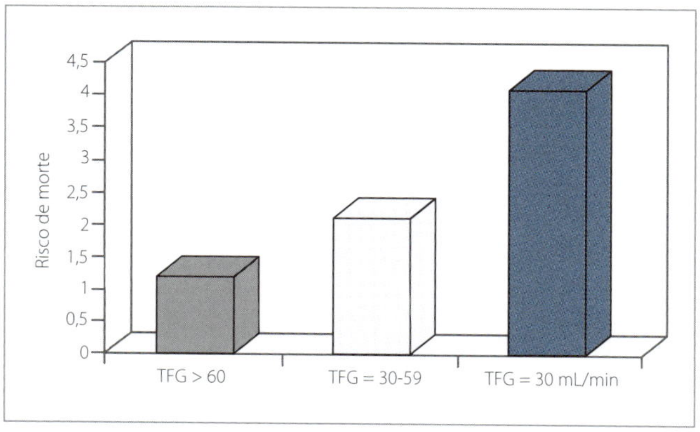

Figura 7 Risco de morte de acordo com grau de insuficiência renal.
Fonte: adaptada de Fonarow et al., 2005.

doentes com IC, são muito importantes a constante avaliação da função renal e a reavaliação do tratamento que o doente vem recebendo. De maneira simplificada, deve-se considerar que, na IC, ocorrem 3 alterações identificadas na maioria dos casos: a hipervolemia (congestão), o baixo débito cardíaco e a vasoconstrição periférica. A baixa perfusão renal causada pelo baixo débito cardíaco e pela vasoconstrição periférica pode provocar ou acentuar a disfunção renal. A preservação da função renal é importante para estabilizar o quadro clínico e melhorar a sobrevida.

Para prevenir a disfunção renal na IC, é importante reavaliar, periodicamente, o grau de congestão e a função renal, adequando-se a dose dos diuréticos e dos medicamentos às mudanças encontradas.

Não se deve, entretanto, deixar de considerar que, nos doentes com IC avançada, o agravamento da função renal pode estar relacionado ao baixo débito cardíaco; e, nessa circunstância, a melhora do débito cardíaco reverterá a disfunção renal.

A própria hipervolemia e o aumento da pressão no átrio direito podem provocar a elevação da pressão nas veias renais, com consequente redução da taxa de filtração glomerular e piora da função renal. Nesses casos, o tratamento da hipervolemia com diuréticos de alça pode melhorar a função renal.

Diagnóstico

O diagnóstico da síndrome cardiorrenal baseia-se na identificação da disfunção renal caracterizada pelos níveis elevados ou pela elevação dos níveis de ureia, creatinina e potássio plasmático. Qualquer valor elevado identifica a disfunção renal, mas pequenas alterações não implicam mudança no tratamento dos doentes com IC. Como já abordado, a disfunção renal é frequente, mas somente as disfunções moderadas ou intensas merecem tratamento específico.

O diagnóstico mais precoce da disfunção renal pode ser realizado pela determinação do NGal, que se altera antes dos exames tradicionais; no entanto, esse método não está ainda disponível como exame de rotina em nossos laboratórios.

Pelo fato de a IR ser uma comorbidade frequente na IC, nos pacientes com IC avançada, a função renal deve ser avaliada com certa periodicidade. Qualquer nível de hiperpotassemia indica necessidade de revisão do tratamento, pois ela coloca o doente em risco, pela maior incidência de arritmias e parada cardíaca. Nesses casos, é preciso reduzir ou suspender os IECA, BRA, INRA e bloqueadores dos receptores mineralocorticoides (espironolactona).

Os níveis de creatinina e potássio são os principais indicadores de necessidade de revisão do esquema terapêutico. Níveis de creatinina acima de 3,5 mg/dL indicam necessidade de reduzir ou suspender os IECA, BRA, INRA e espironolactona. A redução dos níveis desses marcadores indica a melhora da disfunção renal e o controle da síndrome cardiorrenal e sinaliza que é preciso rever o tratamento ao contrário e realizar o retorno ao tratamento clássico, de comprovada eficiência na redução da morbimortalidade da IC.

Tratamento

Avaliar a função renal e seguir com a abordagem é fundamental nos pacientes com IC (Figura 8). Primeiramente, deve-se verificar se o doente havia feito uso de medicamentos ou substâncias que interferem na função renal, como os anti-inflamatórios, e orientar o doente a suspendê-los. Verificar se não realizou exames que empregaram contrastes.

A disfunção renal pode limitar o emprego de determinados medicamentos necessários para o correto tratamento da IC. Pelo mecanismo de ação, os IECA, BRA e INRA, ao promover vasodilatação da artéria eferente do néfron, com consequente redução da pressão intraglomerular, podem promover piora da função renal com aumento dos níveis de creatinina e ureia. Essa alteração é tanto mais frequente e acentuada quanto mais comprometida a função renal basal. Os inibidores dos receptores mineralocorticoides também podem ter indicação limitada, uma vez que tanto a disfunção renal como o bloqueio da aldosterona podem promover hiperpotassemia, alteração reconhecidamente grave na IC. O sacubitril/valsartana (INRA) promoveu menor elevação da ureia e da creatinina e menor incidência de hiperpotassemia que o enalapril (IECA).

A hiperpotassemia, pela potencial gravidade, deve ser prontamente tratada, com redução nas doses dos IECA, BRA, INRA e espironolactona. Na elevação ligeira, essa medida é suficiente para controlar a alteração. Dependendo do grau de disfunção renal, níveis elevados de creatinina, acima de 3,5 mg/dL, ou elevação dos níveis de potássio, é correto rever o esquema terapêutico e reduzir ou suspender os IECA, BRA, INRA e inibidores dos receptores mineralocorticoide.

É fundamental continuar monitorando os níveis da creatinina e do potássio e, se a conduta não promover a reversão do quadro, deve-se considerar a possibilidade de prescrição de outros vasodilatadores. É preciso considerar que os IECA, BRA e INRA tiveram a eficácia comprovada no tratamento da IC e são indispensáveis em longo prazo. No entanto, quando há disfunção renal moderada a significativa, deve ser interrompido. Considera-se que na IC o aumento da resistência periférica é um dos achados mais importantes e relacionados com a progressão da doença, a troca desses vasodilatadores (IECA, BRA, INRA), por outro lado, é fundamental para se manter o quadro da IC controlado ou para controlá-lo quando o doente não se apresenta compensado.

Um esquema de comprovada eficácia na vasodilatação da IC é a associação de nitrato e hidralazina, cuja eficácia e segurança foram bem documentadas nos estudos V-HeFT I e II. Essa medicação não compromete a função renal e torna-se a principal forma de tratamento da IC na vigência de disfunção renal, quando os IECA, BRA ou

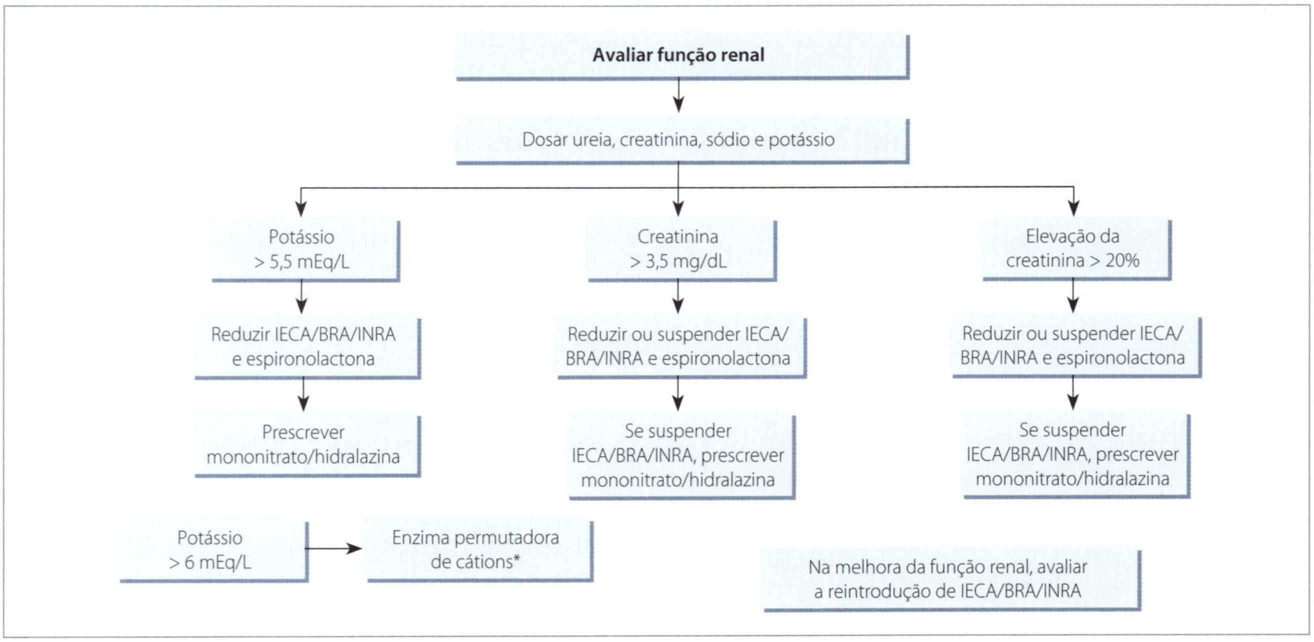

Figura 8 Algoritmo para a orientação na síndrome cardiorrenal. Hidralazina não disponível em Portugal.

* Poliestirenossulfonato de cálcio.

INRA estão contraindicados. A contraindicação dos bloqueadores neuro-hormonais pode ser definitiva quando o comprometimento renal é acentuado.

Na comparação da eficácia entre o IECA e a associação de hidralazina com nitrato, o estudo V-HeFT II documentou que os bloqueadores neuro-hormonais promoveram redução mais expressiva da mortalidade e das hospitalizações, de modo que os IECA/BRA/INRA são a medicação de escolha para o tratamento da IC. Nos casos de piora da função renal, a troca do IECA/BRA/INRA pelo nitrato e pela hidralazina pode ser transitória, durante o período em que a função renal persistir reduzida. Com a recuperação da função renal, o IECA/BRA/INRA deve ser novamente prescrito e a função renal deve ser monitorada. Não se pode esquecer que um doente que apresentou disfunção renal poderá apresentá-la novamente.

Na IC avançada, com frequência são necessárias doses elevadas dos vasodilatadores. A hidralazina se mostra eficaz na dose de 50 a 100 mg, 3 vezes ao dia, e o nitrato (mononitrato de isossorbida ou dinitrato de isossorbida) na dose de 40 a 80 mg, 3 vezes ao dia. A escolha da dose, ao lado da resposta clínica e da melhora dos sintomas, pode ser guiada pelos dados clínicos. Doentes com sintomas e sinais de hipervolemia e piora da função renal devem receber furosemida endovenosa até o desaparecimento dos sinais, uma vez que, como já comentado, o tratamento da hipervolemia reduz a pressão venosa renal, melhorando a taxa de filtração glomerular.

É importante lembrar que os betabloqueadores não precisam ter a dose modificada com a presença da IR. Nos casos em que essas medidas não controlam a disfunção renal, a diálise pode ser necessária.

Nos casos de IR com hiperpotassemia vem se pesquisando a prescrição de trocadores de cátions para reduzir a incidência da hiperpotassemia e permitir a manutenção do IECA/BRA/INRA. Em decorrência da hiperpotassemia e da disfunção renal, a prescrição dos ARM é menor do que a de IECA/BRA e betabloqueadores que são em geral prescritos para 90% ou mais dos pacientes com IC. Nos estudos e nos Registros a prescrição dos ARM varia de 50 a 70%. Os novos trocadores de cátions provocam menos efeitos colaterais que o keyxalate (poliestireno sulfonato) e podem ser prescritos de maneira continuada (Patiromer e o ZS-9). Estão sendo testados em pacientes com hiperpotassemia, com bons resultados, reduzindo os níveis de potássio de forma a permitir manter e prescrever os ARM em percentual maior de pacientes. Vale lembrar que os INRA promoveram menor incidência de hiperpotassemia e elevação de ureia e creatinina que o IECA/BRA.

Considerações finais

A IR é um achado frequente na IC e se associa com pior prognóstico. O tratamento clássico com IECA/BRA/INRA, espironolactona responsável pela melhora do prognóstico da IC, nem sempre pode ser mantido na presença da IR, e, nessa situação, a troca do IECA/BRA/INRA por nitrato e hidralazina permite controlar a doença sem acentuar as manifestações da disfunção renal.

A identificação precoce da disfunção renal é fundamental para que, com o controle, seja possível revertê-la, prevenir as alterações metabólicas e, com a reversão do quadro, deve-se reavaliar a possibilidade de retornar ao tratamento clássico da doença.

CONCLUSÃO

O controle das doenças associadas é fundamental para a melhora do prognóstico de pacientes com IC.

A anemia, a DPOC ou a depressão não devem interferir na prescrição das DMPs em pacientes com ICFER. Já na presença de IR com potássio acima de 5,5 ou Cr acima de 3,5, os IECA, BRA ou INRA devem ser substituídos por nitrato e hidralazina, e reintroduzidos se houver melhora do quadro. A espironolactona deve ser reduzida se a taxa de potássio estiver acima de 5,5. A prescrição de quelantes de potássio reduzem a incidência da hiperpotassemia e permitem manter as drogas que melhoram o prognóstico (DMP) em percentual maior de pacientes.

QUESTÕES DE REVISÃO

1. Em relação à anemia nos pacientes com IC crônica, é correto afirmar que:
   a) A prevalência de anemia é inversamente proporcional à classe funcional da NYHA.
   b) Essa comorbidade indica invariavelmente que uma fonte de sangramento no trato digestivo deve ser investigada.
   c) O emprego de estimulantes da eritropoiese para o tratamento associa-se ao impacto positivo na sobrevida.

d) O aparecimento pode fazer parte dos efeitos da inflamação crônica ligada à síndrome de insuficiência cardíaca.
e) Não guarda correlação com a presença de disfunção renal crônica.

2. Enzo, 69 anos, tabagista, hipertenso, dislipidêmico e portador de DPOC, foi internado recentemente por causa de infarto com supradesnivelamento da parede anterior e mesmo sendo submetido à angioplastia primária após 4 horas do início dos sintomas, o ecocardiograma após o procedimento mostrava FEVE 33%. Ele retornou em consulta com queixas de sibilância após o início do carvedilol. Além de tratar o broncoespasmo, qual é a melhor conduta neste caso?
   a) Investigar infecção associada e suspender o carvedilol.
   b) Avaliar possibilidade de um quadro congestivo associado, substituir carvedilol por bisoprolol e iniciar furosemida.
   c) Iniciar furosemida independentemente do perfil hemodinâmico e suspender carvedilol.
   d) Suspender carvedilol e iniciar ivabradina.
   e) Suspender carvedilol e iniciar trimetazidina.

RESPOSTAS

Questão 1

Resposta: D

Comentário: entre os mecanismos reconhecidos como causadores da anemia nos pacientes com IC crônica, destaca-se a deficiência de ferro e a inibição da hematopoiese vinculados à inflamação crônica da síndrome de IC. A anemia é mais prevalente nos pacientes com CF mais avançada e com síndrome cardiorrenal crônica. Os estudos multicêntricos recentes empregando eritropoietina recombinante trouxeram resultados negativos.

Questão 2

Resposta: B

Comentário: logo após o início de betabloqueadores pode ocorrer piora clínica em pacientes com disfunção ventricular grave, portanto, deve-se sempre diferenciar quadros de broncoespasmos da sibilância secundária à congestão (asma cardíaca). Além disso, ao optar pelo bisoprolol, o efeito B1 seletivo pode proporcionar melhor controle das crises de broncoespasmos.

ANTICOAGULAÇÃO NA INSUFICIÊNCIA CARDÍACA

10

FUNDAMENTOS

Os quadros embólicos são muitas vezes dramáticos, tornando pacientes sintomáticos ou inválidos. A possibilidade de ocorrência assusta médicos e pacientes, que procuram maneiras ou formas de preveni-las. Há exemplos bem-sucedidos de prevenção, como nas valvopatias em que a anticoagulação é medida de efeito definido. Na insuficiência cardíaca (IC) não valvar e na disfunção ventricular com função sistólica reduzida, pode-se empregar a mesma técnica? Os números justificam medidas profiláticas? Estas são algumas das dúvidas pertinentes e que justificam esta discussão.

OBJETIVOS DIDÁTICOS

Ainda na etapa de intervenção terapêutica (I), este capítulo é destinado a orientação do médico quanto e quando indicar a anticoagulação para um paciente com IC. O médico deverá identificar quais pacientes tem indicação de receber anticoagulantes, qual anticoagulante empregar e como controlar o paciente.

TROMBOEMBOLISMO NA INSUFICIÊNCIA CARDÍACA COM FRAÇÃO DE EJEÇÃO REDUZIDA

A IC, por suas características clínicas, como cardiomegalia, baixo fluxo nas cavidades, fibrilação atrial (FA), áreas discinéticas e necessidade de que os pacientes fiquem em repouso ou acamados por longos períodos é doença que predispõe à formação de trombos cavitários ou nos membros inferiores e consequente embolia pulmonar ou sistêmica.

A incidência de fenômenos tromboembólicos depende da situação clínica do paciente, cuja incidência para os morreram em decorrência da IC é alta. Em um trabalho, dados de necropsia obtidos de pacientes que morreram com diagnóstico de IC indicam que 71,1% apresentaram pelo menos um episódio embólico, 43,5% embolia pulmonar, 32,3% embolia sistêmica e 4,7% ambas (Figura 1). Pode-se observar que a incidência de embolias é alta, tanto nos casos de cardiomiopatia idiopática como na secundária à doença de Chagas. Embora sejam embolias, *senso lato* seja igualmente frequente nas 2 formas de cardiomiopatias, embolias sistêmicas foram mais frequentes nos pacientes com doença de Chagas e pulmonar na cardiomiopatia dilatada (Figura 2). Observa-se na doença de Chagas

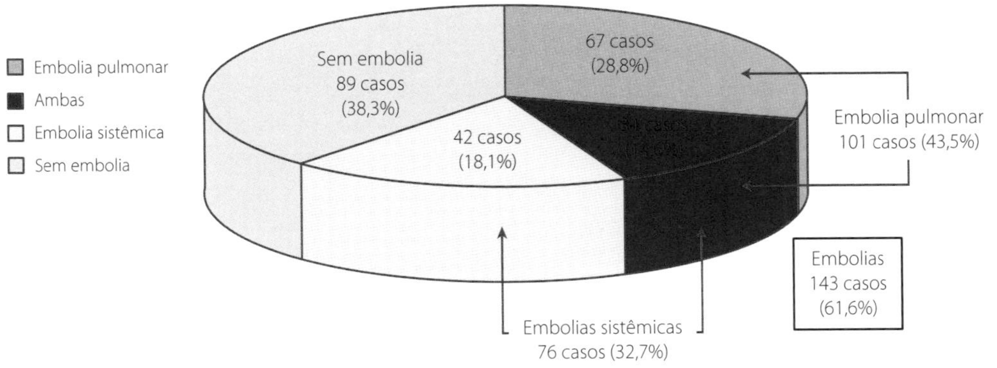

Figura 1 Cardiomiopatia dilatada – fenômenos embólicos.
Fonte: adaptada de Eur Heart J. 2001;22(Suppl)260.

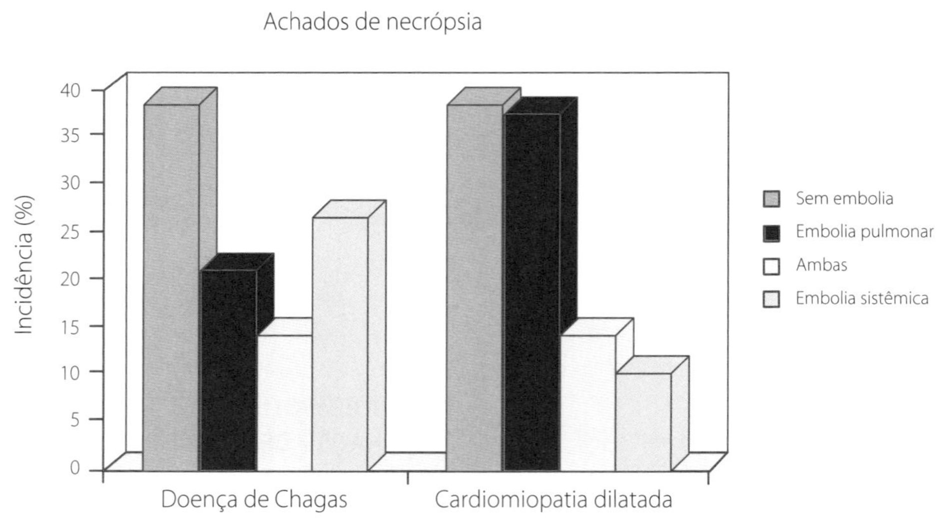

Figura 2 Eventos embólicos nas cardiomiopatias.
Fonte: adaptada de J Heart Fail. 2007;7:70.

maior frequência de trombos cavitários, tanto em câmaras direitas como em esquerda.

Dado importante ao lado da observação da alta frequência de fenômenos embólicos é a constatação de que a maioria não foi diagnosticada em vida. Quanto às embolias sistêmicas, foram praticamente diagnosticadas em vida os casos de embolia cerebral, os de membros inferiores e um caso de embolia mesentérica (37,4%). Pode-se observar que a embolia foi múltipla com certa frequência (23 casos – 30,6%) e mesmo assim não provocou sintomas que facilitassem a identificação. Achados sugerem haver diferente etiopatogenia para as embolias de acordo com a cardiomiopatia e documenta possivelmente a importância da lesão miocárdica na gênese de trombose cardíaca e embolia subsequente na doença de Chagas.

Outro ponto importante é que, na maioria dos pacientes, embora a embolia tenha contribuído para o óbito, ela não foi identificada em tempo de ser tratada. A dificuldade do diagnóstico reside no fato de a embolia não provocar sintomas específicos, mas sim acentuar manifestações comuns aos quadros de IC. Nos casos de embolia pulmonar, acentuaria a dispneia. Nos quadros de embolia renal, a oligúria e o edema seriam acentuados; nos casos de embolia visceral, os quadros de dor abdominal seriam acentuados, todos esses sintomas frequentes na descompensação cardíaca.

Considerando os achados de literatura, seria lícito propor anticoagulação dos pacientes para redução desses eventos e provável diminuição da mortalidade ou da gravidade da situação clínica. Teriam os pacientes que tiveram alta a mesma incidência de tromboembolismo, de forma a ser a anticoagulação benéfica, ou estariam somente agregando o risco de efeitos colaterais deste tratamento?

Se, por um lado, constata-se alta incidência de fenômenos embólicos nos pacientes que morreram em decorrência da IC, nos consultórios e ambulatórios não foram identificados esses casos com a mesma frequência. Essa discrepância pode estar relacionada a diferentes fases de evolução da doença, sendo o evento embólico raro nas formas iniciais ou no período em que o paciente está compensado, e o fenômeno mais frequente nas formas avançadas, que necessitam de hospitalização para a compensação e vieram a falecer em decorrência do quadro. Não se pode afastar a possibilidade de que esses fenômenos sejam mais frequentes também nesses pacientes dos ambulatórios e que as embolias silenciosas não estejam sendo identificadas, à semelhança do que é descrito nos pacientes submetidos a necropsia.

Estudos de acompanhamento de pacientes na fila de transplante ou nos grandes ensaios clínicos de tratamento da IC, como o V-HeFT, ou SOLVD, confirmam que a incidência de fenômenos embólicos em pacientes de ambulatório não é tão grande quanto o inicialmente sugerido. Esses dados mostram dois quadros diferentes. Nos pacientes pouco sintomáticos, a incidência de fenômenos embólicos é baixa, mas, nos pacientes com IC avançada, ela é alta.

Fatores predisponentes ao tromboembolismo

Vários estudos se detiveram a identificar fatores ou alterações cardíacas que estivessem associados à maior frequência de tromboembolismo e identificaram diferentes alterações clínicas, que se mostraram associadas à maior frequência de quadros embólicos. Os mais citados entre eles são a disfunção ventricular, a FA, a menor capacidade de realizar exercícios, os antecedentes de fenômenos embólicos e a presença de trombos cavitários ao estudo ecocardiográfico.

É importante ressaltar que, em razão da baixa incidência de acidentes embólicos, de maneira geral, na IC, não tem sido fácil identificar subgrupos de alto risco e ainda especialmente analisar o benefício da terapia anticoagulante.

O grau de disfunção ventricular é um dos fatores identificados como predisponente à formação de trombos. Não há estudos analisando especificamente a função ventricular como fator de risco para fenômenos embólicos, mas alguns autores verificaram que variáveis de função ventricular ou de comprometimento cardíaco permitiam identificar pacientes de maior risco, sendo que aqueles com maior dano cardíaco apresentam maior incidência de embolia. O conjunto de dados parece não confirmar que pacientes com a função ventricular mais comprometida teriam maior incidência de embolias. Dessa forma, considera-se não haver evidência de que se deva anticoagular os pacientes com grande comprometimento ventricular guiados pela função ventricular.

A presença de FA observada em cerca de um terço dos casos, é frequentemente identificada como fator predisponente para embolias. O estudo SPAF, que analisou 1.330 pacientes com FA de 15 centros médicos americanos, em análise multivariada, identificou como indicadores de maior incidência de fenômenos tromboembólicos quatro fatores de risco: idade, história de hipertensão arterial, tromboembolismo prévio e IC congestiva de recente começo. Nesse estudo, a ausência desses fatores identificava um risco de 2,5% por ano de embolia, a presença de um fator confere risco de 7,2% por ano e de dois ou três fatores risco de 17,6% por ano de fenômenos tromboembólicos. Esse resultado identifica, entre portadores de FA em geral, IC como um fator causal de embolias. Para Cioffi, em portadores de IC, a FA foi um importante preditor de tromboembolismo sistêmico. A incidência de embolias em pacientes com FA foi de 11%, a despeito de que 73% dos pacientes tomavam anticoagulante, contra 1% daqueles em ritmo sinusal.

Nos últimos anos, os ensaios clínicos realizados que avaliavam o tratamento da FA, o papel da cardioversão sistemática, do controle da frequência cardíaca e da indicação da ablação documentaram que a incidência de fenômenos tromboembólicos é frequente na FA, e que é possível estratificar os portadores identificando quais teriam maior propensão a apresentar tromboembolismo e que teriam, portanto indicação para anticoagulação.

Mais recentemente, com a introdução dos novos anticoagulantes orais (NOAC), vários ensaios clínicos foram realizados com pacientes com FA e critérios (escore) foram criados para identificar os pacientes com maior possibilidade de apresentar o tromboembolismo. Um dos mais utilizados é o denominado $CHADS_2$ e, empregando-se esse escore, pacientes com escore acima de 2 apresentam incidência elevada de fenômenos tromboembólicos e devem ser anticoagulados. Nesse escore, C é IC, H é hipertensão, A é idade acima de 75 anos, D é diabetes e S é acidente vascular cerebral (AVC) e que apresentou um escore 2. Analisando esse escore, a Sociedade Europeia de Cardiologia identificou que empregando o $CHADS_2$ alguns pacientes com risco de embolia não estavam sendo identificados e propuseram um novo escore o CHA_2DS_2VASc, no qual pacientes com mais de 75 anos recebem dois pontos e aqueles com mais de 65, já com risco, recebem 1 ponto e acrescentaram o sexo feminino e a doença vascular como fator de risco (Tabela 1). Com esse escore, os pacientes com escore abaixo de 2 apresentam realmente incidência muito baixa de fenômenos tromboembólicos (Figura 3).

Tabela 1 Escore de risco na fibrilação atrial CHA_2DS_2VASc

Fatores de risco		
Maiores (definitivos): AVE prévio, isquemia transitória ou embolia sistêmica, idade > 75 anos		
Fatores relevantes: IC, hipertensão e diabete melito		
Novos fatores valorizados: idade entre 65 e 74 anos, doença vascular, sexo feminino		
Fatores de risco		**Escore**
IC/disfunção ventricular esquerda		1
Hipertensão		1
Idade ≥ 75 anos		2
Diabete melito		1
Acidente vascular encefálico, ataque isquêmico transitório, tromboembolismo		2
Doença vascular (infarto do miocárdio prévio, doença arterial periférica, placa aterosclerótica da aorta)		1
Idade entre 65 e 74 anos		1
Sexo feminino		1
Proposta para tratamento antitrombótico	**CHA_2DS_2VASc**	**Recomendação**
1 fator definitivo ou 2 ou mais relevantes	≥ 1	Anticoagulação
1 fator relevante	1	Anticoagulação ou tratamento antitrombótico
Sem fator de risco	0	Sem tratamento

Duas hipóteses foram avaliadas com os novos anticoagulantes. Em pacientes com FA não valvar e IC, comparou-se a eficácia e a segurança em 3.418 pacientes em uso de rivaroxabana e igual número de pacientes em uso de varfarina, não sendo detectado diferenças na incidência de AVC isquêmico, embolia sistêmica ou hemorragia maior nos dois grupos, sugerindo não inferioridade entre as duas drogas

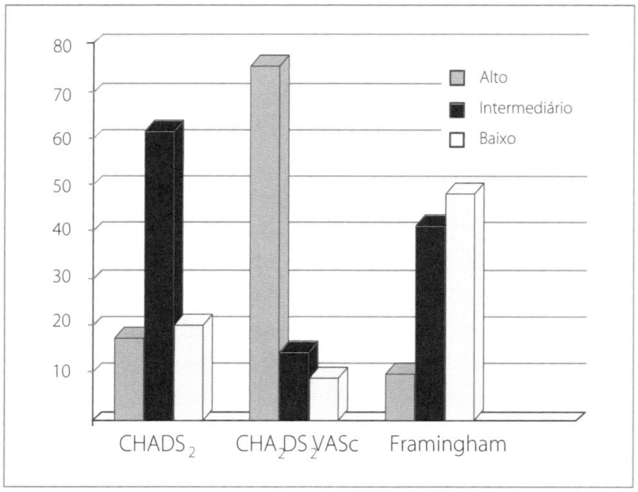

Figura 3 Distribuição de pacientes nos diferentes estratos de risco.
Fonte: adaptada de Lip et al., 2010.

nos pacientes com FA não valvar e IC concomitante. Também se testou a hipótese de que, após episódio de descompensação da IC em portadores de cardiomiopatia isquêmica, haveria benefício em redução de infarto agudo do miocárdio (IAM), AVC ou morte por todas as causas com a adição de rivaroxabana ao esquema terapêutico pela menor ativação da cadeia de coagulação mediada pelo fator Xa, não tendo sido demonstrado benefício.

A presença de trombos cavitários é outro fator associado à predisposição para acidentes embólicos. A identificação de trombos cavitários, à semelhança do que discutido quanto a incidência de acidentes embólicos, tem frequência muito variada e dependente do tipo de casuística analisada. Os números mostram incidência de 7 a 44%. Análise de possíveis fatores predisponentes identifica redução da fração de ejeção e a presença de áreas acinéticas, como alterações facilitadoras para formação de trombos, alterações frequentemente encontradas nos casos de cardiomiopatia dilatada. Há evidências de que a formação de trombo esteja mais relacionada a anormalidades na contração regional do que à redução da fração de ejeção. Há também evidências de que a presença de insuficiência mitral que produz fluxos mais velozes previna a formação de trombos cavitários.

Outro ponto que não gera polêmica é o valor da identificação de acidentes embólicos anteriores. Há certa unanimidade em reconhecê-los como um fator predisponente para futuras embolias e quase todos os autores a identificam como variável indicadora para tratamento anticoagulante.

Valor da anticoagulação

Mais recentemente, com as evidências de que a incidência de embolias não é alta, aumentaram as dúvidas quanto à prescrição sistemática de anticoagulação frente à dificuldade de controle e os efeitos colaterais e complicações da terapêutica. Para esclarecer essas dúvidas, estudos prospectivos foram realizados com pacientes de consultório e ambulatórios e não demonstraram que a anticoagulação sistemática reduziria a mortalidade dos pacientes tratados.

Os estudos WASH, WATCH, WARCEF não documentaram benefício com a anticoagulação sistemática dos portadores de IC e mostraram que a prescrição de ácido acetilsalicílico ou clopidogrel promove resultados inferiores à varfarina e que, portanto, não devem ser empregados na prevenção de embolias em pacientes com IC. Há evidências de que o ácido acetilsalicílico poderia ser deletério aos pacientes.

Nos pacientes de risco para apresentar fenômenos tromboembólicos, os anticoagulantes de comprovada eficácia devem ser prescritos. Hoje há os cumarínicos, os inibidores diretos da trombina e o inibidores do fator Xa. Nos últimos anos, uma série de grandes ensaios clínicos mostraram que os NOAC são não inferiores à varfarina e são mais seguros, por promoverem menos eventos hemorrágicos. Trazem também a vantagem da não necessidade de controle do nível de anticoagulação (Tabela 2).

Tabela 2 Anticoagulantes orais

Droga	Dose	Apresentação	Administração
Varfarina	Variável	1, 2,5 e 5 mg	1 vez ao dia
Dabigatrana	110 ou 150 mg	110 ou 150 mg	2 vezes ao dia
Rivaroxabana	15 a 20 mg	15 e 20 mg	1 vez ao dia
Apixabana	2,5 a 5 mg	2,5 e 5 mg	2 vezes ao dia

Os novos anticoagulantes são uma excelente opção, tornando mais fácil o controle dos pacientes, evitando-se a variação do nível da anticoagulação, tão comum com os cumarínicos.

As complicações não são muito frequentes. Hemorragia intensa é descrita em menos de 2% dos pacientes. No entanto, os dados com anticoagulação mostram a necessidade da anticoagulação correta para se obter a redução dos fenômenos embólicos. Quando se empregam os cumarínicos, recomenda-se a manutenção do INR entre 2 a 3, nível com os quais se documenta a eficácia (Figura 4).

Níveis mais elevados aumentam o risco de quadros hemorrágicos e níveis mais baixos mostram-se ineficazes. Outro dado interessante é que a anticoagulação em nível mais baixo, associada à menor proteção, não é acompanhada de menor incidência de complicações hemorrágicas.

É importante ressaltar que o ácido acetilsalicílico é empregado como alternativa aos anticoagulantes, por alguns médicos, entretanto sem documentação que demonstre inequivocamente o benefício na prevenção de fenôme-

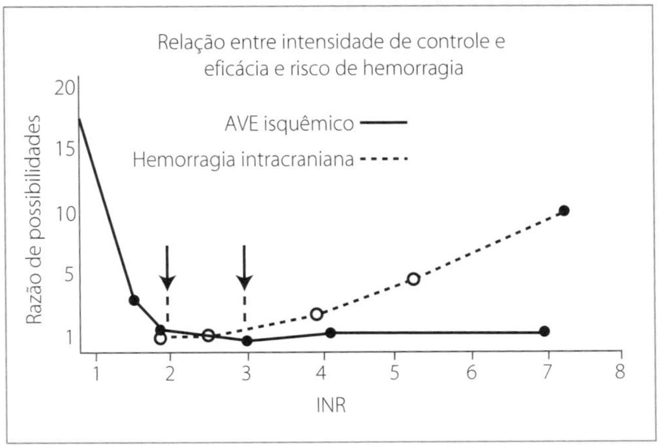

Figura 4 Anticoagulação – eficácia e risco de hemorragia.

nos tromboembólicos. Em verdade há evidências de que poderia ser deletério. Deve-se ainda considerar que o ácido acetilsalicílico pode reduzir os efeitos dos inibidores da enzima conversora e dos betabloqueadores, drogas de comprovado efeito na IC, de forma que com a prescrição pode-se estar reduzindo a ação de um medicamento efetivo para administrar um de efeito duvidoso. Deve-se, por fim, lembrar que, nos pacientes com IC avançada hospitalizados, deve-se sistematicamente iniciar a profilaxia de fenômenos tromboembólicos com a prescrição de heparina de baixo peso molecular.

CONCLUSÃO

A anticoagulação sistemática não está indicada em pacientes com ICFER. A anticoagulação deve ser indicada quando da presença de fenômenos tromboembólicos anteriores, presença de trombos móveis ou protusos nas cavidades cardíacas e na presença de FA em pacientes com escore igual ou superior a 2 ($CHADS_2$). A varfarina, quando prescrita, deve manter o INR entre 2 e 3 para que se obtenha o melhor resultado. Os novos anticoagulantes orais são uma opção para a prevenção dos fenômenos tromboembólicos.

QUESTÕES DE REVISÃO

1. Suzana, 56 anos, portadora de IC sistólica (ICFER), FE 40%, tem prótese biológica mitral e antecedente de AVE cardioembólico há 2 anos. É anticoagulada com varfarina e procurou o consultório para orientações e consulta de rotina. Assinale a orientação mais correta:
   a) Como existem anticoagulantes mais modernos e seguros, a paciente deve trocar a varfarina por alguma dessas medicações.
   b) Não há necessidade de anticoagulação no momento, já que a paciente apresentou AVE há mais de 1 ano; nesses casos, o risco de sangramento supera o benefício do anticoagulante.
   c) Deve trocar varfarina por ácido acetilsalicílico em associação com clopidogrel, pois estudos recentes mostram o maior benefício desta associação.
   d) A paciente deve manter a anticoagulação com varfarina por tempo indeterminado.
   e) Se a paciente estiver em ritmo sinusal e um *holter* de 24 horas, reforçar esse achado, a varfarina pode ser suspensa e introduzido o ácido acetilsalicílico 300 mg/dia.

2. Esperança, 70 anos, diabética, há 1 mês está em FA e gostaria de discutir sobre anticoagulação. Apresenta como antecedentes: cardiomiopatia dilatada, FEVE 30% após quimioterapia para câncer de mama curado. Tromboembolismo pulmonar sem hipertensão pulmonar, secundário a uma trombose venosa há 6 meses, por isso já usava varfarina. Assinale a melhor opção:
   a) Como o $CHA_2DS_2VASc = 0$, não há necessidade de manter anticoagulação.
   b) É possível trocar a varfarina por inibidor do fator Xa oral, se a paciente desejar.
   c) $CHA_2DS_2VASc = 5$, sendo obrigatório manter a anticoagulação.
   d) Não há evidências de equivalência entre os NOAC com a varfarina nesse subgrupo de pacientes.
   e) A troca da varfarina por ácido acetilsalicílico 300 mg é a melhor opção.

RESPOSTAS

Questão 1

Resposta: D

Comentário: paciente portadora de IC sistólica (ICFER) e AVE cardioembólico prévio, tem indicação precisa de anticoagulação por tempo indeterminado, desde que não haja contraindicação absoluta. Os novos anticoagulantes não podem ser usados por se tratar de cardiopatia valvar e essas drogas não apresentarem benefício comprovado nesse grupo de pacientes. Dupla antiagregação com ácido acetilsalicílico e clopidogrel também não está indicada.

Questão 2

Resposta: B

Comentário: paciente com $CHA_2DS_2VASc = 4$, necessita permanecer anticoagulada tanto pela FA como pela embolia pulmonar recente. Se a paciente desejar, é possível trocar a varfarina por um inibidor oral do fator anti-Xa, como a rivaroxabana, que foi testada no tratamento da FAC não valvar e do tromboembolismo venoso (TVP e TEP).

SEÇÃO

4

ETAPA DE SEGUIMENTO

11 VERIFICAÇÃO DA EFICÁCIA DO TRATAMENTO

FUNDAMENTOS

A insuficiência cardíaca (IC) é doença que, na forma avançada, tem características de malignidade. Os portadores têm a qualidade de vida comprometida e estão sujeitos com frequência a hospitalizações por descompensação cardíaca. O tratamento correto da IC pode modificar esse cenário.

A melhora clínica, a perda de peso por controle da congestão, a redução dos níveis de BNP/ProBNP, a redução da frequência cardíaca (FC) e a reversão da dilatação cardíaca são indicadores de boa resposta à terapêutica instituída e associadas à redução na morbimortalidade em razão da IC.

OBJETIVOS DIDÁTICOS

Este capítulo abordará a etapa de seguimento (S) que orienta os médicos a avaliar a resposta ao tratamento instituído. O médico deve ser capaz, na reavaliação dos pacientes sob tratamento da IC, de verificar se está sendo eficaz e se está promovendo melhora clínica, estabilização do comprometimento cardíaco e reversão do remodelamento cardíaco. A identificação desses sinais de melhora indicam que o tratamento está sendo eficaz (Figura 1).

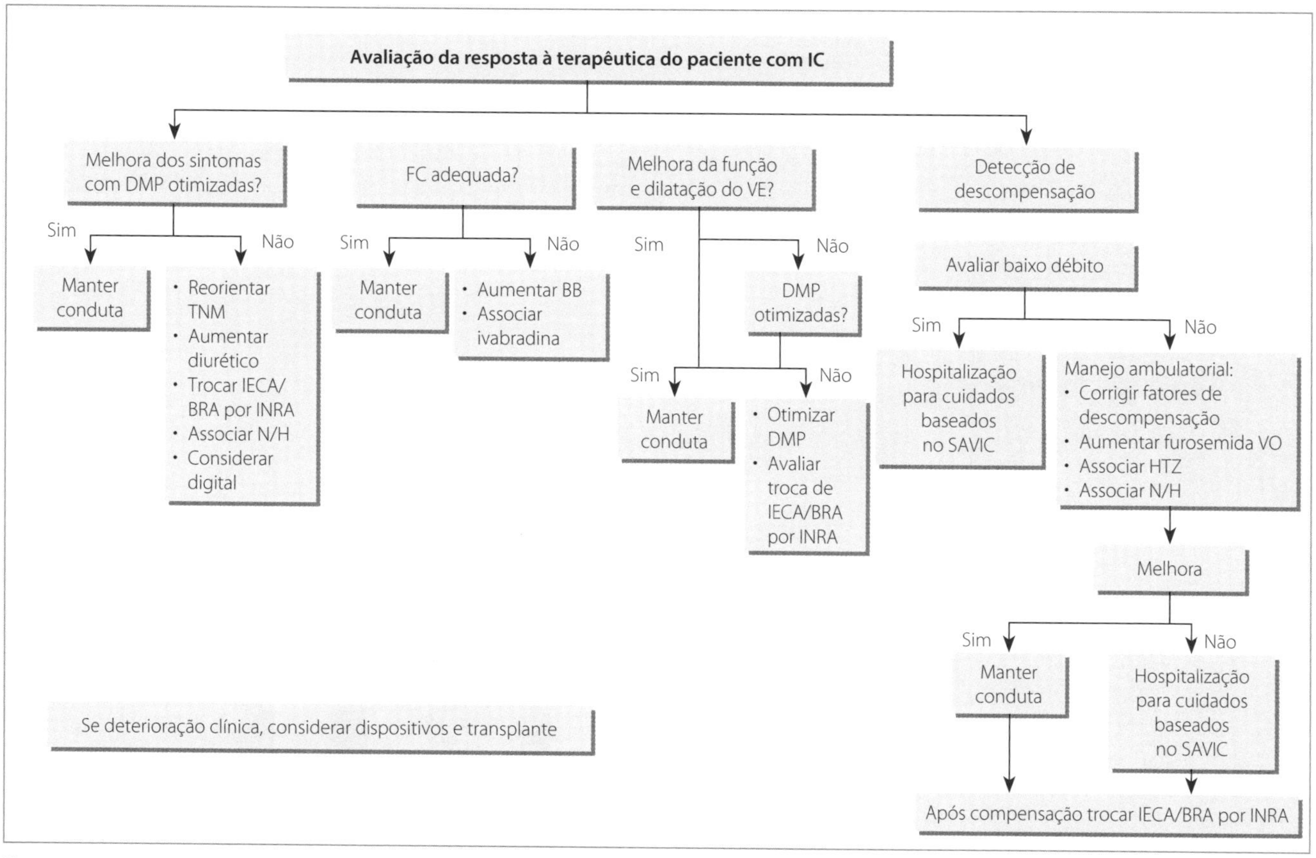

Figura 1 Etapa S, de seguimento.

BB: betabloqueador; DMP: drogas que mudam o prognóstico; FC: frequência cardíaca; HTZ: hidroclorotiazida; IECA: inibidor da enzina conversora da angiotensina; INRA: inibidores da neprilisina e dos receptores da angiotensina; N/H: nitrato e hidralazina; TNM: tratamento não medicamentoso.

TRATAMENTO CORRETO DA INSUFICIÊNCIA CARDÍACA

Embora as evidências indiquem que com o tratamento é possível mudar a história natural da doença, quando se verifica como os médicos estão tratando os pacientes com IC, observa-se que a maioria não obedece às diretrizes e não está prescrevendo corretamente as drogas que melhoram o prognóstico (DMP). Essa afirmação é bem demonstrada nos relatórios dos registros de como os pacientes vêm sendo tratados na Europa e nos Estados Unidos, todos apontando que menos de 30% dos pacientes recebem o tratamento otimizado. São inúmeras as causas para a não prescrição do tratamento e, entre elas, é importante destacar o desconhecimento da gravidade da doença, o receio dos efeitos colaterais das drogas e a falta de marcadores de que o tratamento esteja sendo realmente eficaz.

Dados epidemiológicos mostram que a evolução do paciente com IC é muito pior do que a evolução daqueles com muitos tipos de câncer (próstata, mama ou bexiga) (Figura 2). Não seria equivocado dizer que não se adotam para o paciente com IC a mesma postura que o oncologista adota para o paciente com câncer. O paciente com IC deve ser informados da potencial gravidade da doença e de que o tratamento segundo as diretrizes pode mudar essa história natural. No entanto, cabe ao médico prescrever o tratamento na dose correta. Nessa comparação entre oncologistas, cardiologistas e clínicos, vale lembrar que o oncologista não suspende o tratamento por qualquer efeito colateral dos medicamentos e não receita meia dose, o que é realizado com muita frequência pelo clínico e cardiologista.

DOCUMENTAÇÃO DA EFETIVIDADE DO TRATAMENTO

Avaliação dos sintomas

O tratamento moderno da IC deve incluir sempre as drogas que melhoram o prognóstico (DMP) (inibidores da enzima conversora da angiotensina [IECA], bloqueadores de receptor de angiotensina [BRA] ou inibidores da neprilisina e dos receptores da angiotensina [INRA], betabloqueadores e antagonistas dos receptores mineralocorticoides) (Figura 3). Nessa fase, os pacientes devem estar recebendo a dose-alvo das DMP. Nos pacientes intolerantes aos IECA, deve ser substituído por um BRA ou INRA.

Se o paciente está assintomático em uso das doses-alvo das DMP, o tratamento deve ser mantido. No paciente tratado de maneira otimizada (DMP já em doses-alvo) que persiste sintomático, outros medicamentos poderão ser agregados. Considerando que a resistência periférica elevada é um dos grandes elementos fisiopatológicos da IC, a associação de vasodilatadores como nitratos e hidralazina pode ser de utilidade para a compensação do paciente. A dose do diurético de alça deve ser ajustada para aliviar os sintomas de congestão. A digoxina também pode ser associada para a melhora dos sintomas (Figuras 1 e 3). O uso correto das DMP deve ser questionado e constantemente reorientado.

Controle dos sinais de congestão

O paciente com IC que já apresenta quadro de descompensação cardíaca necessita ser seguido de perto pelo

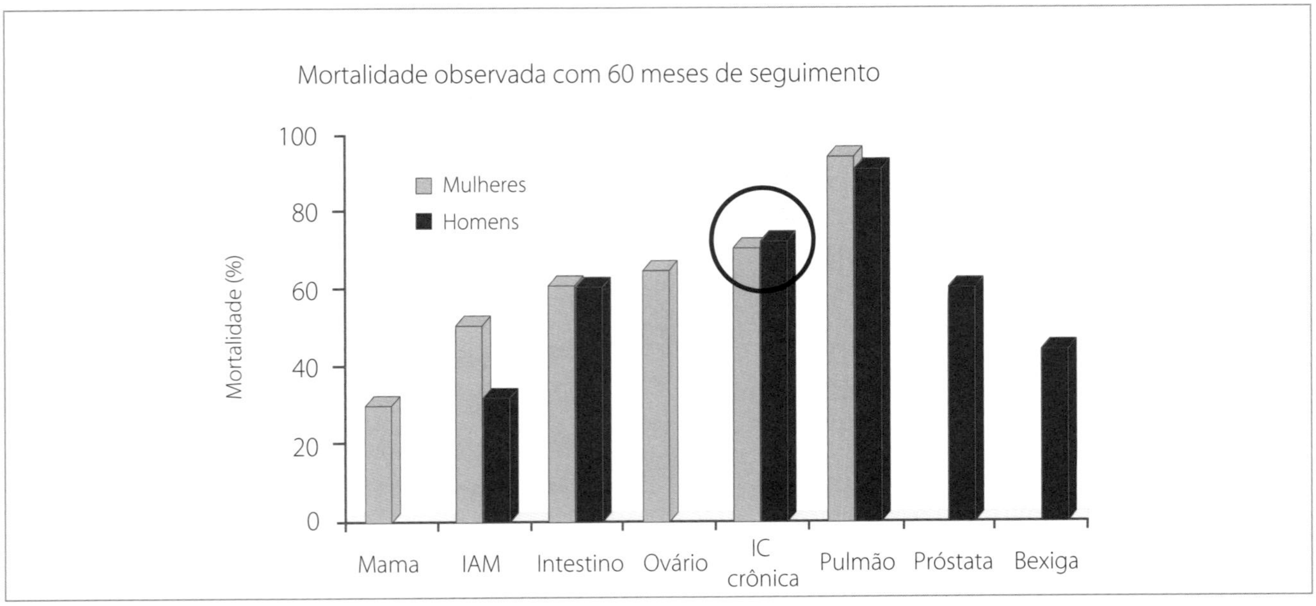

Figura 2 Insuficiência cardíaca e câncer.
Fonte: adaptada de McMurray e Stewart, 2012.

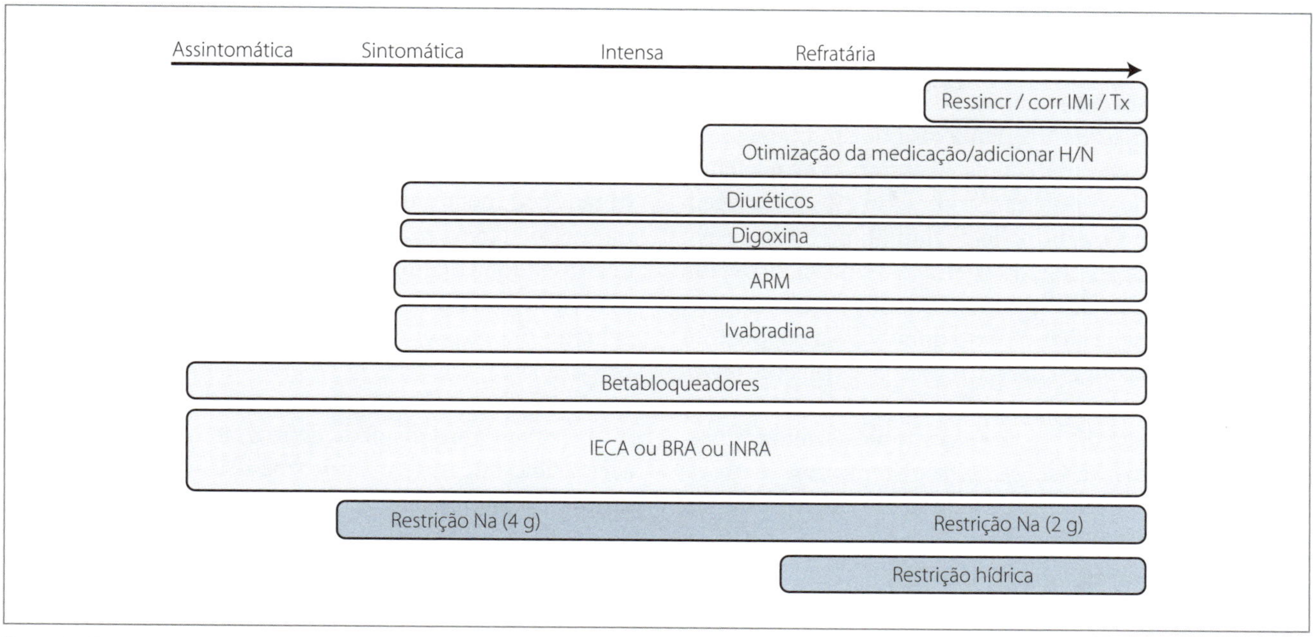

Figura 3 Tratamento da ICFER.
Fonte: adaptada de Rohde et al., 2018.

clínico. Os dados de seguimento do paciente com IC mostra, principalmente no com IC crônica, que constitui a maioria dos pacientes de IC do consultório, que os sinais e sintomas de congestão começam a se instalar dias antes da descompensação e da necessidade de hospitalização (Figura 4). De 10 a 15 dias antes de uma hospitalização, o paciente passa a apresentar aumento do peso, estase jugular, tosse seca e de decúbito, dispneia de esforço e de decúbito, permitindo que, uma vez que esses sintomas e sinais de congestão estejam identificados, inicie-se o tratamento com a prescrição dos diuréticos ou aumentando a dose para o que já está tomando. O paciente deve ser

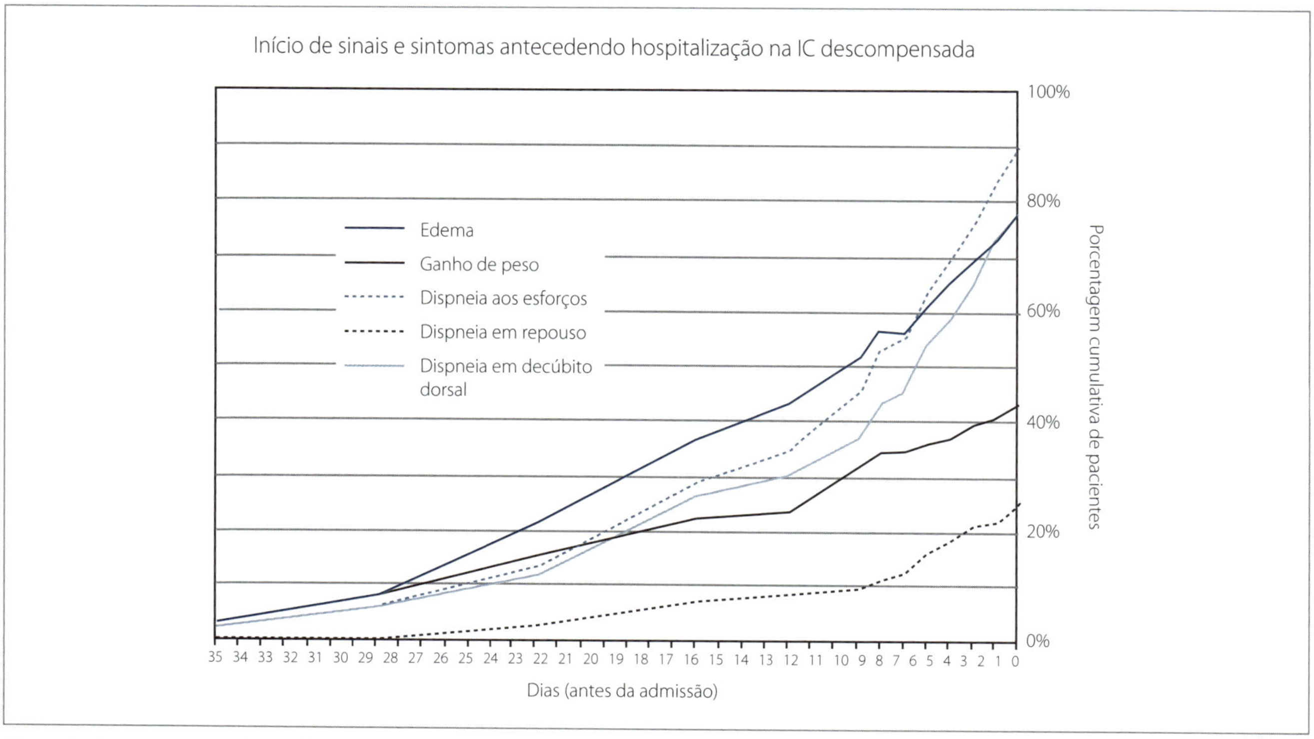

Figura 4 Sinais e sintomas de insuficiência cardíaca.
Fonte: adaptada de Schiff et al., 2003.

orientado a se pesar com frequência, medir a cintura e o tornozelo de forma a detectar precocemente a descompensação cardíaca pelo aumento dessas medidas. Aumento do peso em mais de 1 kg em 1 ou 2 dias, aumento de 2 ou 3 centímetros na medida da cintura e tornozelo sinalizam que o paciente está retendo líquido e que a dosagem dos diuréticos e a quantidade de líquido ingerida devem ser revistas. Nos pacientes que persistem sintomáticos com a prescrição de furosemida associar hidroclorotiazida (25 a 50 mg/dia) potencializa o efeito diurético e a maioria dos pacientes tem a congestão controlada. Em paciente refratário, a adição de acetazolamida pode ser de utilidade para a melhor resposta diurética. Essa simples orientação reduz expressivamente as passagens pelo pronto-socorro e promove melhor qualidade de vida ao portador da doença.

Dosagem dos peptídios natriuréticos

Outra forma de avaliar se o paciente está bem tratado ou se necessita do acerto da dose de diuréticos é verificar a dosagem dos peptídios natriuréticos (BNP), que é proporcional à distensão ventricular, em geral em razão da maior congestão. Em um paciente em tratamento, deseja-se que os níveis de BNP fiquem abaixo de 500 pg/mL, e é ainda melhor que estejam abaixo de 100 pg/mL. Do ProBNP, é desejável que o nível esteja abaixo de 1.500 pg/mL, e é ainda melhor que fique abaixo de 300 pg/mL. Os níveis mais baixos indicam que o paciente está compensado e que, portanto, não apresenta congestão. Em pacientes em uso de INRA devemos dosar NT-proBNP.

A persistência de níveis elevados, além de indicar congestão, pode sugerir maior comprometimento cardíaco e indicar prognóstico mais reservado. Vários estudos foram e vêm sendo realizados com o emprego da dosagem sérica seriada dos peptídios natriuréticos na orientação do tratamento e os resultados vêm mostrando que, com essa estratégia, não há redução de mortalidade, mas a maioria desses estudos documentou redução das re-hospitalizações no seguimento, indicando que o tratamento guiado pelos níveis dos peptídios natriuréticos leva à melhor compensação.

Identificar, no consultório, níveis elevados dos peptídios é sinal da necessidade de revisão do tratamento. O acerto do esquema terapêutico, na maioria das vezes, modifica a evolução, melhorando a qualidade de vida.

Avaliação do controle da frequência cardíaca

Outra forma simples de avaliar a eficácia do tratamento é a medida da FC. É importante ressaltar que com o tratamento o paciente deve ter os sintomas controlados, a dilatação cardíaca deve ser revertida (ao menos parcialmente) e a FC, controlada (< 70 bpm). Se FC > 70 bpm e o betabloqueador já estiver na dose-alvo, a ivabradina deve ser associada (somente em pacientes em ritmo sinusal).

Nos últimos anos, uma série grande de estudos vem mostrando que o prognóstico da IC é tanto pior quanto maior for a FC basal. Esses estudos também têm mostrado que FC acima de 70 bpm já está associada a pior prog-

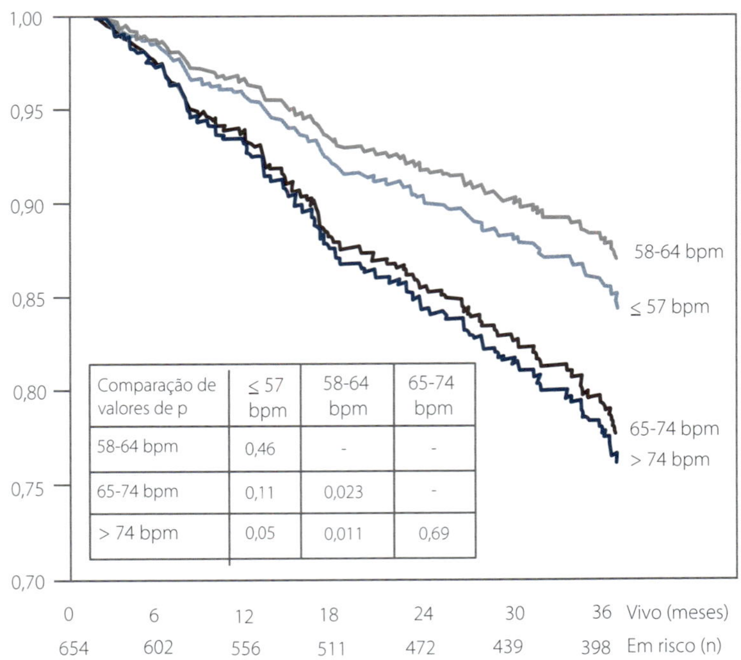

Comparação de valores de p	≤ 57 bpm	58-64 bpm	65-74 bpm
58-64 bpm	0,46	-	-
65-74 bpm	0,11	0,023	-
> 74 bpm	0,05	0,011	0,69

Figura 5 Prognóstico de quintis por frequência cardíaca.
Fonte: adaptada de Cullington et al., 2012.

nóstico (Figura 5). Os melhores resultados com relação à mortalidade e à evolução são observados quando o paciente apresenta FC em torno de 60 bpm.

O tratamento moderno, com IECA, BRA ou INRA, betabloqueadores e antagonistas dos receptores mineracorticoides, promove redução da FC na maioria dos pacientes, mas é importante considerar que, se a FC não ficar abaixo de 70 bpm, esse achado é indicativo de que o tratamento deve ser reavaliado e incrementado. A Diretriz Europeia de IC propõe um algoritmo que indica que, se após a prescrição do tratamento com inibidor do sistema renina angiotensina (IECA, BRA ou INRA), betabloqueador e antagonista dos receptores mineralocorticoide o paciente permanecer em ritmo sinusal e com FC acima de 70 bpm, deve-se prescrever ivabradina. O estudo SHIFT documentou que, nesses mesmos pacientes, a prescrição de ivabradina promoveu redução de 18% de eventos (morte e hospitalização por IC).

Do ponto de vista prático, é fundamental lembrar que a digoxina, os betabloqueadores, a amiodarona e a ivabradina promovem redução da FC; no entanto, as evidências com digoxina foram realizadas antes da era dos betabloqueadores e não se sabe se melhora a evolução dos betabloqueados. O mesmo se aplica para a amiodarona, com a qual não foram feitos estudos em pacientes em uso de betabloqueadores. Na presença de FC acima de 70 bpm, a dose dos betabloqueadores poderia ser aumentada, e isso deve ser feito sempre que a dose-alvo ainda não foi alcançada. Se o paciente, no entanto, já estiver recebendo a dose-alvo, não há estudos que documentem que ultrapassá-la promova benefícios. Em uma metanálise dos estudos com betabloqueadores, constatou-se que a redução da FC foi prognóstica, mas que a dose do betabloqueador prescrita não foi. Dessa forma, deve-se considerar a prescrição de ivabradina, conduta que teve a eficácia documentada no estudo SHIFT, para paciente com FC acima de 70 bpm em ritmo sinusal tratado corretamente.

O importante é considerar que a FC acima de 70 bpm é um indicador de mau prognóstico e que, frente a esse achado, deve-se rever o esquema terapêutico, otimizando-o.

Reavaliação da dilatação cardíaca (remodelamento cardíaco)

É preciso também adotar marcadores para identificar se o paciente está respondendo a contento ao tratamento, de forma a poder intensificá-lo ou mudá-lo para aqueles em que a resposta não estiver sendo a desejada. A melhora sintomática, fundamental para a qualidade de vida, não tem se mostrado um indicador eficaz de boa resposta à terapêutica prescrita. Os diuréticos em dose correta conseguem compensar a maioria dos pacientes que, entretanto, podem continuar apresentando remodelação ventricular, aumentando a dilatação ventricular e reduzindo a fração de ejeção e, posteriormente, apresentar nova piora dos sintomas, estando já em situação clínica mais avançada e impondo maior dificuldade à terapêutica otimizada.

A reversão da dilatação ventricular, o aumento da fração de ejeção, a redução dos níveis do peptídio natriurético e o controle da FC vêm mostrando ser bons marcadores da boa resposta cardíaca ao tratamento. A evolução dos pacientes em que se observa essa melhora é muito melhor do que naqueles em que ela não foi observada. Vários estudos vêm documentando que a evolução do paciente que apresenta reversão da dilatação cardíaca, mesmo que parcial, é melhor do que a daqueles que não a revertem. Por outro lado, o aumento da dilatação é indicativo de falta de resposta ao tratamento e sinal de que deve ser revisto, intensificado e, se estiver otimizado, que tratamentos alternativos (dispositivos ou transplante) devem ser consideradas.

A reversão da dilatação cardíaca foi observada nos estudos com IECA, com sacubitril/valsartana, betabloqueadores, inibidores dos receptores mineralocorticoides e ivabradina. Entre esses medicamentos, os betabloqueadores parecem ter um papel mais expressivo nessa ação. Quando se acompanha um paciente, prescreve-se um tratamento e não se detecta a reversão da dilatação, deve-se rever o esquema como um todo. A reversão da dilatação cardíaca já é observada 3 meses após o acerto do tratamento. Avaliações realizadas antes de 3 meses podem ainda não encontrar reduções que seriam detectadas se a repetição do exame fosse realizada um pouco mais tarde. Não identificando a reversão, deve-se verificar, principalmente, a dose dos betabloqueadores. Se o paciente estiver tomando a dose-alvo, pode-se aumentá-la e, em alguns casos, esse aumento promove reversão da dilatação. Quanto às doses, é importante ressaltar que, para pacientes pesando mais de 80 kg, a dose-alvo de carvedilol é de 50 mg, 2 vezes ao dia. Para os outros betabloqueadores a dose-alvo é igual, não havendo dados indicando ser necessário doses mais elevadas para os que apresentam peso elevado.

A persistência, no seguimento dos pacientes, de FC acima de 70 bpm, pode também ser um indicador de que a dose do betabloqueador está baixa.

Um ponto fundamental é a necessidade de verificar se a resposta ao tratamento está boa: se não houver reversão da dilatação cardíaca, deve-se reavaliar o esquema terapêutico.

CONCLUSÃO

Na etapa S, deve-se avaliar a resposta ao tratamento. Os sintomas de congestão devem ser controlados, a dose das DMP deve estar otimizada, a FC, reavaliada e a melhora da dilatação do ventrículo esquerdo, documentada.

Não havendo melhora dos marcadores, mesmo com o tratamento otimizado para a IC, se está identificando um paciente que apresenta uma forma grave da doença que evoluirá para formas refratárias. À semelhança do que se faz com os portadores de câncer, a família deve ser informada de que a doença está evoluindo e que outras medidas deverão ser consideradas, como avaliar a indicação de dispositivos, transplante cardíaco ou ficar ciente de que estes pacientes têm mau prognóstico.

A não resposta ao tratamento otimizado indica cardiopatia grave, com prognóstico muito reservado. Mas a principal causa de não resposta é o tratamento com doses não otimizadas das DMP.

QUESTÕES DE REVISÃO

1. São características que evidenciam boa resposta terapêutica e prenunciam melhor prognóstico nos pacientes com IC crônica:
   a) Redução do volume diastólico final do ventrículo esquerdo.
   b) Aumento da fração de ejeção ventricular esquerda.
   c) Adequada resposta da FC com uso de betabloqueadores com valores em repouso < 70 bpm.
   d) Regressão da hipertensão pulmonar.
   e) Todas as alternativas estão corretas.
2. Josefa, 60 anos, diabética, hipertensa, com insuficiência renal não dialítica fase II (CLCR – 66), ICFER (FEVE = 30%), de etiologia isquêmica, CF II, piora da dispneia aos esforços nas últimas semanas. Em uso de: enalapril 20 mg, a cada 12 horas; ácido acetilsalicílico 100 mg; espironolactona 25 mg; carvedilol 25 mg, a cada 12 horas; e furosemida 40 mg. Ao exame: FC = 55 bpm; PA = 130 × 80 mmHg. Qual das seguintes opções não é recomentada para a paciente?
   a) Investigar piora da doença coronariana de base.
   b) Associar hidralazina com nitrato.
   c) Suspender enalapril por risco de piora da função renal.
   d) Otimizar diurético de alça.
   e) Reforçar medidas não farmacológicas como atividade física regular e diminuição da ingestão salina.

RESPOSTAS

Questão 1

Resposta: E

Comentário: todos os aspectos listados nas alternativas são marcadores indicativos de boa resposta clínica ao tratamento medicamentoso, baseados no bloqueio neuro-humoral e identificam pacientes com melhor prognóstico, quando comparados àqueles que não atingem esses índices.

Questão 2

Resposta: C

Comentário: a suspensão ou a diminuição dos IECA somente é recomendada quando o *clearance* de creatinina < 30 mL/kg/minuto.

ASSOCIAÇÃO DE VASODILATADORES

12

FUNDAMENTOS

De maneira simplificada, as principais alterações fisiopatológicas da insuficiência cardíaca (IC) são a vasoconstrição periférica (aumento da resistência periférica) e o baixo débito cardíaco. Por dificultar a função cardíaca, a vasoconstrição promove um ciclo vicioso de piora progressiva crescente dessas manifestações.

O uso de vasodilatadores, em especial dos bloqueadores neuro-hormonais, modificaram a história natural e melhoraram a qualidade de vida dos portadores de IC. Nos pacientes com IC avançada, muitas vezes, um único vasodilatador pode não ser suficiente para reverter essas alterações hemodinâmicas, o que pode ser obtido com a associação de vasodilatadores. Nos pacientes mais graves, essa conduta pode ser importante para melhorar a evolução.

OBJETIVOS DIDÁTICOS

Ainda na etapa S, de seguimento, o objetivo deste capítulo é orientar o tratamento dos pacientes mais graves que não compensaram completamente após a prescrição do tratamento clássico com as drogas que modificam o prognóstico DMP (inibidores da enzima conversora da angiotensina [IECA], bloqueadores do receptor da angiotensina [BRA] ou inibidor da neprilisina e do receptor da angiotensina [INRA], betabloqueador e inibidor dos receptores mineralocorticoides). O médico deve ser capaz de, quando identificar paciente de difícil compensação ou que não melhora completamente com o tratamento, reavaliá-lo e considerar a possibilidade de associar vasodilatadores, como demonstrado na Figura 1.

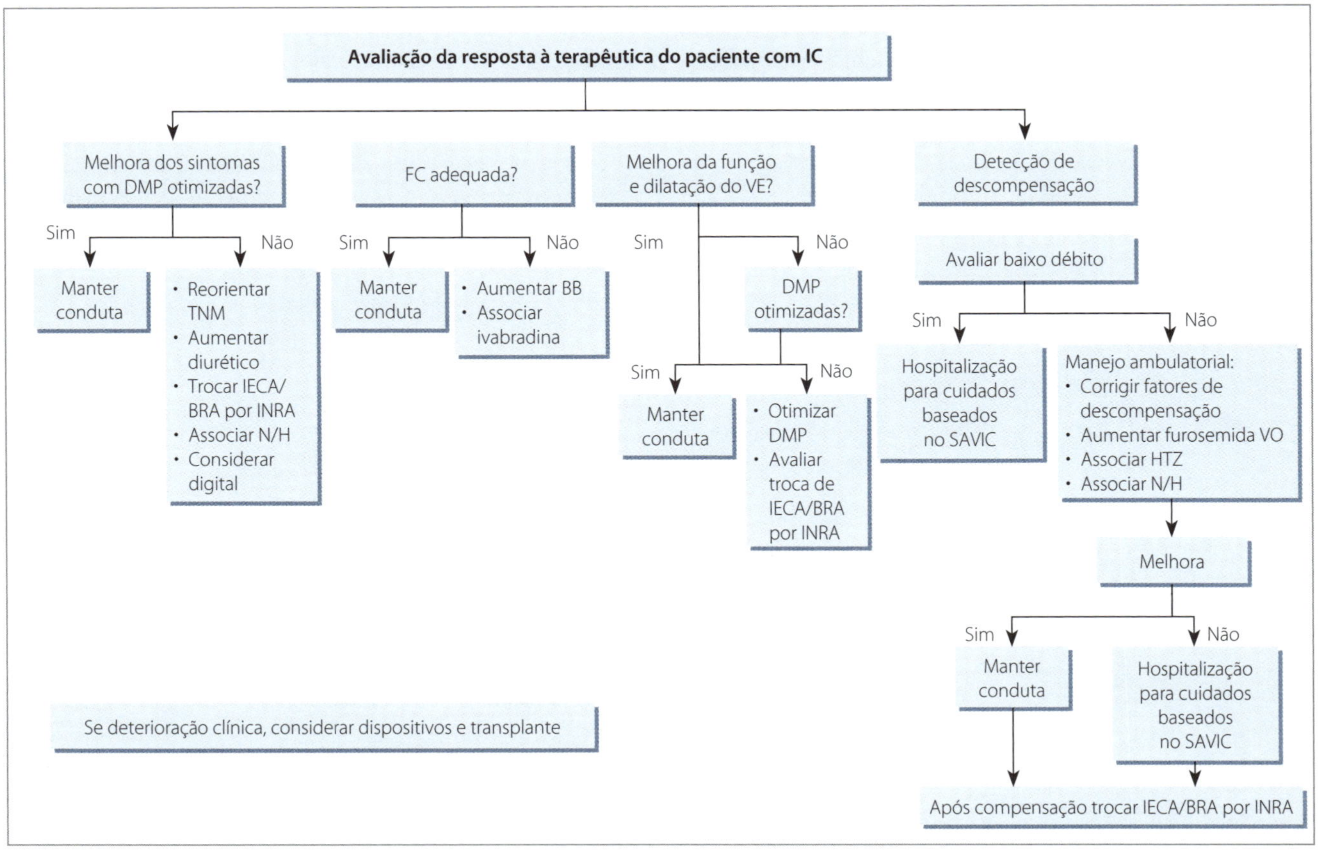

Figura 1 Etapa S, de seguimento.

BB: betabloqueador; DMP: drogas que mudam o prognóstico; FC: frequência cardíaca; HTZ: hidroclorotiazida; IECA: inibidor da enzina conversora da angiotensina; INRA: inibidores da neprilisina e dos receptores da angiotensina; N/H: nitrato e hidralazina; TNM: tratamento não medicamentoso.

INTRODUÇÃO

A IC é a fase final comum das cardiopatias e, em decorrência das múltiplas causas, a fisiopatologia é complexa. De maneira simplificada, pode-se indicar que o principal achado fisiopatológico da IC descompensada é o aumento da resistência periférica mediada pelo aumento da estimulação neuro-hormonal. Associa-se a essa alteração o aumento da pressão de capilar pulmonar e a redução do débito cardíaco. O conjunto e a intensidade dessas alterações fisiopatológicas determinam o quadro clínico e o prognóstico.

Apesar da mudança da história natural da doença com o uso de bloqueadores neuro-hormonais e vasodilatadores, um percentual significativo de pacientes apresenta apenas melhora parcial e alguns persistem apresentando progressão da doença. Sem dúvida, em muitos casos, o acentuado comprometimento miocárdico é o responsável, mas em outros é o tratamento insuficiente que realmente impede o controle da doença. Mesmo prescrevendo os medicamentos apropriados, pode não estar havendo controle total das principais alterações fisiopatológicas.

Protocolos nos quais vasodilatadores são adicionados ao esquema terapêutico documentaram redução da vasoconstrição periférica e aumento do débito cardíaco associados à melhora clínica expressiva, indicando que com a prescrição de múltiplos vasodilatadores é possível reduzir a vasoconstrição periférica e melhorar a função cardíaca, reduzindo os sintomas e melhorando a evolução.

Dessa forma, na IC, mesmo em pacientes corretamente tratados, documenta-se que o aumento da resistência periférica persiste como o principal elemento fisiopatológico responsável pela persistência das manifestações clínicas e pela alta mortalidade que a doença apresenta e que o tratamento mais intenso pode reverter essas alterações. O conhecimento desses achados tem levado ao aumento do número de estudos que empregam múltiplos vasodilatadores na otimização do tratamento da IC, e esses estudos vêm mostrando que essa associação promove melhora na evolução. Portanto, se um paciente não está evoluindo bem com o tratamento usual otimizado, a adição de vasodilatadores pode ser eficaz para mudar a evolução, o que permite a compensação mais completa.

Vale ressaltar que o emprego sistemático de múltiplos vasodilatadores nem sempre esteve associado à melhora expressiva, como ficou demonstrado nos estudos CHARM adição e VALIANT. Essa ausência de melhora sistemática com a associação de vasodilatadores pode, em parte, estar relacionada ao bloqueio redundante do sistema renina-angiotensina, uma vez que BRA e IECA agem bloqueando o mesmo sistema. Pode também decorrer do fato de que, nos casos menos graves, o bloqueio por um inibidor seja suficiente para o controle da doença e a adição de outro bloqueador neuro-hormonal não agregue vantagem. No entanto, a adição de hidralazina e nitrato parece promover resultados mais expressivos, como demonstrado nos estudo A-HeFT e no da Cleveland Clinic. Nesses dois estudos, a adição de hidralazina e nitrato foi acompanhada de significativa melhora clínica e da redução de mortalidade (Figura 2). Esse resultado melhor pode decorrer do mecanismo de ação dos medicamentos, que gerando vasodilatação sem interferir com o sistema renina-angiotensina, promovendo uma verdadeira adição de efeito no tratamento da IC.

No estudo A-HeFT, com pacientes de raça negra, a adição de nitrato e hidralazina ao tratamento usual com IECA, promoveu redução de 43% na mortalidade. Esses dados comprovam que o tratamento mais intenso, com

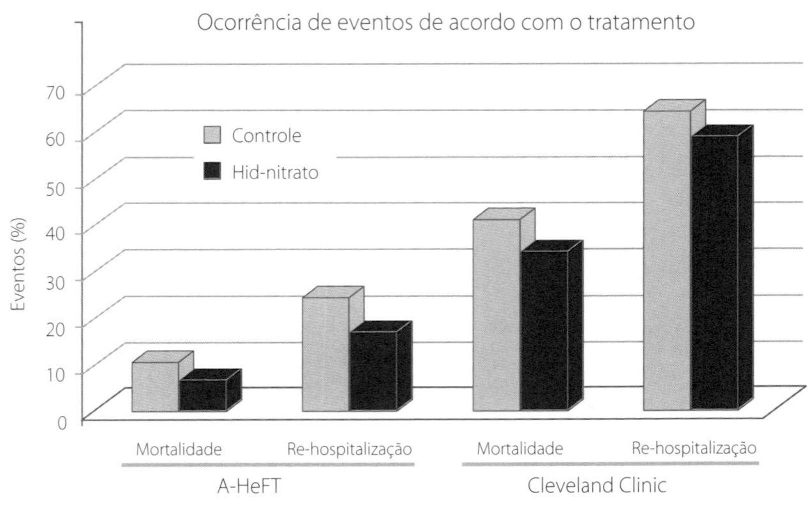

Figura 2 Associação de nitrato e hidralazina na insuficiência cardíaca.
Fonte: adaptada de Taylor et al., 2004; Mullens et al., 2009.

múltiplos vasodilatadores foi mais eficaz que o apenas com IECA, para indivíduos de raça negra. Vale lembrar que, no estudo A-HeFT, os pacientes (que se autoidentificaram de raça negra) estavam sendo tratados com IECA ou BRA e que a hidralazina e o nitrato foram adicionados ao tratamento usual. Resultado semelhante foi descrito no estudo de Mullens et al. com pacientes da Cleveland Clinic, mostrando melhora na evolução também em pacientes da raça branca com IC avançada. Nesse estudo, a adição de nitrato e hidralazina ao tratamento usual com IECA ou BRA foi associada à melhora significativa na evolução com redução de mortalidade. A mortalidade entre os pacientes tratados somente com os IECA foi de 41% e a daqueles em que o nitrato e a hidralazina foram adicionados foi de 34% (redução relativa de 35%).

Na mesma linha de pesquisa, em estudo utilizando o ecocardiograma, para avaliar a situação hemodinâmica do paciente, Rohde et al. verificaram que a adição de vasodilatadores em pacientes com medidas hemodinâmicas elevadas melhora o perfil hemodinâmico e a evolução clínica.

O tratamento na IC avançada também indica que a associação de vasodilatadores permite compensar pacientes refratários sendo tratados com um único vasodilatador. É considerado necessário, para muitos pacientes, a prescrição de doses elevadas dos 2 medicamentos para a compensação (p. ex., 50 a 100 mg de hidralazina, 3 vezes ao dia, e 40 a 80 mg de mononitrato de isossorbida, 3 vezes ao dia). Para a escolha da dose, além da resposta clínica e da melhora dos sintomas, identificadas pelos dados clínicos, é importante procurar sinais de vasoconstrição periférica ao exame físico, como extremidades frias e lentificação no retorno da circulação periférica à compressão. Com o emprego dos vasodilatadores, observa-se melhora desses sinais.

A IC é uma doença de mau prognóstico nas formas avançadas e o tratamento correto modifica a história natural. O tratamento com IECA, BRA ou INRA, espironolactona e betabloqueador é fundamental para melhorar esse prognóstico e, nos casos dos pacientes mais graves e nos refratários ao tratamento usual, a adição de mononitrato e hidralazina tem mostrado utilidade para o controle da doença. O conjunto de dados publicados nos estudos mostra que o uso dos nitratos, feito há mais 100 anos na cardiologia, continua sendo atual e deve ser feito para o melhor controle da IC, uma doença de gravidade inquestionável, na qual o tratamento otimizado modifica a história natural.

Com a disponibilização da nova família de medicamentos, os inibidores da neprilisina e receptores da angiotensina (INRA) e o resultado do estudo PARADIGM-HF mostrando que o sacubitril/valsartana reduz mais a mortalidade e as hospitalizações por IC que o enalapril, deve-se nos casos que persistem sintomáticos trocar o IECA ou BRA pelo INRA. Pelo duplo mecanismo de ação vasodilatadora, bloqueando a angiotensina e aumentando os níveis de peptídeos natriuréticos tem ação mais vasodilatadora que os clássicos IECA e BRA e devem ser utilizados na IC para o melhor controle, como o estudo PARADIGM-HF documentou. Esta maior vasodilatação é um dos mecanismos pelo qual este novo medicamento foi mais eficaz que o IECA. Se após a troca, os pacientes persistirem sintomáticos pode-se acrescentar a hidralazina e o nitrato.

COMO IDENTIFICAR E CONDUZIR PACIENTES QUE NECESSITAM DE ASSOCIAÇÕES DE VASODILATADORES

Em geral, pacientes que necessitam de associações de vasodilatadores estão em situação mais grave e continuam apresentando as manifestações clínicas da IC mesmo com a instituição do tratamento clássico, com DMP e, ao exame físico, permanecem com sinais de vasoconstrição, palidez, pressão arterial baixa, lentificação do enchimento capilar e extremidades frias.

Havendo condições clínicas, deve-se tentar aumentar as doses dos vasodilatadores ou associá-los. Apesar da pressão arterial reduzida, o incremento dos vasodilatadores com certa frequência, diferentemente do que se poderia esperar, provoca aumento da pressão arterial, achado que indica que uma boa vasodilatação foi obtida e que o quadro hemodinâmico desfavorável foi controlado. A pressão arterial baixa não deve ser sempre um indicador de que as doses não devem ser aumentadas ou de que a associação de vasodilatadores não deve ser prescrita. É válido fazer uma tentativa com essas ações; caso ocorra deterioração clínica, a dose deve ser revista. A não tentativa somente é justificada quando um paciente refratário ao tratamento é identificado; nesse caso, deve-se considerar outras possibilidades de intervenção.

Tabela 1 Principais IECA utilizados no tratamento da IC

Fármaco	Dose inicial	Dose-alvo
Captopril	6,25 mg, 2 vezes ao dia	50 mg, 3 vezes ao dia
Enalapril	2,5 mg, 2 vezes ao dia	10 a 20 mg, 2 vezes ao dia
Ramipril	1,25 mg, 2 vezes ao dia	5 mg, 2 vezes ao dia
Lisinopril	2,5 mg por dia	30 mg por dia

Tabela 2 Principais BRA no tratamento da IC

Fármaco	Dose inicial	Dose-alvo
Losartana	12,5 mg	150 mg
Valsartana	20 mg	80 a 160 mg por dia
Candesartana	4 mg	16 a 32 mg por dia
Irbesartana	75 mg	150 a 300 mg por dia

Tabela 3 Vasodilatadores não IECA

Fármaco	Dose inicial	Dose-alvo
Hidralazina	25 mg, 3 vezes ao dia	50 a 100 mg, 3 vezes ao dia
Dinitrato de isossorbida	10 mg, 3 vezes ao dia	20 a 40 mg, 3 vezes ao dia
Mononitrato de isossorbida	10 mg, 3 vezes ao dia	20 a 40 mg, 3 vezes ao dia

Tabela 4 Inibidor da neprilisina e bloqueador do receptor da angiotensina

Fármaco	Dose inicial	Dose-alvo
Sacubitril/ valasartana	24/26 mg (50 mg) 2 x ao dia	49/51 mg a 93/103 mg (200 mg) 2 x ao dia

CONCLUSÃO

A maioria dos pacientes com IC responde bem ao tratamento clássico com as DMP e com o tratamento sintomático com diuréticos, digitais e ivabradina, quando indicados.

Em pacientes que persistem sintomáticos com DMP otimizadas, a associação de vasodilatadores poderá ser de grande utilidade no controle do quadro, levando à melhor compensação. É fundamental tentar sempre a melhor compensação possível, pois controles incompletos provavelmente não evitarão a progressão da doença e implicarão em prognóstico reservado para esses pacientes. Desde o estudo PARADIGM-HF com pacientes sintomáticos deve-se trocar o IECA/BRA pelo INRA.

QUESTÕES DE REVISÃO

1. Rodrigo, 45 anos, negro, portador de cardiomiopatia dilatada grave idiopática, apresenta dispneia para tomar banho, ortopneia e dispneia paroxística noturna frequente, afirma urinar normalmente. Em uso de carvedilol 25 mg, 2 vezes ao dia; espironolactona 25 mg, 1 vez ao dia; enalapril 20 mg, 2 vezes ao dia; furosemida 40 mg, 1 vez ao dia. Bem aderente à restrição hidrossalina. Ao exame físico PA = 120 × 80; FC = 62 bpm; extremidades com tempo de enchimento capilar discretamente lentificados. Pulmão com estertores crepitantes em bases, BRNF, sopro mitral 2+/6, estase jugular presente. Assinale a melhor conduta medicamentosa:
   a) Aumentar furosemida e associar monocordil e hidralazina.
   b) Associar digoxina 0,250 mg, 1 vez ao dia.
   c) Associar losartana 50 mg, 1 vez dia.
   d) Iniciar dobutamina endovenosa.
   e) Iniciar milrinona endovensa.

2. Com relação aos vasodilatadores na IC com FE reduzida (ICFER), é correto afirmar que:
   a) A associação de hidralazina e nitrato somente deve ser usada em casos de insuficiência renal com uso de IECA ou BRA.
   b) Em pacientes que não toleram IECA por tosse, um BRA está indicado como substituto, se tolerado.
   c) Losartana tem a dose-alvo de 100 mg ao dia.
   d) Sempre se deve associar IECA, BRA e antagonista da aldosterona nos pacientes com ICFER.
   e) O aliskireno, um inibidor da renina, é alternativa ao IECA neste grupo de doentes.

RESPOSTAS

Questão 1

Resposta: A

Comentário: no estudo A-HeFT, com pacientes negros, a adição de nitrato e hidralazina ao tratamento usual com IECA promoveu redução de 43% na mortalidade. Associar losartana, enalapril e espironolactona aumenta a ocorrência de hiperpotassemia. Como esse paciente ainda possui perfusão razoável e não está com dispneia ao repouso, inotrópicos ou diuréticos endovenosos não são necessários.

Questão 2

Resposta: B

Comentário: a associação de hidralazina e nitrato pode ser utilizada em conjunto com IECA, BRA ou INRA. Nos pacientes que não toleram IECA por tosse, um BRA ou INRA sempre deve ser tentado em substituição. Losartana tem dose-alvo de 150 mg/dia. A associação de IECA, BRA e AA não deve ser usada de rotina, já que pode levar a efeitos colaterais graves, como hiperpotassemia. Nenhum estudo mostrou benefício evidente de aliscireno nos pacientes com IC.

RESSINCRONIZAÇÃO E CARDIODESFIBRILADOR IMPLANTÁVEL NA INSUFICIÊNCIA CARDÍACA

13

FUNDAMENTOS

Como discutido anteriormente, o tratamento da insuficiência cardíaca (IC) com inibidores da enzima conversora da angiotensina (IECA), bloqueadores dos receptores da angiotensina (BRA) e dos inibidores da neprilisina e dos receptores da angiotensina (INRA), betabloqueadores, antagonistas dos receptores mineralocorticoides e ivabradina modifica a evolução da maioria dos portadores de IC. O bloqueio completo de ramo esquerdo (BCRE) é um achado relativamente frequente nos pacientes com IC. O distúrbio de condução do ramo esquerdo, ao retardar a contração da parede lateral do ventrículo esquerdo (VE), pode provocar redução da eficiência. Vários estudos documentaram que, com a ressincronização cardíaca, na presença de um eletrodo estimulando a parede lateral do VE, é possível melhorar a eficiência deste coração e reduzir a morbimortalidade a ele relacionada.

OBJETIVOS DIDÁTICOS

No *SAVIC Consultório*, durante a etapa de S de seguimento (Figura 1), os médicos deverão identificar os pacientes com BCRE e, para aqueles que permanecerem sintomáticos apesar do tratamento (otimizado), indicar o ressincronizador. O ressincronizador deve também ser considerado para pacientes com disfunção sistólica do VE com indicação de marca-passo, pois o implante do eletrodo no ventrículo direito (VD) promove assincronia de contração e desencadeia ou acentua as manifestações de IC, que são prevenidas com a ressincronização cardíaca.

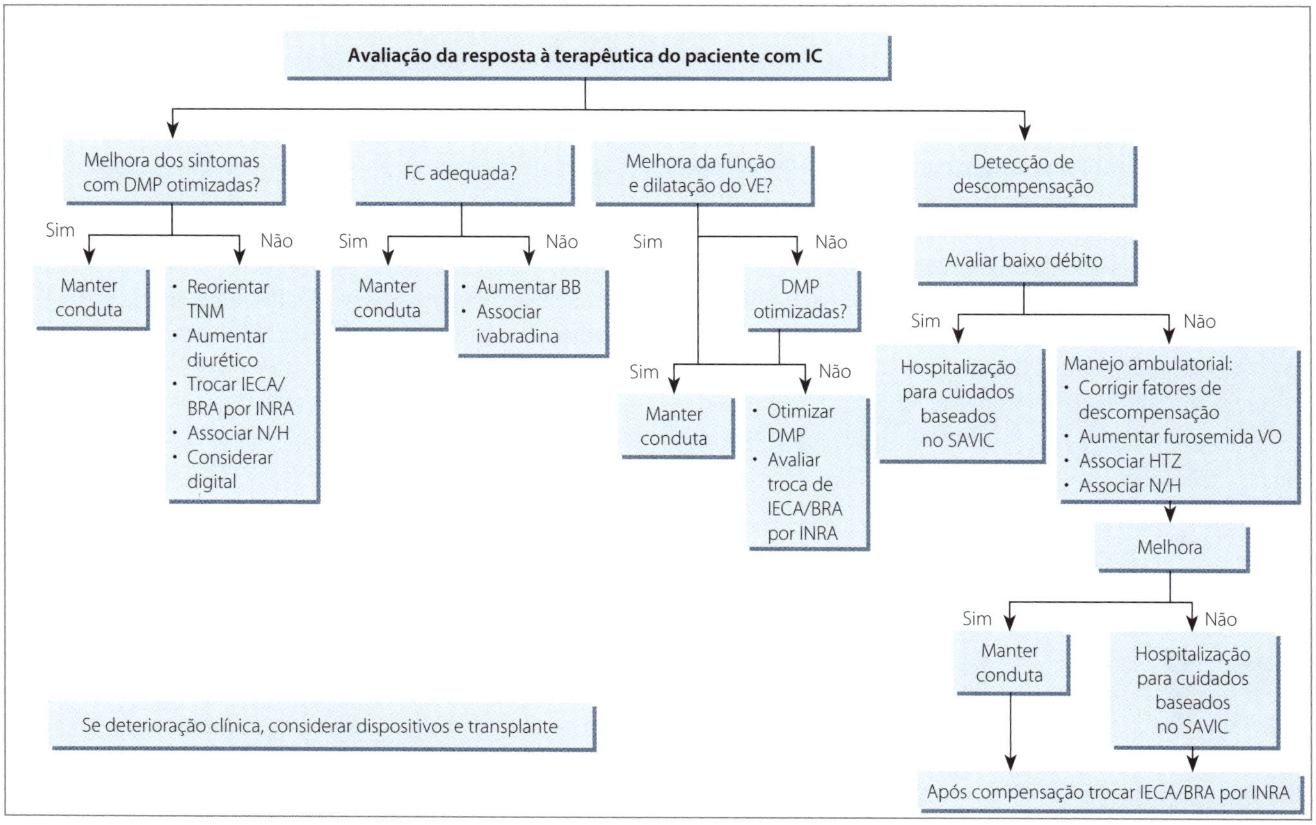

Figura 1 Etapa S, de seguimento.

BB: betabloqueador; DMP: drogas que mudam o prognóstico; FC: frequência cardíaca; HTZ: hidroclorotiazida; IECA: inibidor da enzina conversora da angiotensina; INRA: inibidores da neprilisina e dos receptores da angiotensina; N/H: nitrato e hidralazina; TNM: tratamento não medicamentoso. VE: ventrículo esquerdo; VO: via oral.

INTRODUÇÃO

Uma alteração que merece a atenção em paciente com IC, pela possibilidade de tratamento específico, é o BCRE, que os estudos epidemiológicos demonstraram estar associado à pior evolução. O tratamento com a ressincronização cardíaca melhora a evolução.

O BCRE é um achado relativamente frequente nos pacientes com IC. A prevalência varia de 20 a 35% conforme a população estudada. Na Itália, de acordo com o registro italiano de IC, que estudou mais de 9 mil pacientes, o BCRE foi observado em 25,3% dos casos. Nesse registro, pode-se observar que os pacientes com o bloqueio apresentaram mortalidade maior do que os sem bloqueio (Figura 2).

O distúrbio de condução do ramo esquerdo, ao retardar a contração da parede lateral do VE, pode provocar redução da eficiência. Vários estudos documentaram que, com a ressincronização cardíaca, na presença de um eletrodo estimulando a parede lateral do VE, é possível melhorar a eficiência deste coração.

Um dos mecanismos de ação da ressincronização cardíaca é a redução da assincronia de contração, usualmente encontrada nos pacientes com QRS alargado, principalmente com distúrbio de condução no ramo esquerdo. A parede lateral do VE se contrai com retardo em relação à parede septal e ao marca-passo, estimulando a região lateral do VE e, assim, reduz esta assincronia de contração.

As evidências são contundentes e não há mais dúvidas de que a ressincronização cardíaca promove melhora nas manifestações clínicas, no desempenho físico, na qualidade de vida e na taxa de re-hospitalizações. Os estudos mostraram que a estimulação biventricular promove redução da dilatação cardíaca, aumento da fração de ejeção e redução do grau de regurgitação mitral. Ao lado da melhora clínica, a ressincronização cardíaca promove redução na mortalidade (CARE-HF, COMPANION, MADIT-CHF, RAFT) de pacientes que persistem sintomáticos na vigência de tratamento otimizado (CF II, III, IV) (Figura 3). Não há evidências de que em pacientes assintomáticos o procedimento promova redução de eventos na evolução.

Com base nesses achados da literatura, as diretrizes indicam a ressincronização cardíaca para os pacientes com disfunção sistólica, na presença do distúrbio de condução e sintomas de IC apesar do tratamento otimizado.

Entretanto, mesmo que esses critérios sejam obedecidos, tem-se observado que cerca de um terço dos pacientes não melhora com o procedimento, achado que sugere a necessidade de reavaliação ou aprimoramento dos critérios. Análises dos estudos de ressincronização cardíaca mostraram que são os pacientes com BCRD, com fibrilação atrial e com cardiomiopatia isquêmica com grandes áreas de fibrose os menos responsivos. Nos pacientes com fibrilação atrial, o controle da frequência cardíaca, que permite que o marca-passo (ressincronizador) estimule a maioria dos batimentos, melhora o desempelho. Nos infartados, é necessário um estudo da área infartada para que se evite o implante do eletrodo em área de fibrose; esse procedimento melhora a resposta nesses casos.

COMO INDICAR A RESSINCRONIZAÇÃO CARDÍACA?

São candidatos à ressincronização pacientes com BCRE e que persistem sintomáticos após a otimização do tratamento medicamentoso. Obedecidos os critérios citados, a presença de QRS com duração acima de 0,15 ms já preenche os critérios para a indicação do ressincronizador. Nos pacientes com QRS entre 0,13 e 0,15 ms, deve-se pesquisar a presença de assincronia de contração. Pode-se empregar o ecocardiograma, identificando-se a assincronia quando o Doppler tecidual estiver em retardo superior a 40 ms. Estes foram os critérios empregados no estudo CARE-HF, o primeiro a documentar que a ressincronização cardíaca reduz a alta mortalidade relacionada à IC. Essa conduta foi adotada pela Diretriz Europeia de IC como critério para indicação do ressincronizador.

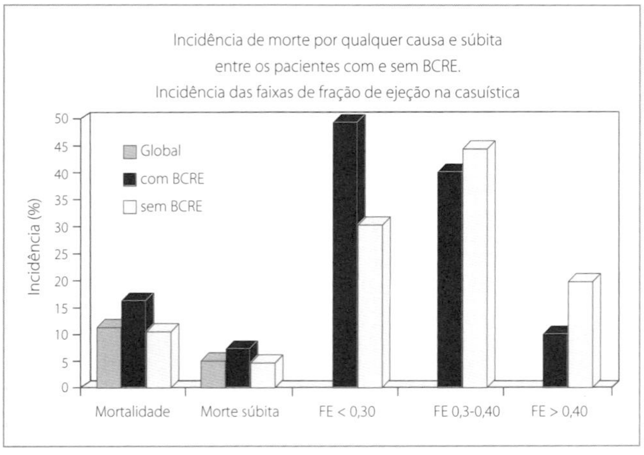

Figura 2 Importância prognóstica do bloqueio completo de ramo esquerdo.
Fonte: adaptada de Baldasseroni et al., 2002.

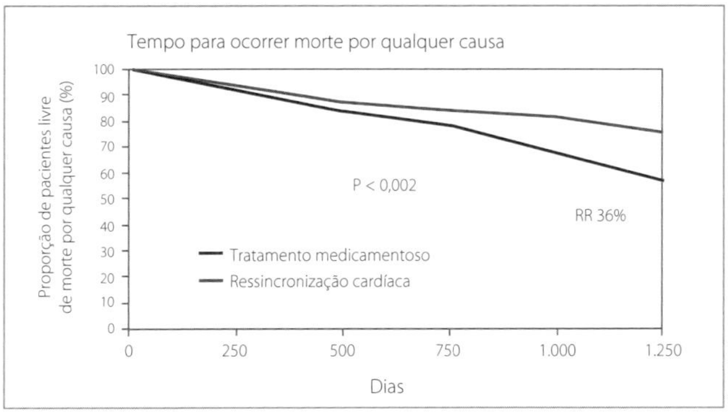

Figura 3 Estudo CARE-HF.
Fonte: adaptada de Cleland et al., 2005.

A RESSINCRONIZAÇÃO CARDÍACA NA PREVENÇÃO DA INSUFICIÊNCIA CARDÍACA EM PACIENTES COM DISFUNÇÃO VENTRICULAR QUE NECESSITAM DE MARCA-PASSO

Outra situação clínica que vem merecendo atenção é a evolução dos pacientes com disfunção ventricular sistólica ou com IC leve, sem BCRE, que têm indicação para implante de marca-passo por causa da doença do nó sinusal, por BAVT ou mesmo como suporte para tratamento, com medicamentos que induzem bradicardia significativa.

Nessa situação, vem-se demonstrando que, quando se implanta um marca-passo que estimula somente o VD, um percentual significativo de pacientes desenvolve IC ou apresenta acentuação das manifestações da doença.

Diante desses dados, tem-se discutido a indicação de ressincronização cardíaca para os pacientes com fração de ejeção reduzida que necessitam de marca-passo, pois a indução do BCRE pela estimulação do VD, provocando assincronia de contração, piora a eficiência do coração já insuficiente, fato que não ocorre com a ressincronização cardíaca.

Um conjunto de dados sinaliza que a estimulação do VD em pacientes com disfunção ventricular na ausência prévia de BCRE parece ser deletéria e deveria ser evitada como forma de prevenção da IC ou para se evitar a acentuação. Dessa forma, embora não seja ainda conduta referendada pelas diretrizes para tratamento da IC, para pacientes com disfunção ventricular e naqueles com IC, mesmo sem BCRE, nos quais será necessário o implante de marca-passo, deveria optar-se pela ressincronização cardíaca. Essa indicação é justificada pelo fato de que a estimulação do VD, provocando bloqueio do ramo esquerdo, promoveria assincronia de contração e piora da função cardíaca e a consequente piora do quadro clínico, que poderia ser prevenida pelo uso de um ressincronizador cardíaco. Por outro lado, tem-se observado que a troca da forma de estimulação, de bicameral pela ressincronização cardíaca, seria conduta de bom custo/benefício, uma vez que se evitariam os gastos do primeiro implante do marca-passo.

A ressincronização cardíaca não está indicada para pacientes com QRS estreito, mesmo que apresentem assincronia de contração. Em estudo randomizado, não se documentou benefício com o procedimento.

CARDIODESFIBRILADOR IMPLANTÁVEL (CDI)

Aproximadamente 50% das mortes de doentes com IC ocorrem subitamente, sendo que a maioria está associadas a arrritmias ventriculares, em particular nos doentes em classes funcionais menos avançadas. Por esse motivo, a prevenção de morte súbita é um dos objetivos terapêuticos do tratamento da IC. Os moduladores neuro-humorais, já referidos como parte do esquema farmacológico, reduzem o risco de morte súbita, mas não o eliminam. Os fármacos antiarrítmicos não reduzem o risco de morte súbita e podem até mesmo aumentá-lo. A maioria dos casos de morte súbita decorre de arritmias ventriculares, como taquicardia ventricular ou fibrilação ventricular. Nesse contexto, o cardiodesfibrilador implantável (CDI) tem papel importante na redução do risco de morte súbita por arritmia ventricular.

CDI na prevenção secundária de morte súbita

A implantação de CDI está indicada, no contexto de prevenção secundária, em doentes com arritmia ventricular associada à instabilidade hemodinâmica. Essa indicação é baseada em ensaios clínicos multicêntricos e randomizados que documentaram maior efetividade do CDI de reduzir o risco de morte súbita de pacientes de alto risco (prevenção secundária) quando comparado às drogas antiarrítmicas. Esses estudos de prevenção secundária analisaram predominantemente portadores de cardiomiopatia isquêmica, que foram recuperados de morte súbita ou que apresentaram taquicardia ventricular sustentada ou arritmia ventricular complexa induzida por estimulação ventricular no estudo eletrofisiológico. Entretanto, ainda há dúvidas sobre as vantagens dessa indicação, uma vez que a redução de mortalidade na metanálise envolvendo os quatro principais estudos de prevenção secundária, com a participação de mais de 2 mil pacientes, demonstrou redução relativa da mortalidade de 36% ($p = 0,09$). Na prática clínica, com base nesses estudos, indica-se o CDI na prevenção secundária de morte súbita, sendo uma conduta custo-efetiva. Deve-se, portanto indicar CDI para pacientes com disfunção ventricular que foram recuperados de morte súbita por fibrilação ventricular ou taquicardia ventricular sustentada de causa não reversível.

Deve-se também indicar o CDI para pacientes com documentação de taquicardia ventricular sustentada estável ou instável e com síncope recorrente de relevância clínica e que apresentem taquicardia ventricular sustentada instável ou fibrilação ventricular no estudo eletrofisiológico invasivo. Deve-se, no entanto, excluir dessa indicação os pacientes muito idosos, com comorbidades importantes e expectativa de vida reduzida em 1 ano por causa de outras doenças e pacientes com síndromes tratáveis ou com indicação de transplante cardíaco iminente.

A indicação do CDI na prevenção secundária é pouco questionada, o mesmo não ocorrendo na prevenção primária.

CDI na prevenção primária de morte súbita

A implantação do CDI para prevenção primária foi avaliada no estudo MADI-II em portadores de disfunção ventricular de causa isquêmica, em doentes com infarto há mais de 1 mês, desde que com FEVE ≤ 30%, classe funcional NYHA I, II ou III e se tiverem sido revascularizados há mais de 3 meses. Nos pacientes randomizados para o grupo implante de CDI, houve redução de 31% na mortalidade total. Entretanto, quando se avaliou prevenção primária com implante de CDI em pacientes não isquêmicos, o resultado não foi satisfatório. Em 556 pacientes com IC sintomática, FEVE ≤ 35%, os grupos CDI e controle não demonstraram diferença no seguimento médio de 67 meses.

Uma dificuldade adicional para implante CDI ou TRC no Brasil é o preço para o implante (Tabela 1). Esses dispositivos nem sempre estão disponíveis nas diferentes regiões do país e os preços variam conforme a fonte pagadora. Os valores pagos pelo Sistema Único de Saúe (SUS) são inferiores aos praticados pelos hospitais privados do país.

Tabela 1 Preços aproximados dos dispositivos

Dispositivo	Preço em reais	Preço em dólares
Marca-passo	15.000,00	6.820.00
Ressincronizador	22.000,00	10.000,00
Desfibrilador	35.000,00	16.000,00
Res/Desf	62.000,00	28.000,00
HeartMate	500.000,00	230.000,00

Preço aproximado pago pelo SUS em junho de 2014. Nesta tabela, não está incluído o preço do hospital e dos médicos envolvidos no procedimento.

CONCLUSÃO

A ressincronização deve ser indicada para os pacientes com IC sintomática portadores de FE < 35%, QRS alargado e sob tratamento otimizado. A ressincronização cardíaca deve também ser considerada quando houver indicação de implante de marca-passo em pacientes com disfunção ventricular e naqueles com BCRE em que não foi possível otimizar o tratamento em decorrência da situação clínica. A implantação de CDI está indicada, em contexto de prevenção secundária, em doentes com arritmia ventricular associada à instabilidade hemodinâmica.

QUESTÕES DE REVISÃO

1. Denise, 51 anos, portadora de cardiomiopatia dilatada (FEVE = 24%), dispneia aos mínimos esforços há 1 mês e ortopneia. Em uso de furosemida 40 mg, 1 vez ao dia; carvedilol 12,5 mg, 2 vezes ao dia; espironolactona 25 mg, 1 vez ao dia; enalapril 5 mg, 1 vez ao dia. Ao exame físico: estertores bibasais; bulhas rítmicas; sopro suave mitral 3+/6; estase jugular +. ECG sinusal com BRE (QRS 160 ms); FC = 91 bpm; PA = 118 × 70 mmHg. Leva à consulta um *holter* com vários pares de extrassístoles ventriculares. Assinale a melhor conduta:
   a) Indicar ressincronização e CDI como prevenção primária de morte súbita.
   b) Aumentar furosemida, trocar carvedilol por bisoprolol, tentar alcançar dose-alvo das medicações com posterior reavalição clínica.
   c) Indicar cintilografia para avaliar viabilidade miocárdica.
   d) Solicitar ressonância magnética cardíaca para pesquisa de dissincronia.
   e) Indicar somente ressincronização.

2. Em relação à terapia de ressincronização cardíaca, é correto afirmar que:
   a) Os pacientes com bloqueio de ramo direito parecem alcançar os mesmos benefícios clínicos quando comparados aos portadores de bloqueio de ramo esquerdo.
   b) O principal preditor da boa resposta ao implante da TRC é o grau de disfunção ventricular esquerda pré-implante.
   c) O desenvolvimento de fibrilação atrial ou extrassístole ventricular frequente pode ser causa de não resposta à TRC.
   d) A TRC deve ser indicada para pacientes com QRS estreito, o que se associa ao miocárdio ventricular esquerdo mais preservado.
   e) A TRC pode ser indicada para pacientes ainda na fase de titulação dos bloqueadores neuro-humorais, desde que os sintomas mostrem classe funcional III ou IV da NYHA.

RESPOSTAS

Questão 1

Resposta: B

Comentário: a ressincronização tem indicação IA nesta paciente, entretanto, deve estar com as medicações otimizadas. (IA): pacientes com FEVE < 35%, que persistem sintomáticos após a otimização do tratamento medicamentoso (classe funcional III) e BCRE (QRS > 150 ms). A implantação de CDI também está indicada, em prevenção primária, em doentes com IC sintomática (classe funcional NYHA II ou III) e FE < 35%, apesar de tratamento médico otimizado por mais de 3 meses. O carvedilol provoca maior hipotensão e menor redução da FC, portanto, a troca por bisoprolol pode permitir otimizar o enalapril e atingir FC < 70 bpm. Caso esta frequência ainda persista > 70 bpm, a associação de ivabradina é uma boa opção.

Questão 2

Resposta: C

Comentário: o melhor preditor da boa resposta ao implante da TRC, como ficou demonstrado nos grandes estudos randomizados multicêntricos, é o padrão de BRE com alargamento do complexo QRS, particularmente ≥ 150 ms. O desenvolvimento de arritmias como FA e extrassístole ventricular frequente após implante está associado à perda da resposta à TRC.

ABORDAGENS MULTIDISCIPLINAR E CLÍNICA DA INSUFICIÊNCIA CARDÍACA

14

FUNDAMENTOS

A terapêutica farmacológica, os dispositivos eletrônicos de estimulação cardíaca (ressincronizador/desfibrilador implantável), os dispositivos de suporte circulatório e o transplante cardíaco foram extensivamente estudados e validados em grandes ensaios clínicos nas últimas décadas, sendo empregados como ferramentas clássicas no tratamento da insuficiência cardíaca (IC). No entanto, essa doença apresenta peculiaridades que resultam em demandas que vão muito além da abordagem terapêutica descrita. As altas taxas de internação e readmissão hospitalar relacionadas à IC são causadas principalmente por baixa adesão ao tratamento farmacológico e não farmacológico. Nesse contexto, a abordagem multidisciplinar e a educação do paciente para promoção de melhora no autocuidado apresenta papel de fundamental importância.

OBJETIVOS DIDÁTICOS

No *SAVIC Consultório*, os médicos deverão conhecer a abordagem multidisciplinar na IC com destaque para as clínicas de IC. Serão discutidas as características, funções, objetivos e o impacto deste modelo de abordagem na evolução da IC. Apesar de as evidências científicas demonstrarem grandes benefícios dos modelos multidisciplinares no seguimento e na educação do paciente com IC, na maioria das vezes cabe ao médico de consultório realizar essas orientações, uma vez que equipes multidisciplinares em IC encontram-se ainda limitadas a alguns centros. Diante dessa realidade, o médico de consultório deve conhecer todos os tópicos a serem abordados na educação do paciente com IC.

INTRODUÇÃO

Por se tratar de uma doença crônica, os sintomas e o prognóstico de IC apresentam grandes oscilações ao longo do tempo; alternando períodos de estabilidade clínica com períodos de descompensação, no qual consultas médicas não planejadas ou até mesmo hospitalizações podem ser necessárias. Estudos mostram que pacientes com baixo nível socioeconômico e baixo grau de conhecimento da doença e dos sintomas estão em grande desvantagem, apresentando prognóstico menos favorável. A incapacidade de conhecer a indicação, a dosagem e a frequência de cada medicação utilizada, assim como a incapacidade de ler rótulos e distinguir quais medicações devem ser administradas, está associada à maior taxa de descompensações. Aproximadamente 50% das admissões hospitalares por IC poderiam ser evitadas por meio de programas de educação e seguimento próximo do paciente. Ressalta-se ainda que a falha na adesão à terapêutica farmacológica e às medidas não farmacológicas, como restrição de líquidos e sódio, representa a principal causa de internação. Por causa das características apresentadas, estratégias para melhorar a qualidade de cuidado e reduzir eventos clínicos têm sido fortemente estimuladas.

CLÍNICAS DE INSUFICIÊNCIA CARDÍACA

Clínicas de IC (CIC) são definidas como unidades formadas por uma equipe multidisciplinar que inclui no mínimo enfermeiro e médico especialistas em IC alocados em nível hospitalar ou ambulatorial. As primeiras CIC surgiram na década de 1990 envolvendo principalmente casos de IC avançada com objetivo de reduzir a alta taxa de readmissão hospitalar, uma vez que porcentagem significativa dessas internações poderiam ser evitadas por meio de ações preventivas.

Em 1993, Rich et al. publicaram estudo-piloto de uma clínica multidisciplinar especializada em IC com achado de redução significativa de readmissões hospitalares. O impacto positivo das CIC na redução de mortalidade e hospitalização foi confirmado em estudos de maior casuística e em metanálises. Esses achados resultaram na inclusão das CIC como recomendação em várias diretrizes.

Essa nova abordagem vai muito além do processo diagnóstico e do tratamento tradicionalmente desempenhado pelo médico. Um time multidisciplinar composto por enfermeiro, nutricionista, assistente social, fisioterapeuta, psicólogo e farmacêutico promove a educação do paciente, familiares e cuidadores. Trata-se de um processo multifacetado, no qual o paciente deve ser alertado sobre o prognóstico da doença, deve ser ensinado a reconhecer sinais e sintomas de descompensação clínica e conhecer os possíveis efeitos colaterais das medicações administradas. Adesão à terapêutica farmacológica é fortemente enfatizada e checada ao longo do seguimento. Estimulam-se mudanças no estilo de vida para adoção de dieta mais saudável, com restrição da ingesta excessiva de sódio e líquidos. A atividade física é encorajada, devendo ser realizada em intensidade adequada ao grau de comprometimento funcional e miocárdico.

O papel do enfermeiro nesse time multidisciplinar é fundamental e representa o ponto central do processo. Ele representa o elo mais forte entre o paciente e o centro de saúde que faz o acompanhamento. A atuação vai do seguimento ambulatorial ao período de hospitalização, preparo para alta e seguimento precoce após a alta hospitalar.

Readmissão hospitalar por IC é comumente resultado de falhas no processo da alta hospitalar. A educação do paciente e dos cuidadores é fundamental na prevenção de readmissões hospitalares. O processo educativo deve ser iniciado precocemente no ambiente hospitalar, aproveitando-se o impacto causado pela internação. No momento da alta, as orientações já realizadas ao longo da internação devem ser reabordadas detalhadamente. O uso de folhetos educativos, *checklists* e vídeos podem auxiliar nesse processo, mas tais ferramentas não susbtituem o atendimento personalizado. O seguimento médico após a alta deve ser idealmente próximo com retorno em no máximo em 2 semanas e preferencialmente com participação da equipe multidisciplinar ou do enfermeiro de IC.

Ao longo do tempo, outros modelos de manejo multidisciplinar da IC surgiram para atender melhor às necessidades e características de cada paciente e para melhor adaptação à infraestrutura local dos serviços de saúde (Tabela 1). Essas abordagens reforçam a educação e as orientações de autocuidado ao paciente já realizadas na alta hospitalar, avaliam adesão medicamentosa e condição clínica, respondem a possíveis dúvidas e orientam quais atitudes devem ser tomadas na presença de sinais de descompensação clínica e de como procurar, se necessário, um atendimento médico de urgência.

Tabela 1 Modelos de manejo multidisciplinar na IC

Tipo de contato	Vantagens	Desvantagens
Visitas domiciliares: realizadas por enfermeiro especialista em IC ou equipe multidisciplinar	Atendimento a pacientes com dificuldade de retornos ambulatoriais	Transporte e deslocamento da equipe até o paciente
	Avaliação real e local das condições e necessidades do paciente	Tempo envolvido para atendimento de um único paciente
	Seguimento curto pós-alta	
Contato telefônico: realizado por enfermeiro especialista em IC após alta ou consulta médica	Baixo custo e baixo tempo envolvido	Dificuldade de avaliação objetiva dos sinais e sintomas
	Conveniência para equipe e paciente	Dificuldade de avaliação objetiva de aspectos psicológicos e sociais
	Capacidade de avaliação de grande número de pacientes	
Telemonitoramento: divide-se em medidas não invasivas (peso, PA, FC) e medidas invasivas (impedância torácica, pressões de enchimento de câmaras direitas, pressão de artéria pulmonar e atrial esquerda)	Monitoração remota de dados clínicos e hemodinâmicos que são mais precisos e precoces na detecção de descompensação	Necessidade de orientação intensiva para uso do equipamento
	Dados podem ser obtidos por dispositivos já implantados, como desfibriladores e ressincronizadores	Custo elevado dos dispositivos
		Necessidade de equipe especializada na interpretação de dados de medidas invasivas recebidas pelo centro

O QUE ENSINAR AO PORTADOR DE INSUFICIÊNCIA CARDÍACA

Sintomas (Quadro 1)

Quadro 1 Orientações aos pacientes quanto aos sintomas

Atenção para aparecimento ou intensificação dos seguintes sinais e sintomas
Dispneia aos esforços
Dispneia no repouso
Dispneia no decúbito, necessidade de elevação da cabeceira (aumento do número de travesseiros ou necessidade de dormir sentado)
Tosse seca que piora com decúbito
Cansaço, fadiga
Inchaço em pés e pernas
Aumento do volume abdominal
Aumento rápido do peso
Redução do apetite
Plenitude gástrica após ingestão de pequena quantidade de alimentos
Náuseas e vômitos

Aproximadamente 50% dos indivíduos hospitalizados por IC apresentam intensificação dos sinais e sintomas de IC 10 dias antes da admissão hospitalar (Figura 1). A capacidade de detecção desses sinais e sintomas associada a ati-

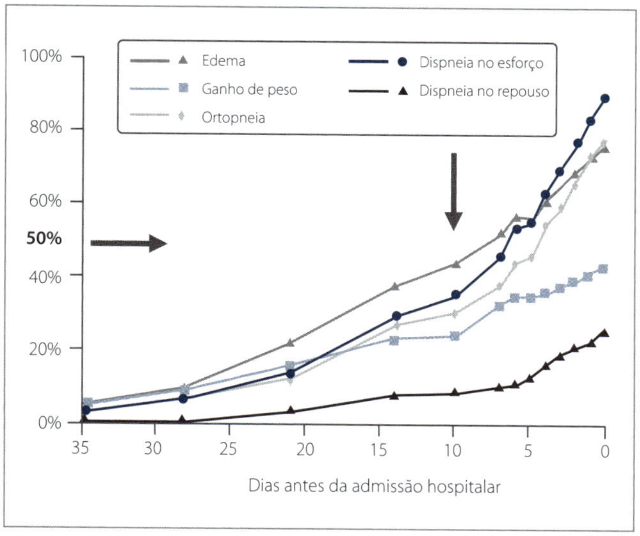

Figura 1 Sinais clínicos e sintomas presentes antes da internação hospitalar.
Fonte: adaptada de Schiff et al., 2003.

tudes como otimização da dose de diurético, contato telefônico com médico ou enfermeiro de IC e antecipação de consulta médica reduzem drasticamente a probabilidade de internação. Nesse contexto, as intervenções focadas na educação dos pacientes e familiares para o reconhecimento precoce dos sinais e sintomas é fundamental.

Peso (Quadro 2)

Ganho de peso é um dos primeiros sinais de retenção hídrica. Em geral, antes do aparecimento evidente de inchaço e piora de outros sintomas de IC, já ocorreu retenção de líquidos superior a 4 kg. A monitoração diária do peso é capaz de promover detecção precoce deste quadro em portadores de IC, reduzindo o risco de hospitalizações.

Quadro 2 Orientações ao paciente quanto ao peso
Ganho rápido de peso pode ser sinal de descompensação
Memorizar o peso seco informado pelo médico ou enfermeiro de IC (peso da alta hospitalar ou peso ambulatorial sem sinais de congestão)
Possuir balança em casa
Pesar-se todos os dias pela manhã, logo após acordar
Pesar-se idealmente sem roupas ou com roupas leves e após micção
Utilizar de preferência a mesma balança
Anotar ou memorizar o peso todos os dias
Comparar a evolução do peso ao longo dos dias
Se apresentar aumento de peso superior a 500 g, em um dia, reduzir a ingestão de líquidos e sal
Caso ainda persista com aumento de peso, tomar um comprimido a mais do diurético de que já faz uso
Entrar em contato com serviço de saúde se houver ganho de peso superior a 900 g em 1 dia ou 2 kg em 1 semana

Medicações (Quadro 3)

A adesão terapêutica medicamentosa é um grande desafio no tratamento da IC. O grande número de medicamentos, alguns com várias tomadas diárias, mudanças frequentes no regime terapêutico impostas pelas oscilações da doença e para otimização terapêutica são fatores que diminuem a adesão.

Quadro 3 Orientações ao paciente quanto às medicações
Para controle da doença, será necessário para a maioria dos pacientes o uso de muitos medicamentos
Tomar as medicações exatamente como estão prescritas, mesmo se estiver se sentindo bem
Nunca suspender ou modificar as medicações sem orientação do profissional de saúde
Se houver suspeita de efeito colateral, entrar em contato com equipe de saúde
Manter uma tabela contendo todas as medicações, os horários e a quantidade a ser tomada em local de fácil visualização
Os medicamentos podem também ser organizados em caixas com compartimentos separados por dias da semana e horários de administração

De modo geral, o tratamento de doenças graves como neoplasias está associado a melhores taxas de adesão, uma vez que existe um conhecimento geral da gravidade e do prognóstico envolvidos. Nesse aspecto, é importante que o portador de IC tenha conhecimento de que o prognóstico de sua doença pode ser pior do que o de alguns tipos de neoplasia.

O regime medicamentoso deve ser revisto junto com o paciente e os cuidadores em cada consulta. O ideal é que a prescrição seja revista de forma esquemática, construindo-se uma tabela na qual o nome das medicações, a dosagem e os horários estejam destacados. Essas tabelas devem ser afixadas em local de fácil visualização. O uso de caixas para organização das medicações também é uma ferramenta que facilita a adesão, principalmente em pacientes idosos, com dificuldades de leitura ou com déficits cognitivos leves.

Dieta

A questão da restrição de sódio (Quadro 4) na IC tem recebido destaque em publicações recentes. Dados mostram que restrição intensa de sódio está associada à maior ativação neuro-hormonal e menor ingestão de proteínas, vitaminas e alguns oligoelementos. A restrição de sódio em níveis inferiores a 3 g ao dia mostrou-se benéfica apenas para pacientes com IC avançada (classe funcional III e IV). Não existe atualmente completo consenso em relação ao valor ideal de restrição; esse valor deve ser adaptado à situação clínica de cada paciente. No entanto, vale lembrar que a média de ingestão de sódio (sal) entre os brasileiros fica em torno de 8 a 12 g/dia, ultrapassando intensamente a recomendação de ingestão máxima diária para indivíduos saudáveis. Para pacientes com IC grave, recomenda-se restrição de sódio a 3 g/dia; para indivíduos com IC leve a moderada, uma dieta com 3 a 4 g de sódio/dia é o alvo mais razoável e realista.

Quadro 4 Orientações ao paciente quanto à restrição de sódio
Evitar adicionar sal ao alimento pronto: retirar o saleiro da mesa
Escolher alimentos frescos sempre que possível
Evitar alimentos processados, defumados e enlatados
Evitar utilizar sal durante o preparo dos alimentos
Substituir o sal por ervas e temperos
Ler sempre os rótulos das embalagens de alimentos
Escolher alimentos que possuem menor teor de sódio; alimentos com teor acima de 20% do máximo permitido da ingesta diária não devem ser consumidos
Evitar alimentos com alto teor de sódio, como temperos prontos em tabletes, enlatados, molhos prontos, molho de soja, molho inglês, *ketchup*, sal temperado, picles, sopas, carne seca, bacalhau, linguiça, queijos
Substitutos do sal que contêm potássio devem ser usados apenas sob orientação médica

A recomendação de restrição hídrica na IC (Quadro 5), apesar de presente em todas as diretrizes, apresenta ainda baixo nível de evidência científica. Recomenda-se restrição de 1,5 L de fluidos ao dia, especialmente em portadores de IC avançada. Estudos mostram que pacientes com resistência a diuréticos e hiponatremia são os que mais se beneficiam da restrição, obtendo maiores taxas de normalização dos níveis plasmáticos de sódio. Em pacientes ambulatoriais, a adesão a essa recomendação ainda é um desafio, em grande parte por falhas durante o processo de orientação, nas quais não é dada ênfase necessária à importância desse cuidado.

Quadro 5 Orientações ao paciente quanto à restrição hídrica
Ingerir líquidos excessivamente pode causar descompensações
A quantidade máxima de líquidos deve ser determinada pelo médico
Em geral, deve-se ingerir no máximo entre 1,5 e 2 L de líquido diariamente
O limite máximo de líquidos não se restringe à água
Todos os demais líquidos ingeridos no período de 24 horas devem ser considerados
Alimentos líquidos como leite, chá, sopas, gelatina, frutas com grande quantidade de líquidos devem ser considerados parte do total ingerido
Anotar ao longo do dia todo o volume de líquido ingerido
Fazer uso de copos e jarros graduados para facilitar

Atividade física (Quadro 6)

No passado, atividade física era contraindicada para portadores de IC, pois acreditava-se que poderia piorar a função ventricular e causar descompensações. Evidências mais recentes apontam uma série de benefícios do treinamento aeróbico na IC, como redução do remodelamento ventricular, aumento capacidade aeróbica, melhora da qualidade de vida e redução da taxa de internações. Os pacientes devem ser orientados a manterem-se ativos todos os dias. Atividades cotidianas, como caminhar, realizar alguns cuidados na casa e praticar jardinagem, são uma ótima maneira de se manter em movimento. O objetivo é ser ativo pelo menos 30 minutos na maioria dos dias da semana. Esses 30 minutos podem ser divididos em três blocos de 10 minutos.

Quadro 6 Orientações quanto à atividade física
Evitar ficar deitado ou sentado na maior parte do tempo, manter-se ativo todos os dias
Realizar atividades para relaxar, como artesanato, leitura, ioga, meditação e jogos
Tentar caminhar por 30 minutos todos os dias
Estar atento: desacelerar ou descansar por alguns minutos se apresentar cansaço intenso, dor no peito ou tontura
Durante a atividade física, não é recomendável ficar ofegante, continuar capaz de manter uma conversa
Não realizar atividade física se estiver apresentando piora da dispneia, tontura ou dor no peito
Atividade sexual é saudável e deve ser mantida por pacientes com sintomas estáveis
Medicamentos para disfunção erétil podem ser utilizados por pacientes selecionados. Não fazer uso antes de conversar com o médico. Pacientes que usam nitrato não podem fazer uso concomitante de sildenafila

CONCLUSÃO

A educação do paciente portador de IC é ferramenta fundamental para boa evolução clínica. A abordagem multidisciplinar pelas CIC é uma das formas mais efetivas de promover conhecimento da doença, maior adesão ao tratamento, melhoras no autocuidado e redução de eventos como hospitalizações e necessidades de atendimento de urgência. Em razão do número reduzido de CIC em nosso país, muito frequentemente o médico de consultório é o responsável pelo processo educativo desses pacientes, devendo estar preparado para abordar todas os tópicos envolvidos nesse processo.

QUESTÕES DE REVISÃO

1. Entre as afirmativas, escolha a que não representa benefício comprovado das clínicas de IC:
   a) Redução do tempo de hospitalização.
   b) Redução das taxas de re-hospitalização.
   c) Redução das taxas de procura por atendimento em sala de urgência.
   d) Aumento da adesão à terapêutica farmacológica e não farmacológica.
   e) Melhora da qualidade de vida.

2. Escolha a opção menos adequada de seguimento após alta hospitalar por IC descompensada.
   a) Visita domiciliar 5 dias após alta por equipe multidisciplinar.
   b) Contato telefônico por enfermeiro de IC após 3 dias da alta hospitalar.
   c) Retorno em clínica de IC após 7 dias da alta hospitalar.
   d) Retorno em consultório médico 30 dias após alta hospitalar.
   e) Monitoração remota de parâmetros invasivos por meio de ressincronizador previamente implantado e retorno em consultório médico em 10 dias.

RESPOSTAS

Questão 1

Resposta: A

Comentário: a única alternative que não representa benefício comprovado em ensaios clínicos envolvendo clínicas de IC refere-se ao tempo de hospitalização, todas as demais foram comprovadas. Em alguns estudos, observou-se também menor taxa de mortalidade de pacientes em seguimento em clínicas de IC.

Questão 2

Resposta: D

Comentário: o seguimento médico após a alta deve ser idealmente próximo, no máximo em 2 semanas, e preferencialmente com participação da equipe multidisciplinar ou do enfermeiro de IC. Outros modelos de manejo multidisciplinar da IC surgiram para mais bem atender às necessidades e características de cada paciente e para melhor adaptação à infraestrutura local dos serviços de saúde, como visitas domiciliares, contato telefônico e monitoração remota.

SEÇÃO 5

INSUFICIÊNCIA CARDÍACA DIREITA E HIPERTENSÃO PULMONAR

15 ASPECTOS GERAIS E TRATAMENTO

FUNDAMENTOS

A insuficiência ventricular direita (IVD) pode ser um aspecto saliente nas manifestações clínicas da insuficiência cardíaca (IC) e, eventualmente, dominar o quadro do paciente. Nos casos de IVD, chamam a atenção as manifestações de congestão sistêmica, como turgência venosa jugular intensa, ascite e edema de membros inferiores. Nos pacientes com IVD isolada ou predominante, caracteristicamente, essas manifestações ocorrem na ausência ou com graus desproporcionalmente discretos de sinais/sintomas de congestão pulmonar, como ortopneia ou dispneia paroxística noturna. Além dessas manifestações de retenção hídrica, também é comum a redução da reserva sistólica, levando à incapacidade de elevação do débito cardíaco aos exercícios físicos, causando intolerância aos esforços e fadiga. Arritmias atriais e ventriculares também podem compor o quadro clínico.

OBJETIVOS DIDÁTICOS

Neste capítulo, será abordada a maneira de identificar a IC direita e a hipertensão pulmonar e como orientar o tratamento. O médico deve ser capaz de identificá-la, orientar o pedido de exames para confirmação e propor o tratamento adequado.

INTRODUÇÃO

Um dos mais importantes fatores determinantes da disfunção ventricular direita nesse cenário clínico é o aumento da pós-carga ventricular direita por causa da hipertensão pulmonar (HP). Atualmente, a causa mais comum de HP é a congestão pulmonar venosa crônica atribuída à falência ventricular esquerda. Outra causa muito comum de HP e IVD na prática clínica são as doenças pulmonares obstrutivas crônicas que cursam com hipóxia, destruição de parênquima pulmonar e hiper-resistência arteriolar pulmonar. Mais raramente, a IVD pode resultar de doenças primárias do ventrículo direito (VD), como a cardiomiopatia arritmogênica do VD e o infarto extenso do VD. As principais causas de IVD e seus mecanismos gerais estão listadas no Quadro 1.

Quadro 1 Causas específicas da IC direita, listadas conforme seu mecanismo
Sobrecarga pressórica
IC esquerda (causa mais comum)
Outras causas de HP
Obstrução da via de saída do VD
Estenose pulmonar periférica
VD de dupla câmara
VD sistêmico
Sobrecarga de volume
Regurgitação tricúspide
Regurgitação pulmonar
Defeito do septo atrial
Anomalia do retorno venoso pulmonar
Ruptura do seio de Valsalva no átrio direito
Fístula de artéria coronária para o átrio direito ou VD
Síndrome carcinoide
Valvulite reumática
Isquemia ou infarto
Infarto de VD
Isquemia pode contribuir para a disfunção do VD na doença coronariana ou estados de sobrecarga de VD (especialmente sobrecarga de pressão)
Processo miocárdico intrínseco
Cardiomiopatia ou IC
Displasia arritmogênica do VD
Sepse
Limitação do fluxo
Estenose mitral
Estenose de veia cava superior
Defeito congênito complexo
Anomalia de Ebstein
Tetralogia de Fallot
Transposição das grandes artérias
Dupla via de saída do VD com atresia mitral
Doença pericárdica
Pericardite constritiva

Fonte: adaptado de Haddad et al., 2008a.

Em portadores de cardiomiopatia chagásica, o envolvimento do VD é uma característica típica da doença e foi descrito nos estágios iniciais, com mecanismos diferentes dos expostos. O acometimento biventricular é comum na IC secundária à doença de Chagas, embora possam coexistir os mecanismos citados em pacientes que evoluem para IC avançada.

PREVALÊNCIA DE HP E IVD EM PACIENTES COM IC

Como já anunciado, a causa mais comum de IVD e HP é a insuficiência ventricular esquerda (IVE). A taxa de prevalência de HP em pacientes com IC depende bastante do perfil da população estudada, do tempo de evolução da doença e da definição e do método utilizados para o diagnóstico da HP. Um estudo da Grã-Bretanha com 1.380 pacientes não selecionados, portadores de IC sistólica recém-diagnosticada, mostrou prevalência de 7% de HP pela ecocardiografia, utilizando a definição de pressão sistólica de artéria pulmonar > 45 mmHg. Em contrapartida, outros estudos mostram que a prevalência guarda correlação positiva com a gravidade da doença; em 379 pacientes com classe funcional II ou III da NYHA e fração de ejeção do VE (FEVE) < 35%, a HP foi encontrada em 62,3%, embora nesse estudo se tenha utilizado a definição de HP como PAP média > 20 mmHg.

Em estudo recente de 120 portadores de IC com classe funcional III ou IV (NYHA), a disfunção de VD, definida como dilatação ou hipocinesia do VD acompanhando ou não manifestações clínicas de insuficiência do VD, esteve presente em 42% dos pacientes.

FISIOPATOLOGIA

A exposição crônica do VD à pós-carga elevada, usualmente associada à também elevada pré-carga secundária à própria dilatação do VD e regurgitação tricúspide funcional, determina a insuficiência sistólica desta câmara. Outros aspectos, como ativação reflexa do sistema renina-angiotensina-aldosterona e do sistema da endotelina e de citocinas, também participam do remodelamento do VD e do aumento da resistência arteriolar pulmonar (Figura 1).

A causa mais comum de disfunção do VD é a IC esquerda crônica. Pacientes que apresentam disfunção sistólica crônica do ventrículo esquerdo (VE) podem desenvolver HP tanto passiva quanto reativa. O aumento das pressões de enchimento do VE, independentemente da fração de ejeção, leva à hipertensão venosa pulmonar e HP pós-capilar. Esse componente passivo da HP é reversível após a normalização das pressões de enchimento do VE. No entanto, exposição sustentada e excessiva à congestão venosa pulmonar, frequente em pacientes com IC avançada, ocasiona alterações estruturais e funcionais na árvore vascular pulmonar, acometendo inicialmente os capilares e, posteriormente, arteríolas e artérias.

Além disso, a disfunção endotelial é um fator predominante para redução do relaxamento da musculatura lisa vascular pulmonar, com impacto nas alterações funcionais da vasculatura pulmonar. Com o tempo, há o desenvolvimento de alterações histológicas nessa vasculatura pulmonar, de modo similar ao observado em pacientes com HP primária.

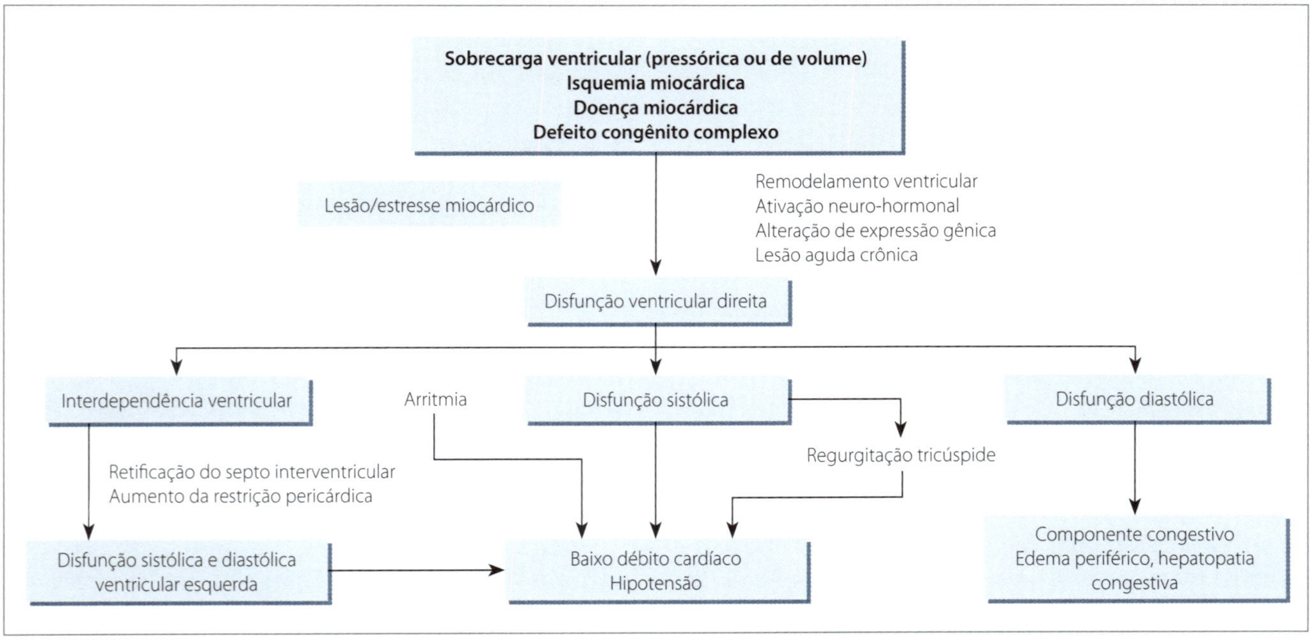

Figura 1 Fisiopatologia da falência do ventrículo direito.
Fonte: adaptada de Haddad et al., 2008b.

Essas alterações na vasculatura pulmonar, com o consequente aumento da pós-carga ventricular direita, levam inicialmente ao remodelamento do VD, com sua hipertrofia. Com a progressão do quadro, a hiper-resistência da vasculatura pulmonar associando-se à insuficiência sistólica do VD ocasionam a redução do débito cardíaco, que acarretam hipotensão sistêmica e consequente isquemia e piora da perfusão tecidual do VD. Fecha-se, então, um círculo vicioso, gerando agravamento progressivo da contratilidade do VD. Com a manutenção dessa sobrecarga pressórica, há adicionalmente dilatação do VD, aumento do estresse parietal e mudança da conformação estrutural do VD, que assume uma forma mais esférica, com desencadeamento de regurgitação tricúspide funcional. Tais alterações também prejudicam a interdependência ventricular que, associada à retificação do septo interventricular e aumento da restrição pericárdica, leva à disfunção sistólica e diastólica ventricular esquerda (Figura 2).

Consequentemente a essas alterações fisiopatológicas, a insuficiência do VD promove aumento da pressão atrial direita e, consequentemente, aumento de peptídios natriuréticos atriais, aumento da pressão venosa na veia renal, o que, por sua vez, desencadeia mecanismo de *feedback* túbulo-glomerular com alteração da excreção renal de sódio e água, contribuindo significativamente para a refratariedade do estado congestivo da IC avançada.

PROGNÓSTICO E IMPACTO CLÍNICO

Múltiplos investigadores demonstraram forte correlação entre a disfunção do VD e o aumento da mortalidade de pacientes com IC. Esse achado foi consistentemente demonstrado tanto na cardiomiopatia dilatada isquêmica quanto na não isquêmica, independentemente da FEVE. A fração de ejeção do VD apresentou valor prognóstico mais robusto do que a FEVE. De maneira análoga, em portadores de cardiomiopatia chagásica dilatada crônica, a disfunção de VD também é um preditor independente de sobrevida e, portanto, útil na estratificação de risco destes pacientes. Além disso, alguns estudos têm mostrado que a disfunção do VD representa importante componente na determinação da capacidade funcional dos pacientes com IC, mensurada por meio do consumo do pico de oxigênio em um teste cardiopulmonar. Embora a correlação da capacidade funcional com a FEVE seja pobre, a fração de ejeção do VD é um potente preditor do pico de consumo de oxigênio e, portanto, guarda correlação estreita com o prognóstico.

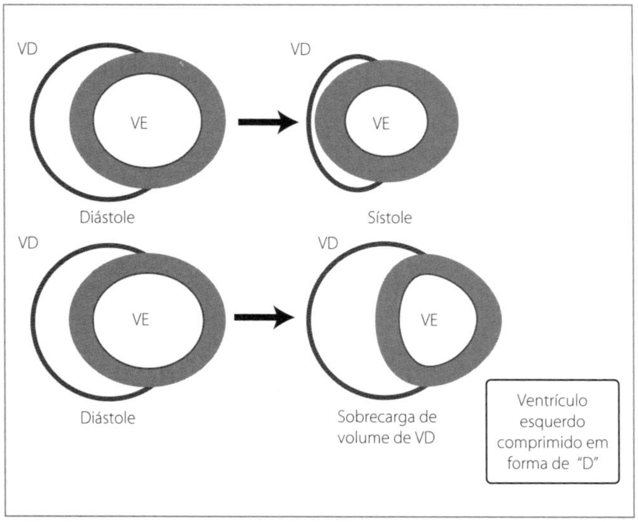

Figura 2 Conceitos vinculados à interdependência ventricular na IVD. A dilatação do VD desloca o septo intercentricular em direção ao VE, que assume o format da letra "D" e contribui para a redução do débito cardíaco pelo comprometimento da distensibilidade, da pré-carga e da elastância do VR.
Fonte: adaptada de Haddad et al., 2008b; Sayer e Semigran, 2012.

AVALIAÇÃO E DIAGNÓSTICO

A investigação diagnóstica da insuficiência do VD inicia-se pela história e pelo exame físico, com especial atenção a evidências de sobrecarga de volume, sugerindo acometimento de IC direita, como intensa turgência venosa jugular, ascite e edema periférico. Mais ainda, o aumento crônico da pressão venosa central ocasionado pela falência do VD pode levar à congestão hepática e à evolução para hepatopatia crônica congestiva e, finalmente, à cirrose, bem como pode ser a causa determinante da síndrome cardiorrenal na IC refratária.

Ainda nos dias de hoje, a radiografia de tórax é frequentemente o primeiro exame de imagem em suspeita de doença do VD, principalmente dados o baixo custo e a ampla disponibilidade. A incidência lateral é a melhor escolha para avaliar o aumento das dimensões do VD, que é notada quando a área cardíaca ocupa mais de 40% da porção inferior do espaço retroesternal. Adicionalmente, uma simples radiografia de tórax permite a sugestão de anormalidades associadas, como dilatação de átrio direito, acometimento do VE, congestão pulmonar ou doença pulmonar parenquimatosa.

Um dos aspectos relevantes para o diagnóstico da IVD é a determinação da presença da hipertensão pulmonar. A vasculatura pulmonar é um sistema de baixa pressão, com aproximadamente um décimo da resistência ao fluxo observada na circulação sistêmica. A HP refere-se a um estado hemodinâmico no qual a pressão da artéria pulmonar é elevada e clinicamente definida como a pressão sistólica da artéria pulmonar média acima de 35 mmHg.

Informações adicionais na documentação da HP e no desempenho do VD são fornecidas tanto por técnicas invasivas quanto não invasivas, sempre levando-se em consideração que a análise do desempenho do VD é desafiadora quando comparada à avaliação do desempenho do VE.

Muitos métodos de imagem para avaliação do VD são dependentes dos níveis de pré e pós-carga e podem, em determinado momento, não avaliar adequadamente a contratilidade do miocárdio ventricular direito. Modalidades que calculam o volume do VD, particularmente a ressonância magnética, fornecem informações mais precisas e são consideradas padrão-ouro na avaliação não invasiva do VD. Além da ressonância magnética, o VD pode ser avaliado de forma não invasiva por meio da ventriculografia radioisotópica e pela ecocardiografia.

A ecocardiografia permanece como principal modalidade de imagem para avaliação do VD na prática clínica, com métodos como imagem por Doppler tecidual do ânulo da tricúspide, índice Tei e, recentemente, *speckletracking* da parede livre do VD. Apesar de conseguir descartar a presença de HP, a ecocardiografia tende a superestimar a pressão da artéria pulmonar (PAP), especialmente nos casos de pressão discretamente elevada.

Apesar de a ecocardiografia ser a modalidade de escolha também para a avaliação não invasiva de HP, o diagnóstico definitivo de HP em pacientes com IC refratária deve ser baseado no cateterismo cardíaco das câmaras direitas, considerando-se as implicações relacionadas ao prognóstico e as decisões de manejo terapêutico de acordo com a gravidade e a reversibilidade da HP. A investigação invasiva pelo cateterismo, geralmente, é necessária para caracterização e *status* completos da disfunção do VD. Os diferentes perfis hemodinâmicos obtidos pelo cateterismo estão caracterizados na Tabela 1.

Além da visualização não invasiva do VD por exames de imagem, a avaliação de capacidade funcional por meio do teste cardiopulmonar pode auxiliar na determinação diagnóstica de disfunção de VD, principalmente com a documentação de aumentos progressivos no equivalente ventilatório de CO_2 (VE/VCO_2) e reduções no $PETCO_2$ com o esforço, sendo essas alterações associadas com HP.

TRATAMENTO DA IVD

Apesar da completa falta de recomendações embasadas em evidências científicas sólidas, é um conceito lastreado em aspectos clínicos e fisiopatológicos que o tratamento otimizado da IC esquerda é o primeiro passo necessário no manejo da IVD, uma vez que a disfunção do VE e consequente hipertensão venocapilar pulmonar é o principal fator contribuinte para a sobrecarga e a insuficiência do VD.

Deve-se ainda ressaltar a importância da investigação e do tratamento do tromboembolismo pulmonar (TEP), dada a alta frequência dessa comorbidade em portadores de IC, que muitas vezes cursa de forma clinicamente pouco expressiva. TEP pode ser fator de piora ou de surgimento de disfunção do VD na IC avançada. Por outro lado, caso a IVD decorra da HP em nível arteriolar (pré-capilar) em consequência da doença pulmonar obstrutiva crônica (DPOC), o tratamento adequado da doença pulmonar deve ser prioridade no manejo do paciente.

A terapêutica para tratamento da disfunção do VE promove redução da pressão capilar pulmonar, da PAP e da melhora da disfunção do VD, sendo esses os pontos mais efetivos do tratamento. O tratamento racional contempla três elementos da fisiologia cardiovascular: a pré-carga, a contratilidade e a pós-carga (Figura 3).

Após o diagnóstico da causa primária da falência do VD, o tratamento deve ser direcionado para redução da pré-carga, da pós-carga e aumento da contratilidade.

PRÉ-CARGA (MANEJO DA HIPERVOLEMIA)

A manutenção de uma pré-carga ideal é condição necessária para gerar débito cardíaco adequado às demandas metabólicas orgânicas. O aumento excessivo da pré-carga, contudo, pode promover distensão excessiva do VD, com aumento do estresse parietal, acentuação da

Tabela 1 Perfis hemodinâmicos das diferentes causas de falência do VD

Causas de falência	Pressão do átrio direito	Pressão da artéria pulmonar	Pressão do capilar pulmonar	Gradiente transpulmonar	Resistência vascular pulmonar	Exemplos clínicos
Disfunção isolada do VD	↑	↓	↓	↓	↓	Displasia do VD Estenose pulmonar
HP pré-capilar	↑	↑	↓	↓	↓	HP primária HP tromboembólica HP associada à hipóxia Cardiopatia congênita
HP pós-capilar	↑	↑	↑	↓	↓	IC esquerda
HP mista (pré e pós-capilar)	↑	↑	↑	↑	↑	IC esquerda

Fonte: adaptada de Cardiol Clin. 2012; 30(2): 271-82.

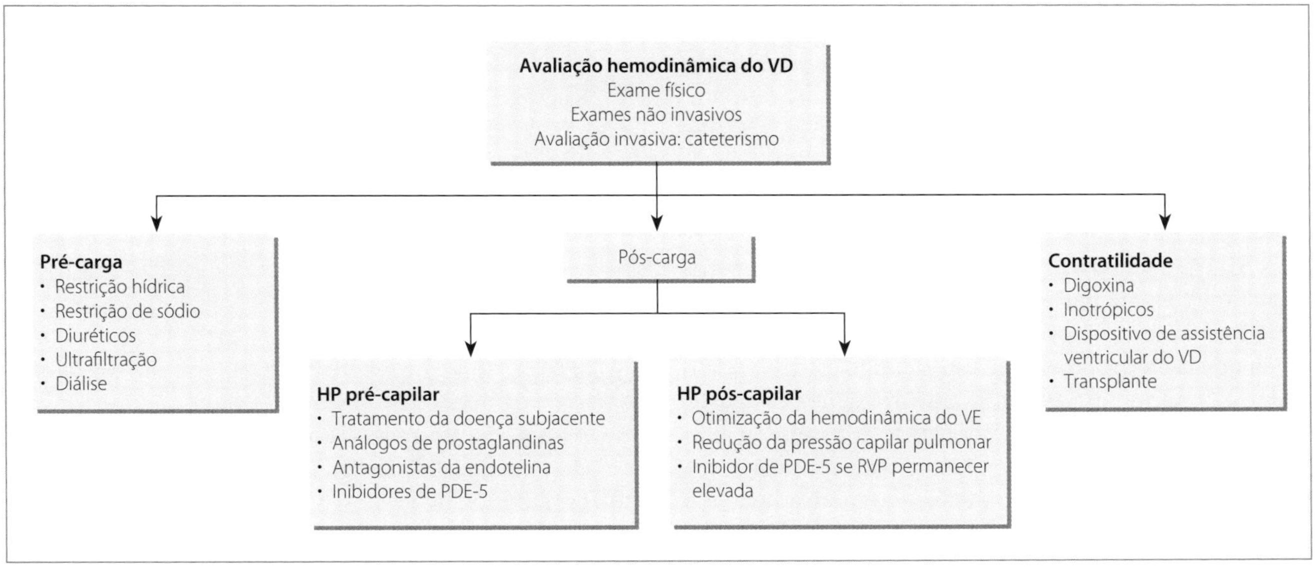

Figura 3 Fluxograma do tratamento da IVD.
PDE-5: fosfodiesterase 5; RVP: resistência vascular pulmonar.
Fonte: adaptada de Sayer e Semigran, 2012.

insuficiência tricúspide e consequente agravamento da disfunção sistólica do VD. Por outro lado, a dilatação acentuada do VD leva ao comprometimento secundário da função do VE pelo princípio da interdependência ventricular (Figura 1). Dessa forma, a redução da pré-carga pelo emprego de diuréticos é a estratégia terapêutica básica no manejo da IVD. Assim como na disfunção do VE, a restrição de sódio e o controle hídrico, com avaliação frequente do peso corporal, são fortemente recomendados. O diurético de alça é a medicação de primeira escolha para controle da congestão. Em situações de hipervolemia refratária, torna-se necessária a associação de diuréticos de alça com tiazídicos e antagonistas dos receptores mineralocorticoides; em situações de franca refratariedade, a ultrafiltração e hemodiálise podem ser realizadas.

Por outro lado, vale a pena ressaltar que, nos pacientes com disfunção do VD e HP, graus mais discretos de hipovolemia provocada pela terapêutica diurética excessiva podem gerar redução excessiva da pré-carga do VD, cursando com redução acentuada do débito cardíaco e hipotensão arterial. Esses aspectos salientam o conceito de que o nível de pré-carga ideal varia enormemente entre os diversos pacientes de acordo com o grau de disfunção e do aumento da pós-carga do VD.

PÓS-CARGA (VASODILATADORES PULMONARES)

A redução da pressão arterial pulmonar é um elemento crítico para a melhora do desempenho do VD. Terapia com oxigênio suplementar deve ser ofertada a todos os hipoxêmicos, particularmente nos portadores de doença pulmonar crônica, com objetivo de evitar piora da hipertensão pulmonar por vasoconstrição induzida por hipóxia.

Redução do componente passivo da HP (também chamado pós-capilar ou venocapilar) pode ser obtido com redução das pressões de enchimento do VE por meio do emprego da terapêutica padrão para tratamento da IC sistólica do VE, incluindo vasodilatadores e betabloqueadores em doses otimizadas. Em muitos casos, o componente passivo da HP é rapidamente revertido com o uso de vasodilatadores. No entanto, na IC avançada, a hipertensão venosa capilar pulmonar crônica frequentemente leva ao remodelamento vascular arteriolar pulmonar, com aumento da rigidez vascular e estabelecimento de HP pré-capilar fixa, com redução da responsividade à terapia vasodilatadora.

Terapias que possuem como alvo preferencial a vasculatura pulmonar podem ser consideradas quando a resistência vascular pulmonar permanece elevada apesar do emprego de terapêutica otimizada para redução das pressões de enchimento do VE. Avaliação invasiva da PAP pode ser necessária quando essas terapias são consideradas. Reversibilidade da HP, em resposta à administração em curto prazo ou mesmo longo prazo de vasodilatadores pulmonares após a implantação de dispositivo de assistência do VE é um sinal de prognóstico favorável, tanto para pacientes em tratamento clínico quanto para candidatos ao transplante cardíaco (TX).

Pacientes com hipertensão pulmonar grave secundária à IC esquerda não apresentam benefício amplamente comprovado das terapias empregadas para o tratamento da HP primária. Apesar dos resultados iniciais promissores de pequenos estudos com antagonistas de endotelina em portadores de IC grave, ensaios clínicos de grande casuística usando bosentana e darusentana não mostraram benefício. As evidências atuais não suportam o uso de antagonistas da endotelina-1 na IC avançada.

O uso de prostaglandinas nos pacientes com HP secundária à IC esquerda é uma questão controversa. Dados preliminares sugerem que a infusão intermitente de prostaglandina E1 em pacientes com IC avançada e HP possa causar melhora funcional, da contratilidade ventricular e melhora da PAP, sem aumento da mortalidade. No entanto, no estudo FIRST, que testou o efeito de infusões sistemáticas de epoprostenol, um análogo da prostaciclina, houve aumento da mortalidade de pacientes com IC avançada, enquanto não foi observada nenhuma melhora na capacidade funcional e na qualidade de vida.

Os inibidores da fosfodiesterase-5 (PDE5), como o sildenafil, induzem a vasodilatação pulmonar significativa com queda da impedância à ejeção do VD com aumento relevante do desempenho sistólico. Vários estudos demonstraram que o sildenafil promove melhora da hemodinâmica, da tolerância ao exercício e da qualidade de vida, sem efeitos adversos sérios nos pacientes com HP e IVD. A administração aguda de sildenafil pode reduzir a PAP média em 10 a 20%, a resistência vascular pulmonar em 21 a 45% e aumentar o débito cardíaco em até 20%.

Em um pequeno estudo de pacientes com IC avançada e baixa pressão arterial sistêmica, a adição de nitratos ao sildenafil levou à vasodilatação pulmonar sinérgica, sem consequências hemodinâmicas adversas. O uso do sildenafil também foi capaz de reduzir a resistência vascular pulmonar mesmo em pacientes que não exibiam resposta a outros vasodilatadores e em candidatos ao TX com HP.

Esses resultados iniciais apontam um papel promissor para os inibidores da PDE5 no manejo da HP e da insuficiência ventricular direita na IC refratária, sendo necessários grandes estudos randomizados para que tal terapia seja formalmente recomendada nessa condição clínica.

CONTRATILIDADE (INOTRÓPICOS POSITIVOS – DIGOXINA)

Não existem evidências para o uso crônico de digoxina na IC direita, sendo que estudos de longo seguimento são necessários para melhor definição de seu papel. Existe uma fundamentação teórica de que a manutenção do ritmo sinusal e do sincronismo atrioventricular seja um ponto relevante no manejo da disfunção do VD, uma vez que o VD é extremamente suscetível a alterações do ritmo cardíaco e do sincronismo ventricular. No entanto, poucos estudos avaliaram especificamente esta abordagem.

CONCLUSÃO

A causa mais comum de IVD e HP é a IVE.

O tratamento otimizado da IC esquerda é o primeiro passo necessário no manejo da IVD, uma vez que a disfunção do VE, e a consequente hipertensão venocapilar pulmonar, é o principal fator contribuinte para a sobrecarga e a insuficiência do VD. Terapias que têm como alvo preferencial a vasculatura pulmonar podem ser consideradas quando a resistência vascular pulmonar permanecer elevada, apesar do emprego de terapêutica otimizada para redução das pressões de enchimento do VE.

QUESTÕES DE REVISÃO

1. Assinale a causa mais comum de HP na IC:
   a) Infarto agudo do miocárdico de VD.
   b) DPOC.
   c) Congestão pulmonar venosa crônica decorrente de falência de VE.
   d) TEP.
   e) Pneumonia.

2. No tratamento da hipertensão pulmonar associada à falência do ventrículo direito, pode-se afirmar que:
   a) O tratamento da doença subjacente é um alvo terapêutico posterior ao tratamento inicial.
   b) A otimização do tratamento do VE não ocasiona melhora significativa.
   c) Inotrópicos e dispositivos de assistência circulatória ao VD podem ser necessários.
   d) Liberar dieta normossódica e ingestão hídrica otimiza a pré-carga do VD.
   e) Não há espaço para utilização de antagonistas da endotelina ou inibidores fosfodiesterase-5.

RESPOSTAS

Questão 1

Resposta: C

Comentário: embora TEP e DPOC possam causar HP, não são as causas mais comuns de HP na IC. A causa mais comum é a falência de VE, acarretando congestão pulmonar venosa crônica e levando à HP.

Questão 2

Resposta: C

Comentário: o acometimento do ventrículo esquerdo é a principal causa de HP e falência do VD. O tratamento da doença de base é mandatório, inclusive sendo necessário, muitas vezes, tratamento concomitante com inotrópicos, inibidores de endotelina ou fosfodiesterase-5. O uso de suporte circulatório para o VD é uma opção, apesar do alto custo e da pequena disponibilidade no mercado.

BIBLIOGRAFIA RECOMENDADA – DIRETRIZES E LEITURA BÁSICA

1. Meyer P, Filippatos GS, Ahmed MI, Iskandrian AE, Bittner V, Perry GJ, et al. Effects of right ventricular ejection fraction on outcomes in chronic systolic heart failure. Circulation. 2010;121(2):252-8.
2. Moraes DL, Colucci WS, Givertz MM. Secondary pulmonary hypertension in chronic heart failure: the role of the endothelium in pathophysiology and management. Circulation. 2000;102(14):1718-23.
3. Nunes MC, Rocha MO, Ribeiro AL, Colosimo EA, Rezende RA, Carmo GA, Barbosa MM. Right ventricular dysfunction is an independent predictor of survival in patients with dilated chronic Chagas' cardiomyopathy. Int J Cardiol. 2008;127(3):372-9.
4. Sayer GT, Semigran MJ. Right ventricular performance in chronic congestive heart failure. Cardiol Clin. 2012;30(2):271-82.
5. Serra W, Musiari L, Ardissino D, Gherli T, Montanari A. Benefit of prostaglandin infusion in severe heart failure: preliminary clinical experience of repetitive administration. Int J Cardiol. 2011;146(1):e10-5.
6. Stehlik J, Movsesian MA. Combined use of PDE5 inhibitors and nitrates in the treatment of pulmonary arterial hypertension in patients with heart failure. J Card Fail. 2009;15(1):31-4.

DIRETRIZES PARA TRATAMENTO DA INSUFICIÊNCIA CARDÍACA

1. Bocchi EA, Marcondes-Braga FG, Bacal F, Ferraz AS, Albuquerque D, Rodrigues Dde A, et al. Diretriz para Tratamento da Insuficiência Cardíaca. Arq Bras Cardiol. 2012;98(1 Suppl 1):1-33.
2. Caforio AL, Pankuweit S, Arbustini E, Basso C, Gimeno-Blanes J, Felix SB, et al.; European Society of Cardiology Working Group on Myocardial and Pericardial Diseases. Current state of knowledge on aetiology, diagnosis, management, and therapy of myocarditis: a position statement of the European Society of Cardiology Working Group on Myocardial and Pericardial Diseases. Eur Heart J. 2013;34(33):2636-48.
3. European Heart Rhythm Association, European Association for Cardio-Thoracic Surgery; Camm AJ, Kirchhof P, Lip GY, Schotten U, Savelieva I, Ernst S, et al. Guidelines for the management of atrial fibrillation: the Task Force for the Management of Atrial Fibrillation of the European Society of Cardiology (ESC). Eur Heart J. 2010;31(19):2369-429. Erratum in: Eur Heart J. 2011;32(9):1172.
4. Pereira-Barretto AC, Del Carlo CH, Cardoso JN, Morgado PC, Munhoz RT, Eid MO, et al. Hospital readmissions and death from heart failure – Rates still alarming. Arq Bras Cardiol. 2008;91(5):335-41.
5. Ponikowski P, Voors AA, Anker SD, Bueno H, Cleland JG, Coats AJ, et al. 2016 ESC Guidelines for the diagnosis and treatment of acute and chronic heart failure. The task force for the diagnosis and treatment of acute and chronic heart failure of the European Society of Cardiology. Eur Heart J. 2016;18(8):891-975.
6. Rohde LEP, Montera MW, Bocchi EA, Clausell NO, Albuquerque DC, Rassi S, et al. Diretriz Brasileira de Insuficiência Cardíaca Crônica e Aguda. Arq Bras Cardiol. 2018;111(3):436-539.
7. WRITING COMMITTEE MEMBERS, Yancy CW, Jessup M, Bozkurt B, Butler J, Casey DE Jr, Colvin MM, et al. 2016 ACC/AHA/HFSA Focused update on New pharmacological therapy for Heart Failure: An updateof the 2013 ACCF/AHA Guideline for the Management of Heart Failure A Report of the American College of Cardiology/American Heart Association task Force on Clinical practice Guidelines and the Heart Failure Society of America. Circulation. 2016;134:e282-93.
8. Yancy CW, Jessup M, Bozkurt B, Butler J, Casey DE Jr, Drazner MH, et al.; American College of Cardiology Foundation; American Heart Association Task Force on Practice Guidelines. 2013 ACCF/AHA guideline for the management of heart failure: a report of the American College of Cardiology Foundation/American Heart Association Task Force on Practice Guidelines. J Am Coll Cardiol. 2013;62(16):e147-239.

INTRODUÇÃO

1. Alla F, Zannad F, Filippatos G. Epidemiology of acute heart failure syndromes. Heart Fail Rev. 2007;12(2):91-5.
2. Bradley EH, Curry L, Horwitz LI, Sipsma H, Wang Y, Walsh MN, et al. Hospital strategies associated with 30-day readmission rates for patients with heart failure. Circ Cardiovasc Qual Outcomes. 2013;6(4):444-50.
3. Brasil. Ministério da Saúde. Sistema de Informações Hospitalares do SUS (SIH/SUS). 2015. Disponível em: http://www2.datasus.gpv.br/DATASUS.
4. Cleland JG, Khand A, Clark A. The heart failure epidemic: exactly how big is it? Eur Heart J. 2001;22(8):623-6.
5. Cubbon RM, Gale CP, Kearney LC, Schechter CB, Brooksby WP, Nolan J, et al. Changing characteristics and mode of death associated with chronic heart failure caused by left ventricular systolic dysfunction. Circ Heart Fail. 2011;4(4):396-403.
6. Del Carlo CH, Cardoso JN, Ochiai ME, Oliveira Jr MT, Ramires JAF, Pereira-Barretto AC. Variação temporal no prognóstico e tratamento da insuficiência cardíaca avançada – Antes e após 2000. Arq Bras Cardiol. 2014;102(5):495-504.
7. Eichhorn E. Prognosis determination in heart failure. Am J Med. 2001;110(Suppl 7A):14S-36S.
8. Fonarow GC, Yancy CW, Heywood JT; ADHERE Scientific Advisory Committee, Study Group, and Investigators. Adherence to heart failure quality-of-care indicators in US hospitals: analysis of the ADHERE Registry. Arch Intern Med. 2005;165(13):1469-77.
9. Godoy HL, Silveira JA, Segalla E, Almeida DR. Hospitalização e mortalidade por insuficiência cardíaca em hospitais públicos no município de São Paulo. Arq Bras Cardiol. 2011;97(5):402-7.
10. Grady KL DK, Kennedy G, Moser DK, et al. The economic burden of heart failure. Clin cardiol. 2000;23(3 Suppl):III6-10.
11. Jessup M, Brozena S. Heart Failure – Medical Progress. N Engl J Med. 2003;348(20):2007-18.
12. Kannel WB, Ho K, Thom T. Changing epidemiologial features of cardiac failure. Br Heart J. 1994;72(Suppl S):3-9.
13. Krumholz HM, Parent EM, Tu N, Vaccarino V, Wang Y, Radford MJ, Hennen J. Readmission after hospitalization for congestive heart failure among medicare beneficiaries. Arch Intern Med. 1997;157(1):99-104.
14. Logeart D, Isnard R, Resche-Rigon M, Seronde MF, de Groote P, Jondeau G, et. al; Heart Failure of the French Society Cardiology. Current aspects of the spectrum of acute heart failure syndromes in a real-life setting: the OFICA study. Eur J Heart Fail. 2013;15(4):465-76.
15. McMurray JJV, Stewart S. The burden of heart failure. Eur Heart J. 2002;4(Suppl D):50-8.
16. Muntwyler J, Abetel G, Gruner C, Follath F. One-uear mortality among unselected outpatients with heart failure. Eur Heart J. 2002;23(23):1861-6.
17. Oliveira Jr. MT, Pereira Barretto AC, Canesin MF, et al. Long--term prognosis of chagasic patients with heart failure and severe left ventricular dysfunction. J Card Fail. 2001;14:84.
18. Pereira-Barretto AC, Del Carlo CH, Cardoso JN, Morgado PC, Munhoz RT, Eid MO, et al. Hospital readmissions and death from heart failure – Rates still alarming. Arq Bras Cardiol. 2008;91(5):335-41.
19. Pinho-Gomes AC, Silva Cardoso J, Azevedo LF, Almeida R, Pinho T, Maciel MJ. Characterization of acute heart failure hospitalizations in a Portuguese cardiology department. Rev Port Cardiol. 2013;32(7-8):567-5.
20. Shah M, Ali V, Lamba S, Abraham WT. Pathophysiology and clinical spectrum of acute congestive heart failure. Rev Cardiovasc Med. 2001;2(Suppl 2):S2-6.
21. Stewart S, Demers C, Murdoch DR, McIntyre K, MacLeod ME, Kendrick S, et al. Substantial between hospital variation in outcome following first emergency admission of heart failure. Eur Heart J. 2002;23(8):650-7.
22. Zipes DP, Libby P, Bonow RO, Braunwald E. Braunwald's heart disease. 8th ed. St. Louis: WB Saunders; 2008.

ABORDAGEM DIAGNÓSTICA

1. Cleland JG, Dargie HJ, Ford I. Mortality in heart failure: clinical variables of prognostic value. Br Heart J. 1987;58(6):572-82.
2. Davie AP, Francis CM, Caruana L, Sutherland GR, McMurray JJ. Assessing diagnosis in heart failure: which features are any use? Q J Med. 1997;90(5):335-9.
3. Del Carlo CH, Pereira-Barretto AC, Cassaro-Strunz CM, Latorre Mdo R, Oliveira Junior MT, Ramires JA. Cardiac troponin T for risk stratification in decompensated chronic heart failure. Arq Bras Cardiol. 2009;92(5):372-80.
4. Del Carlo CH, Pereira-Barretto AC, Cassaro-Strunz CM, Latorre Mdo R, Ramires JA. Serial measure of cardiac troponin T levels for prediction of clinical events in decompensated heart failure. J Card Fail. 2004;1(1):43-7.
5. Ducas J, Magder S, McGregor M. Validity of hepatojugular reflux as a clinical test for congestive heart failure. Am J Cardiol. 1983;52(10):1299-303.
6. Fermann GJ, Lindsell CJ, Storrow AB, Hart K, Sperling M, Roll S, Weintraub NL, et al. Galectin 3 complements BNP in risk stratification in acute heart failure. Biomarkers. 2012;17(8):706-13.
7. Harlan WR, Oberman A, Grimm R, Rosati RA. Chronic congestive heart failure in coronary artery disease: clinical criteria. Ann Intern Med. 1977;86(2):133-8.
8. Jong P, Vowinckel E, Liu PP, Gong Y, Tu JV . Prognosis and determinants of survival in patients newly hospitalized for

heart failure: a population-based study. Arch Intern Med. 2002;162(15):1689-94.
9. Logeart D, Thabut G, Jourdain P, Chavelas C, Beyne P, Beauvais F, et al. Predischarge B-type natriuretic peptide assay for identifying patients at high risk of re-admission after decompensated heart failure. J Am Coll Cardiol .2004;43(4):635-41.
10. Lubien E, DeMaria A, Krishinaswamy P, Clopton P, Koon J, Kazanegra R, et al. Utility of B-natriuretic peptide (BNP) in diagnosing diastolic dysfunction. Circulation. 2002;105(5):595-601.
11. Maisel A. B-type natriuretic peptide in the diagnosis and management of congestive heart failure. Cardiol Clin. 2001;19(4):557-71.
12. Maisel AS, Mueller C, Fitzgerald R, Brikhan R, Hiestand BC, Iqbal N, et al. Prognostic utility of plasma neutrophil gelatinase associated lipocalin in patients with acute heart failure: the NGAL EvaLuation Along with B-type NaTriuretic Peptide in acutely decompensated heart failure (GALLANT) trial. Eur J Heart Fail. 2011;13(8):846-51.
13. Marantz PR, Tobin JN, Wassertheil-Smoller S, Steingart RM, Wexler JP, Budner N, et al. The relationship between left ventricular systolic function and congestive heart failure diagnosed by clinical criteria. Circulation. 1988;77(3):607-12.
14. McGee SR. Physical examination of venous pressure: a critical review. Am Heart J. 1998;136(1):10-8.
15. McKee PA, Castelli WP, McNamara PM, Kannel WB. The natural history of congestive heart failure: the Framingham study. N Engl J Med. 1971;285(26):1441-6.
16. Mehra MR, Uber PA, Park MH, Scott RL, Ventura HO, Harris BC, Frohlich ED. Obesity and suppressed B-type natriuretic peptide levels in heart failure. J Am Coll Cardiol. 2004;43(9):1590-5.
17. Noveanu M, Breidthardt T, Potocki M, Reichlin T, Twerenbold R, Uthoff H, et al. Direct comparison of serial B-type natriuretic peptide and NT-proBNP levels for prediction of shortand long-term outcome in acute decompensated heart failure. Crit Care. 2011;15(1):R1.
18. Oliveira Jr. MT, Canesin MF, Munhoz RT, del Carlo CH, Scipioni A, Ramires JA, Barretto AC. Major clinical characteristics of patients surviving 24 months or more after hospitalization due to decompensated heart failure. Arq Bras Cardiol. 2005;84(2):161-6.
19. Parissis JT, Papadakis J, Kadoglou NP, Varounis C, Psarogiannakopoulos P, Rafouli-Stergiou P, et al. Prognostic value of high sensitivity troponin T in patients with acutely decompensated heart failure and non-detectable conventional troponin T levels. Int J Cardiol. 2013;168(4):3609-12.
20. Pereira-Barretto AC, Carlo CH, Cardoso JN, Ochiai ME, Lima MV, Curiati MC, et al. Role of BNP levels on the prognosis of decompensated advanced heart failure. Arq Bras Cardiol. 2013;100(3):281-7.
21. Pereira-Barretto AC, Oliveira Jr. MT, Strunz C, et al. NT--ProBNP serum levels are an excellent prognostic predictor in patients with advanced heart failure hospitalized for compensation. J Card Fail. 2004;10:S95.
22. Razi R, Estrada JR, Doll J, Spencer KT. Bedside hand-carried ultrasound by internal medicine residents versus traditional clinical assessment for the identification of systolic dysfunction in patients admitted with decompensated heart failure. J Am Soc Echocardiogr. 2011;24(12):1319-24.
23. Remmes J, Miettinen H, Reunanen A, Pyorala K. Validity of clinical diagnosis of heart failure in primary health care. Eur Heart J. 1991;12(3):315-21.
24. Rumberger JA, Behrenbeck T, Bell MR, Breem JF, Johnston DL, Holmes DR, et al. Determination of ventricular ejection fraction: a comparison of available imaging methods. The Cardiovascular Imaging Working Group. Mayo Clin Proc. 1997;72(9):860-70.
25. Silver MA, Maisel A, Yancy CW, McCullough PA, Burnett JC Jr, Francis GS, et al.; BNP Consensus Panel. BNP Consensus Panel 2004: a clinical aproach for the diagnostic, prognostic, screening, treatment of natriuretic peptides in cardiovascular diseases. Congest Heart Fail. 2004;10(5 Suppl 3):1-30.
26. Stevenson LW, Perloff JK. The limited reliability of physical signs for estimating hemodynamic in chronic heart failure. JAMA. 1989;261(6):884-8.
27. Thomas JT, Kelly RF, Thomas SJ, Stamos TD, Albasha K, Parrillo JE, Calvin JE. Utility of history, physical examination, electrocardiogram, and chest radiograph for differentiating normal from decreased systolic function in patients with heart failure. Am J Med. 2002;112(6):437-45.
28. Wheeldon NM, MacDonald TM, Flucker CJ, McKendrick AD, McDevitt DG, Struthers AD. Echocardiography in chronic heart failure in the community. Q J Med. 1993;86(1):17-23.

ETIOLOGIA E FATORES DESENCADEANTES

1. Demakis JG, Rahimtoola SH, Sutton GC, Meadows WR, Szanto PB, Tobin JR, Gunnar RM. Natural course of peripartum cardiomyopathy. Circulation. 1971;44(6):1053-61.
2. Feldman AM, McNamara D. Myocarditis. N Engl J Med. 2000;343(19):1388-98.
3. Hilfiker-Kleiner D, Kaminski K, Podewski E, Bonda T, Schaefer A, Sliwa K, et al. A cathepsin D-cleaved 16 kDa form of prolactin mediates postpartum cardiomyopathy. Cell. 2007;128(3):589-600.
4. Hilfiker-Kleiner D, Meyer GP, Schieffer E, Goldmann B, Podewski E, Struman I, et al. Recovery from postpartum cardiomyopathy in 2 patients by blocking prolactin release with bromocriptine. J Am Coll Cardiol. 2007;50(24):2354-5.
5. Kühl U, Pauschinger M, Noutsias M, Seeberg B, Bock T, Lassner D, et al. High prevalence of viral genomes and multiple viralinfections in the myocardium of adults with "idio-

pathic" left ventriculardysfunction. Circulation. 2005;111(7):887-93.

6. Maisch B, Noutsias M, Ruppert V, Richter A, Pankuweit S. Cardiomyopathies: classification, diagnosis, and treatment. Heart Fail Clin. 2012;8(1):53-78.
7. Rassi Jr A, Rassi A, Little WC, Xavier SS, Rassi SG, Rassi AG, et al. Development and validation of a risk score for predicting death in Chagas' heart disease. N Engl J Med. 2006;355(8):799-808.
8. Rassi Jr A, Rassi A, Rassi SG. Predictors of mortality in chronic chagas disease. A systematic review of observational studies. Circulation. 2007;115(9):1101-8.
9. Rassi S, Pereira-Barretto AC, Porto CC, Pereira CR, Calaça BW, Rassi DC. Sobrevida e fatores prognósticos na insuficiência cardíaca sistólica com início recente dos sintomas. Arq Bras Cardiol. 2005;84(4):309-13.
10. Selle T, Renger I, Labidi S, Bultmann I, Hilfiker-Kleiner D. Reviewing peripartum cardiomyopathy: current state of knowledge. Future Cardiol. 2009;5(2):175-89.
11. Silva CP, Del Carlo CH, Oliveira Jr MT, Scipioni A, Strunz--Cassaro C, Ramirez JAF, et al. Por que os portadores de cardiomiopatia chagásica têm pior evolução que os não-chagásicos. Arq Bras Cardiol. 2008;91(6):358-62.
12. Sliwa K, Blauwet L, Tibazarwa K, Libhaber E, Smedema JP, Becker A, et al. Evaluation of bromocriptine in the treatment of acute severe peripartum cardiomyopathy: a proof--ofconcept pilot study. Circulation. 2010;121(13):1465-73.
13. Yousaf H, Rodeheffer RJ, Paterick TE, Ashary Z, Ahmad MN, Ammar KA. Association between alcohol consumption and systolic ventricular function: A population-based study. Am Heart J. 2014;167(6):861-8.

INSUFICIÊNCIA CARDÍACA COM FRAÇÃO DE EJEÇÃO PRESERVADA

1. Ahmed A, Roseman JM, Duxbury AS, Allman RM, DeLong JF. Correlates and outcomes of preserved left ventricular systolic function among older adults hospitalized with heart failure. Am Heart J. 2002;144(2):365-72.
2. Bonow RO. Radionuclide angiographic evaluation of left ventricular diastolic function. Circulation. 1991;84(3 Suppl):1208-15.
3. Burkhoff D, Maurer MS, Packer M. Heart failure with a normal ejection fraction: is it really a disorder of diastolic function? Circulation. 2003;107(5):656-8.
4. Carson P, Massie BM, McKelvie R, McMurray J, Komajda M, Zile M, et al. The irbesartan in heart failure with preserved systolic function (IPRESERVE) trial: rationale and design. J Card Fail. 2005;11(8):576-85.
5. Cody RJ. The treatment of diastolic heart failure. Cardiol Clin. 2000;18(3):589-96.
6. Dauterman KW, Massie BM, Gheorghiade M. Heart failure associated with preserved systolic function: a common and costly clinical entity. Am Heart J. 1998;135(6 Pt 2 Su):S310-9.
7. Grigorian L et al. JACC. 2006;47(Suppl A):87A.
8. Hogg K, Swedberg K, McMurrey J. Heart failure with preserved left ventricular systolic function. Epidemiology, clinical caracteristics and prognosis. J Am Coll Cardiol. 2004;43(3):317-27.
9. Pitt B, Pfeffer MA, Assmann SF, Boineau R, Anand IS, Claggett B, et al.; TOPCAT Investigators. Spironolactone for Heart Failure with Preserved Ejection Fraction. N Engl J Med. 2014;370(15):1383-92.
10. Ponikowski P, Voors AA, Anker SD, Bueno H, Cleland JG, Coats AJ, et al.; Authors/Task Force Members; Document Reviewers. 2016 ESC Guidelines for the diagnosis and treatment of acute and chronic heart failure. The task force for the diagnosis and treatment of acute and chronic heart failure of the European Society of Cardiology. Eur Heart J. 2016;18(8):891-975.
11. Remme WJ. How to treat diastolic heart failure: a personal point of view. Rev Port Cardiol. 1999;18(Suppl 5):V117-23.
12. Roger VI, Weston SA, Redfield MM, Hellermann-Homan JP, Killian J, Yawn BP, Jacobsen SJ. Trends in heart failure incidence and survival in a community-based population. JAMA. 2004;292(3):344-50.
13. Solomon SD, Zile M, Pieske B, Voors A, Shah A, Kraigher--Krainer E, et al.; Prospective comparison of ARNI with ARB on Management Of heart failUre with preserved ejectioN fracTion (PARAMOUNT) Investigators. The angiotensin receptor neprilysin inhibitor LCZ696 in heart failure with preserved ejection fraction: a phase 2 double-blind randomised controlled trial. Lancet. 2012;380(9851):1387-95.
14. Varela-Roman A, Grigorian L, Barge E, Bassante P, De La Peña MG. Gonzalez-Juanatey JR. Heart failure in patients with preserved and deteriorated left ventricular ejection fraction. Heart. 2005;91(4):489-94.
15. Vasan RS, Benjamin EJ, Levy D. Prevalence, clinical features and prognosis of diastolic heart failure: an epidemiologic perspective. J Am Coll Cardiol. 1995;26(7):1565-74.
16. Vasan RS, Larson MG, Benjamin EJ, Evans JC, Reiss CK, Levy D. Congestive heart failure in subjects with normal versus reduced left ventricular ejection fraction: prevalence and mortality in a population-based cohort. J Am Coll Cardiol. 1999;33(7):1948-55.
17. Zile M, Brutsaert D. New concepts in diastolic dysfunction and diastolic heart failure: I. Diagnosis, prognosis, and measurements of diastolic function. Circulation. 2002;105(11):1387-93.
18. Zile MR, Gaasch WH, Carroll JD, Feldman MD, Aurigemma GP, Schaer GL, et al. Heart failure with normal ejection fraction: is measurement of diastolicfunction necessary to make the diagnosis of diastolic heart failure? Circulation. 2001;104(7):779-82.

TRATAMENTO NÃO MEDICAMENTOSO

1. Bellardinelli R, Georgiou D, Cianci G, Purcaro A. Randomized controlled trial of long-term moderate exercise training in chronic heart failure: effects on functional capacity, quality of life and clinical outcome. Circulation. 1999;99(9):1173-82.
2. Chaudhry SI, Wang Y, Concato J, Gill TM, Krumholz HM. Patterns of weight change preceding hospitalization for heart failure. Circulation. 2007;116(14):1549-54.
3. Dufour MC. The dietary guidelines: surveillance issues and research needs. If you drink alcoholic beverages do so in moderation: what does this means? J Nutr. 2001;131:552S-61S.
4. Franco FGM, Santos AC, Rondon MUP, Trombetta IC, Strunz C, Braga AMW, et al. Effects of home-based exercise training on neurovascular control in patients with heart failure. Eur J Heart Fail. 2006;8(8):851-5.
5. Gonseth J, Guallar-Castillon P, Banegas JR, Rodrigues-Artalejo F. The effectiveness of disease management programmes in reducing hospital re-admission in older patients with Heart failure: a systematic review and meta-analysis of published reports. Eur Heart J. 2004;25(18):1570-95.
6. Hanumanthu S, Butler J, Chomsky D, Davis S, Wilson JR. Effect of a heart failure program on hospitalization frequency and exercise tolerance. Circulation. 1997;96(9):2842-48.
7. Modin D, Jørgensen ME, Gislason G, et al. Influenza Vaccine in Heart Failure. Circulation. 2019;139:575-586.
8. Roveda F, Middlekauff HR, Rondon MU, Reis SF, Souza M, Nastari L, et al. The effects of exercise training on sympathetic neural activation in advanced heart failure: a randomized controlled trial. J Am Coll Cardiol. 2003;42(5):854-60.
9. Witte KKA, Clark AL, Cleland JGF. Chronic heart failure and micronutrients. J Am Coll Cardiol. 2001;37(7):1765-74.

TRATAMENTO MEDICAMENTOSO COM DROGAS QUE MELHORAM O PROGNÓSTICO

1. Bristow MR, Gilbert EM, Abraham WT, Adams KF, Fowler MB, Hershberger RE, et al. Carvedilol produces doserelated improvements in left ventricular function and survival in subjects with chronic heart failure. Circulation. 1996;94(11):2807-16.
2. Cohn J, Tognoni G; Valsartan Heart Failure Trial Investigators. A randomized trial of the angiotensin-receptor blocker valsartan in chronic heart failure. N Engl J Med. 2001;345(23):1667-75.
3. Effect of metoprolol CR/XL in chronic heart failure: Metoprolol CR/XL randomized intervention trial in congestive heart failure (MERIT-HF). Lancet. 1999;353(9169):2001-7.
4. Flather MD, Shibata MC, Coats AJ, Van Veldhuisen DJ, Parkhomenko A, Borbola J, et al.; SENIORS Investigators. Randomized trial to determine the effect of nebivolol on mortality and cardiovascular hospital admission in elderly patients with heart failure (SENIORS). Eur Heart J. 2005;26(3):215-25.
5. Granger CB, McMurray JJV, Yusuf S, Held P, Michelson EL, Olofsson B, et al.; CHARM Investigators and Committees. Effects of candesartan in patients with chronic heart failure and reduced left ventricular systolic function intolerant to angiotensin-converting-enzyme inhibitors: the CHARM--Alternative trial. Lancet. 2003;362(9386):772-7.
6. Konstam MA, Neaton JD, Dickstein K, Drexler H, Komajda M, Martinez FA, et al. Effects of high-dose versus low--dose losartan on clinical outcomes in patients with heart failure (HEAAL study): a randomized, double blind trial. Lancet. 2009;374(9704):1840-8.
7. López-Sendón J, Swedberg K, McMurray J, Tamargo J, Maggioni AP, Dargie H, et al.; Task Force on ACE-inhibitors of the European Society of Cardiology. Expert consensus document on angiotensin converting enzyme inhibitors in cardiovascular disease. The Task force on ACE-inhibitors of the European Society of Cardiology. Eur Heart J. 2004;25(16):1454-70.
8. McMurray JJ, Packer M, Desai AS, Gong J, Lefkowitz MP, Rizkala AR, et al; for the PARADIGM-HF Investigators and Committees. Angiotensin–Neprilysin Inhibition versus Enalapril in Heart Failure. N Engl J Med. 2014;371(11):993-1004.
9. McMurray JJV, Packer M, Desai AS, Gong J, Lefkowitz MP, Rizkala AR, et al.; PARADIGM-HF Committees and Investigators. Dual angiotensin receptor and neprilysin inhibition as an alternative to angiotensin-converting enzyme inhibition in patients with chronic heart failure: rationale for and design of the prospective comparison of ARNI with ACEI to determine impact on global mortality and morbidity in heart failure trial (PARADIGM-HF). Eur J Heart Fail. 2013;15(9):1062-73.
10. Packer M, Bristow MR, Cohn JN, Colucci WS, Fowler MB, Gilbert EM, Shusterman NH. The effect of carvedilol on morbidity and mortality in patients with chronic heart failure. N Engl J Med. 1996;334(21):1349-55.
11. Packer M, Fowler MB, Roecker EB, Coats AJ, Katus HA, Krum H, et al.; Carvedilol Prospective Randomized Cumulative Survival (COPERNICUS) Study Group. Effect of carvedilol on survival in severe chronic heart failure: results of the carvedilol prospective randomized cumulative survival (COPERNICUS) study. N Engl J Med. 2001;344(17):1651-58.
12. Pereira-Barretto AC. Por que, como e quando usar betabloqueadores no tratamento da insuficiência cardíaca. Rev Soc Cardiol Estado de São Paulo. 2004;14(1):134-46.

13. Pfeffer MA, Braunwald E, Moye LA, Basta L, Brown EJ Jr, Cuddy TE, et al. Effect of captopril on mortality and morbidity in patients with left ventricular dysfunction after myocardial infarction. Results on the survival and ventricular enlargement trial (SAVE). N Engl J Med. 1992;327(10):669-77.
14. Pitt B, Poole-Wilson PA, Segal R, Martinez FA, Dickstein K, Camm AJ, et al. Effect of losartan compared with captopril on mortality in patients with symptomatic heart failure: randomised trial – the Losartan Heart Failure Survival Study ELITE II. Lancet. 2000;355(9215):1582-7.
15. Pitt B, Remme W, Zannad F, Neaton J, Martinez F, Roniker B, et al. Eplerenone, a selective aldosterona blocker, in patients with left ventricular dysfunction after myocardial infarction. N Engl J Med. 2003;348(14):1309-21.
16. Pitt B, Zannad F, Remme WJ, Cody R, Castaigne A, Perez A, et al. The effect of spironolactone on morbidity and mortality in patients with severe heart failure. N Engl J Med. 1999;341(10):709-17.
17. Rohde LEP, Montera MW, Bocchi EA, Clausell NO, Albuquerque DC, Rassi S, et al. Diretriz Brasileira de Insuficiência Cardíaca Crônica e Aguda – 2018. Arq Bras Cardiol. 2018;111(3):436-539.
18. Swedberg K, Komajda M, Bohm M, Borer JS, Ford I, Dubost-Brama A, et al for the SHIFT investigators. Ivabradine and outcomes in chronic heart failure (SHIFT): a randomized placebo-controlled study. Lancet. 2010;376(9744):875-85.
19. The cardiac insufficiency bisoprolol study II (CIBIS-II): a randomized trial. Lancet. 1999;353(9146):9-13.
20. The CONSENSUS Trial Study Group. Effects of enalapril on mortality in severe congestive heart failure: results of the Cooperative North Scandinavian Enalapril Survival Study (CONSENSUS). N Engl J Med. 1987;316(23):1429-35.
21. The SOLVD Investigators, Yusuf S, Pitt B, Davis CE, Hood WB Jr, Cohn JN. Effect of enalapril on mortality and the development of heart failure in asymptomatic patients with reduced left ventricular ejection fraction. N Engl J Med. 1992:327(10):685-91.
22. The SOLVD investigators, Yusuf S, Pitt B, Davis CE, Hood WB, Cohn JN. Effect of enalapril on survival in patients with reduced left ventricular ejection fraction and congestive heart failure. N Engl J Med. 1991;325(5):293-302.
23. Von Lueder TG, Sangaralingham J, Wang BH, Kompa AR, Atar D, Burnett JC Jr, Krum H. Renin-angiotensin blockade combined peptide system augmentation. Novel therapeutic concepts to combat heart failure. Circ Heart Fail. 2013;6(3):594-605.
24. Zannad F, McMurray JJV, Krum H, van Veldhuisen DJ, Swedberg K, Shi H, et al.; EMPHASIS-HF Study Group. Eplerenone in Patients with Systolic Heart Failure and Mild Symptoms. N Engl J Med. 2011;364(1):11-21.

BETABLOQUEADORES

1. Ahmed A. A propensity matched study of New York Heart Association class and natural history end points in heart failure. Am J Cardiol. 2007;99(4):549-53.
2. Bristow MR, Gilbert EM, Abraham WT, Adams KF, Fowler MB, Hershberger RE, et al. Carvedilol produces dose-related improvements in left ventricular function and survival in subjects with chronic heart failure. MOCHA investigators. Circulation. 1996;94(11):2807-16.
3. Bristow MR, Roden RL, Lowes BD, Gilbert EM, Eichhorn EJ. The role of third-generation beta-blocking agents in chronic heart failure. Clin Cardiol. 1998;21(12 Suppl 1):I3-13.
4. Cioffi G, Stefenelli C, Tarantini L, Opasich C. Chronic left ventricular failure in the community: Prevalence, prognosis and predictors of the complete clinical recovery with return of cardiac size and function to normal in patients undergoing optimal therapy. J Cardiac Fail. 2004;10(3):250-7.
5. Cleland JG, Coletta AP, Freemantle N, Ahmed D, Rubis P, Clarrk AL. Clinical trials update from the American Heart Association meeting 2009: HEALL, Fair-HF, J-CHF, Hert Mate II, PACE and a meta-analysis of dose ranging studies of betablockers in heart fail. Eur J Heart Fail. 2010;12(2):197-201.
6. Cleland JJG, Bunting KV, Flather MD, Altman DG, Holmes J, Coats AJS, et al.; Beta-blockers in Heart Failure Collaborative Group. Beta-blockers for heart failure with reduced, mid-range, and preserved ejection fraction: an individual patient-level analysis of double-blind randomized trials. Eur Heart J. 2018;39(1):26-35.
7. Cullington D, Goode KM, Clark AL, Cleland JG. Heart rate achieved or betablocker dose in patients with chronic heart failure: which is the better target? Eur J Heart Fail. 2012;14(7):737-47.
8. Effect of Metoprolol CR/XL in chronic heart failure: Metoprolol CR/XL randomized intervention trial in congestive heart failure (MERIT HF). Lancet. 1999;353(9169):2001-7.
9. Erdmann E, Lechat P, Verkenne P, Wiemann H. Results from pos-hoc analyses of the CIBIS II trial: effect of bisoprolol in high risk patient groups with chronic heart failure. Eur J Heart Fail. 2001;3(4):469-79.
10. Fiuzat M, Wojdyla D, Kitzman D, Fleg J, Keteyian SJ, Kraus WE, et al. Relationship of beta-blocker dose with outcomes in ambulatory heart failure patients with systolic dysfunction. Results from the HF-ACTION (Heart Failure: A Controlled trial investigating outcomes of exercise training) trial. J Am Coll Cardil. 2012;60(3):208-15.
11. Fowler MB, Lottes SR, Nelson JJ, Lukas MA, Gilbert EM, Greenberg B, et al.; COHERE Participant Physicians. Beta-blocker dosing in community-based treatment of heart failure. Am Heart J. 2007;153(6):1029-36.
12. Jabbour A, Macdonald PS, Keogh AM, Kotlyar E, Mellemkjaer S, Coleman CF, et al. Differences between betabloc-

kers in patients with chronic heart failure and obstructive pulmonary disease. A randomized crossover trial. J Am Coll Cardiol. 2010;55(17):1780-7.

13. Lainscak M, Podbregar M, Kovacic, Rozman J, von Haehling S. Differences between bisoprolol and carvedilol in patients with chronic heart failure and chronic obstructive pulmonary disease: a randomized trial. Respiratory Medicine. 2011;105(Suppl 1):544-9.
14. Liu SS, Monti J, Kagbo HM, Athar MW, Parakh K. Frontiers of therapy for patients with heart failure. Am J Med. 2013;126(1):6-12.
15. Mainguy V, Girard D, Maltais F, Saey D, Milot J, Sénéchal M, et al. Effect of bisoprolol on respiratory function and exercise capacity in chronic obstructive pulmonary disease. Am J Cardiol. 2012;110(2):258-63.
16. Marazzi G, Iellamo F, Volterrani M, Caminiti G, Madonna M, Arisi G, et al. Comparisson of effectiveness of carvedilol versus bisoprolol for prevention of postdischarge atrial fibrillation after coronary artery bypass grafting in patients with heart failure. Am J Cardiol. 2011;107(2):215-9.
17. McAlister FA, Wiebe N, Ezekowitz JA, Leung AA, Armstrong PW. Meta-analysis: Beta-blocker dose, heart rate reduction, and death in patients with heart failure. Ann Intern Med. 2009;150(11):784-94.
18. Melo D, Pereira-Barretto AC, Ramires JAF. The impact of the rapid use of beta-blockers on ventricular remodeling and mortality in end-stage heart failure. J Am Coll Cardiol. 2011;57(14 Suppl A):17.
19. Metra M, Nodari S, Parrinello G, Giubbini R, Manca C, Dei Cas L. Marked improvement in left ventricular ejection fraction during long-term beta-blockade in patients with chronic heart failure: Clinical correlates and prognostic significance. Am Heart J. 2003;145(2):292-9.
20. Negreva MN, Penev AP. Effect of selective beta-blockade with bisoprolol in the treatment of recent-onset atrial fibrillation. Folia Medica. 2012;54(2):27-31.
21. Orso F, Baldasseroni S, Fabbri G, Gonzini L, Lucci D, D'Ambrosi C, et al. Role of beta-blockers in patients admitted for worsening heart failure in a real world setting: data from the Italian Survey on Acute Heart Failure. Eur J Heart Fail. 2009 Jan;11(1):77-84.
22. Packer M, Coats AJJ, Fowler MB, Katus HA, Krum H, Mohacsi P, et al. Effect of carvedilol on survival in severe chronic heart failure. N Engl J Med. 2001;344(22):1651-8.
23. Pereira-Barretto AC, Del Carlo CH, Cardoso JN, Morgado PC, Munhoz RT, Eid MO, et al. Hospital readmissions and death from heart failure – rates still alarming. Arq Bras Cardiol. 2008;91(5):335-41.
24. Simon T, Mary-Krause M, Funck-Brentano C, Lechat P, Jaillon P. Bisoprolol dose-response relationship in patients with congestive heart failure: a subgroup analysis in the cardiac insufficiency bisoprolol study (CIBIS II). Eur Heart J. 2003;24(6):552-9.
25. Sin DD, McAlister FA. The effects of beta-blockers on morbidity and mortality in a population-based cohort of 11,942 elderly patients with heart failure. Am J Med. 2002;113(8):650-6.
26. Taniguchi T, Ohtani T, Mizote I, Kanzaki M, Ichibori Y, Minamiguchi H, et al. Switching from carvedilol to bisoprolol ameliorates adverse effects in heart failure patients with dizziness or hypotension. J Cardiology. 2013;61(6):417-22.

CONTROLE DAS DOENÇAS ASSOCIADAS: ANEMIA, DOENÇA PULMONAR OBSTRUTIVA CRÔNICA, DEPRESSÃO E A INSUFICIÊNCIA RENAL

Síndrome cardiorrenal

1. Hewood JT. The cardiorenal syndrome: lessons from the ADHERE Database and treatment options. Heart Fail Rev. 2004;9(3):195-201.
2. Ljungman S, Laragh JH, Cody RJ. Role of the kidney in congestive heart failure relationship of cardiac index to kidney function. Drugs. 1990;39(Suppl 4):10-21.
3. Mullens W, Abrahams Z, Francis GS, Sokos G, Taylor DO, Starling RC, et al. Importance of venous congestion for worsening of renal function in advanced descompensated heart failure. J Am Coll Cardiol. 2009;53(7):589-96.
4. Opasich C, Cazzola M, Scelsi L, De Feo S, Bosimini E, Lagioia R, et al. Blunted erythropoietin production and defective iron supply for erythropoiesis as major causes of anaemia in patients with chronic heart failure. Eur Heart J. 2005;26(21):2232-7.
5. Packham DK, Rasmussen HS, Lavin PT, El-Shahawy MA, Roger SD, Block G, et al. Sodium Zirconium cyclociclamate in hypekalemia. N Engl J Med. 2015;372(3):222-31.
6. Rea ME, Dunlap ME. Renal hemodynamics in heart failure: implications for treatment. Curr Opinion Nephrol Hypert. 2008;17(1):87-92.
7. Ronco C, Haapio MD, House AA, Anavekar N, Bellomo R. Cardiorenal syndrome. J Am Coll Cardiol. 2008;52(19):1527-39.
8. Verbrugge FH, Mullens W, Tang WHW. Management of cardiorenal syndrome and diuretic resistance. Curr Treat options Cardio Med. 2016;18(2):11.

Anemia

1. Anand IS. Anemia and chronic heart failure. Implications and treatment options. J Am Coll Cardiol. 2008;52(7):501-11.
2. Anker SD, Comin Colet J, Filippatos G, Willenheimer R, Dickstein K, Drexler H, et al.; FAIR-HF Trial Investigators. Ferric carboxymaltose in patients with heart failure ando iron deficiency. N Engl J Med. 2009;361(25):2436-48.

3. Anker SA, Kirwan BA, van Veldhuisen DJ, Filippatos G, Comin-Colet J, Ruschitzka F, et al. Effects of ferric carboxymaltose on hospitalizations and mortality rates in iron deficient heart failure patients: an individual patient data meta-analysis. Eur J Heart Fail. 2018;20(1):125-33.
4. Beck-da-Silva L, Piardi D, Soder S, Rohde LE, Pereira-Barretto AC, Albuquerque D, et al. IRON-HF study: A randomized trial to assess the effects of iron in heart failure patients with anemia. Int J Cardiol. 2013;168(4):3439-42.
5. Bolger AP, Barlett FR, Penston HS, O'Leary J, Pollock N, Kaprielian R, Chapman CM. Intravenous iron alone for the treatment of anemia in patients with chronic heart failure. J Am Coll Cardiol. 2006;48(6):1225-7.
6. Felker GM, Adams KF Jr, Gattis WA, O'Connor CM. Anemia as a risk factor and therapeutic target in heart failure. J Am Coll Cardiol. 2004;44(5):959-66.
7. Hawkins NM, Huang Z, Pieper KS, Solomon SD, Kober L, Velazquez EJ, et al. Chronic obstructive pulmonary disease is an independent predictor of death but not atherosclerotic events in patients with myocardial infarction: analysis of the Valsartan in Acute Myocardial Infarction Trial (VALIANT). Eur J Heart Fail. 2009;11(3):292-8.
8. He SW, Wang LX. The impact of anemia on the prognosis of chronic heart failure: A meta-analysis and systemic review. Congest Heart Fail. 2009;15(3):123-30.
9. Lewis GD, Malhotra R, Hernandez AF, McNulty SE, Smith A, Felker GM, et al.; NHLBI Heart Failure Clinical Research Network. Effect of iron repletion on exercise capacity in patients with heart failure with reduced ejection fraction and iron deficiency: the IRONOUT- HF randomized clinical trial. JAMA. 2017;317(19):1958-66.
10. van der Meer PV, Groenveld H, Januzzi JL, Van Veldhuisen D. Erythropoietin in patients with chronic heart failure: a meta-analysis. Heart. 2009;95(16):1309-14.
11. Okonko DO, Grzeslo A, Witkowski T, Mandal AK, Slater RM, Roughton M, et al. Effect of intravenous iron sucrose on exercise tolerance in anemic and non anemic patients with symptomatic chronic heart failure and iron deficiency. J Am Coll Cardiol. 2008;51(2):103-12.
12. Ponikowiski P, van Veldhuisen DJ, Comin-Colet J, Ertl G, Komajda M, Mareev V, et al.; CONFIRM-HF Investigators. Beneficial effects of on long term intravenous iron therapy with ferric carboxymaltose in patients with symptomatic heart failure and iron deficiency Eur Heart J. 2015;36(11):657-68.
13. Ximenez RMO, Pereira-Barretto AC, Silva EP. Anemia em pacientes com insuficiência cardíaca. Fatores de risco para o seu desenvolvimento. Rev Bras Cardiol 2014;27(3):189-94.
14. Silverberg DS, Wexler D, Blum M, Keren G, Sheps D, Leibovitch E, et al. The use of subcutaneous erythropoietin and intravenous iron for the treatment of sever, resistant congestive heart failure improves cardiac and renal function and functional class, and markedly reduces hospitalizations. J Am Coll Cardiol. 2000;35(7):1737-44.
15. Silverberg DS, Wexler D, Sheps D, Blum M, Keren G, Baruch R, et al. The effect of correction of mild anemia in severe, resistant congestive heart failure using subcutaneous erythropoietin and intravenous iron: a randomized controlled study. J Am Coll Cardiol. 2001;37(7):1775-80.
16. Tang YD, Katz SD. Anemia in chronic heart failure. Prevalence, etiology, clinical correlates and treatment options. Circulation. 2006;113(20):2454-61.
17. Weiss G, Goodnough LT. Anemia of chronic disease. N Engl J Med. 2005;352(10):1011-23.

Depressão e ansiedade

1. Alhurani AS, Dekker RL, Abed MA, Khalil A, Al Zaghal MH, Lee KS, et al. The association of co-morbid symptoms of depression and anxiety with all-cause mortality and cardiac rehospitalization in patients heart failure. Psychosomatics. 2015;56(4):371-80.
2. American Psychiatric Association.Diagnostic and Statistical Manual of mental disosrders. DSM –IV – TR. 5th ed. Washigton DC: American Psychiatric Press; 2000.
3. Carney RM, Freedland KE, Sheline YI, Weiss ES. Depression and coronary heart disease: a review for cardiologists. Clin Cardiol. 1997;20(3):196-200.
4. DiMatteo MR, Lepper HS, Croghan TW. Depression is a risk factor for noncompliance with medical treatment: meta-analysis of the effects of anxiety and depression on patient adherence. Arch Intern Med. 2000;160(14):2101-7.
5. Freedland KE, Rich MW, Skala JA, Carney RM, Davila-Roman VG, Jaffe AS. Prevalence of depression in hospitalized patients with congestive heart failure. Psychosom Med. 2003;65(1):119-28.
6. Glassman AH, O'Connor CM, Califf RM, Swedberg K, Schwartz P, Bigger JT Jr, et al. Sertraline Antidepressant Heart Attack Randomized Trial (SADHEART) Group. Sertraline treatment of major depression in patients with acute MI or unstable angina. JAMA. 2002;288(6):701-9.
7. Glassman AH, Roose SP, Bigger Jr JT. The safety of TCAs in cardiac patients – risk/benefit reconsidered. JAMA. 1993;269(20):2673-5.
8. Gottlieb SS, Khatta M, Friedmann E, Einbinder L, Katzen S, Baker B, et al. The influence of age, gender, and race on the prevalence of depression in heart failure patients. J Am Coll Cardiol. 2004;43(9):1542-9.
9. Havranek EP, Spertus JA, Masoudi FA, Jones PG, Rumsfeld JS. Predictors of the onset of depressive symptoms in patients with heart failure. J Am Coll Cardiol. 2004;44(12):2333-8.
10. Jiang W, Alexander J, Christopher E, Kuchibhatla M, Gaulden LH, Cuffe MS, et al. Relationship of depression to increased risk of mortality and rehospitalization in patients

with congestive heart failure. Arch Intern Med. 2001;161(15):1849-56.
11. Joynt KE, Whellan DJ, O'Connor CM. Why is depression bad for the failing heart? A review of the mechanistic relationship between depression and heart failure. J Card Fail 2004;10(3):258-71.
12. Ko DT, Hebert PR, Coffey CS, Sedrakyan A, Curtis JP, Krumholz HM. Beta-blocker therapy and symptoms of depression, fatigue, and sexual dysfunction. JAMA. 2002;288(3):351-7.
13. Mann JJ. The medical management of depression. N Engl J Med. 2005;353(17):1819-3.
14. Michalsen A, Konig G, Thimme W. Preventable causative factors leading to hospital admission with decompensated heart failure. Heart. 1998;80(5):437-41.
15. Roose SP. Treatment of depression in patients with heart disease. Biol Psychiatry 2003;54(3):262-8.
16. Rumsfeld JS, Havranek E, Masoudi FA, Peterson ED, Jones P, Tooley JF, et al. Depressive symptoms are the strongest predictors of short-term declines in health status in patients with heart failure. J Am Coll Cardiol. 2003;42(10):1811-7.
17. Serebruany VL. Selective serotonin reuptake inhibitors and increased bleeding risk: are we missing something? Am J Med. 2006;119(2):113-6.
18. Shapiro PA, Lesperance F, Frasure-Smith N, O'Connor CM, Baker B, Jiang JW, et al. An open-label preliminary trial of sertraline for treatment of major depression after acute myocardial infarction (the SADHAT Trial). Sertraline Anti-Depressant Heart Attack Trial. Am Heart J. 1999;137(6):1100-6.
19. Suzuki T, Shiga T, Kuwahara K, Kobayashi S, Suzuki S, Nishimura K, et al. Impact of clustered depression and anxiety on mortality and rehospitalization in patients with heart failure. J Cardiol. 2014;64(6):455-62.
20. Williams SA, Kasl SV, Heiat A, Abramson JL, Krumholz HM, Vaccarino V. Depression and risk of heart failure among the elderly: a prospective community-based study. Psychosom Med. 2002;64(1):6-12.
21. World Health Organization. Tenth Revision of the International Classification of Diseases, Chapter (V): mental and behavioural disorders (including disorders of psychological development). Clinical Descriptions and Diagnostic Guidelines. WHO; 1991.

Doença pulmonar obstrutiva crônica

1. Hawkins NM, Jhund PS, Simpson CR, Petrie MC, Macdonald MR, Dunn FG, et al. Primary care burden and treatment of patients with heart failure and chronic obstructive pulmonary disease in Scotland. Eur J Heart Fail. 2010;12(1):17-24.
2. Hawkins NM, Petrie MC, Jhund PS, Chalmers GW, Dunn FG, McMurray JJ. Heart failure and chronic obstructive pulmonary disease: diagnostic pitfalls and epidemiology. Eur J Heart Fail. 2009;11(2):130-9.
3. Azevedo ER, Kubo T, Mak S, Al-Hesayen A, Schofield A, Allan R, et al. Nonselective versus selective beta-adrenergic receptor blockade in congestive heart failure: differential effects on sympathetic activity. Circulation. 2001;104(18):2194-9.
4. Macchia A, Monte S, Romero M, D'Ettorre A, Tognoni G. The prognostic influence of chronic obstructive pulmonary disease in patients hospitalised for chronic heart failure. Eur J Heart Fail. 2007;9(9):942-8.
5. Mentz RJ, Wojdyla D, Fiuzat M, Chiswell K, Fonarow GC, O'Connor CM. Association of Beta-Blocker Use and Selectivity With Outcomes in Patients With Heart Failure and Chronic Obstructive Pulmonary Disease (from OPTIMIZE-HF). Am J Cardiol. 2013;111(4):582-7.
6. Salpeter S, Ormiston T, Salpeter E. Cardioselective beta--blockers for chronic obstructive pulmonary disease. Cochrane Database Syst Rev. 2005 Oct 19;(4):CD003566.
7. Tavazzi L, Swedbergb K, Komajda M, Böhmd M, Borer JS, Lainscak M, et al; Ford on behalf of the SHIFT Investigators. Clinical profiles and outcomes in patients with chronic heart failure and chronic obstructive pulmonary disease: An efficacy and safety analysis of SHIFT study. Int J Cardiol. 2013;170(2):182-8.

Diabete

1. Bertoluci MC, Moreira RO, Faludi A, Izar MC, Schaan BD, Valerio CM, et al. Brazilian guidelines on prevention of cardiovascular disease in patients with diabetes: a position statement from the Brazilian Diabetes Society (SBD), the Brazilian Cardiology Society (SBC) and the Brazilian Endocrinology and Metabolism Society (SBEM). Diabetol Metab Syndr. 2017;9:53.
2. Dargie HJ, Hildebrandt PR, Riegger GAJ, McMurray JJ, McMorn SO, Roberts JN, et al. A randomized, placebo-controlled trial assessing the effects of rosiglitazone on echocardiographic function and cardiac status in type 2 diabetic patients with New York heart association functional class I or II heart failure. J am Coll Cardiol. 2007;49(16):1696-704.
3. Eurich DT, McAlister FA, Blackburn DF, Majumdar SR, Tsuyuki RT, Varney J, Johnson JA. Benefits and harms of antidiabetic agents in patients with diabetes and heart failure: systematic review. BMJ. 2007;335(7618):497.
4. Fonarow GC, Yancy CW, Heywood JT; ADHERE Scientific Advisory Committee, Study Group, and Investigators. Adherence to heart failure quality-of-care indicators in US hospitals: analysis of the ADHERE Registry. Arch Intern Med. 2005;165(13):1469-77.

5. Kirpichnikov D, McFarlane SI, Sowers JR. Heart failure in diabetic patients: Utility of betablockade. J Card Fail. 2003;9(4):333-44.
6. Kosiborod M, Cavender MA, Fu AZ, Wilding JP, Khunti K, Holl RW, et al.; CVD-REAL Investigators and Study Group*. Lower risk of heart failure and death in patients initiated on sodium-glucose cotransporter-2 inhibitors versus other glucose-lowering drugs the CVD-real study (Comparative Effectiveness of Cardiovascular Outcomes in New Users of Sodium-Glucose Cotransporter-2 Inhibitors). Circulation. 2017;136(3):249-59.
7. Lipscombe LL, Gomes T, Levesque LE, Hux JE, Juurlink DN, Alter DA. Thiazolidinediones and cardiovascular outcomes in older patients with diabetes. JAMA. 2007;298(22):2634-43.
8. Nesto RW, Bell D, Bonow RO, Fonseca V, Grundy SM, Horton ES, et al.; American Heart Association; American Diabetes Association. Thiazolidinedione use, fluid retention, and congestive heart failure. A consensus statement from the American Heart Association and American Diabetes Association. Circulation. 2003;108(23):2941-8.
9. Paneni F, Luscher TF. Cardiovascular protection in the treatment of type 2 diabetes: A review of clinical trial results across drug classes. Am J Med. 2017;130(6S):S18-S29.
10. Patorno E, Goldfine AB, Schneeweiss S, Everett BM, Glynn RJ, Liu J, Kim SC. Cardiovascular outcomes associated with canaglifozin versus other non-glifozin antidiabetics drugs: population based cohort study. BMJ. 2018; Fev 6;360:k119.
11. Peters A. Incretin-based therapies: review of current clinical trial data. Am J Med. 2010;123(3 Suppl):S28-37.
12. Ratner R, Han J, Nicewamer D, Yushmanova I, Hoogwerf BJ, Shen L. Cardiovascular safety of exenatide BID: an integrated analysis from controlled clinical trials in participants with type 2 diabetes. Cardiovasc Diabetol. 2011;16:10-22.
13. Scirica BM, Bhatt DL, Braunwald E, Steg PG, Davidson J, Hirshberg B, et al.; SAVOR-TIMI 53 Steering Committee and Investigators. Saxagliptin and cardiovascular outcomes in patients with type 2 diabetes mellitus. N Engl J Med. 2013;369(14):1317-26.
14. Summary of revisions for the 2013 clinical practice recommendations. Diabetes Care. 2013;36(Suppl 1):S3.
15. White WB, Cannon CP, Heller SH, Nissen SE, Bergenstal RM, Bakris GL, et al.; EXAMINE Investigators. Alogliptin after coronary syndrome in patients with type 2 diabetes. N Engl J Med. 2013;369(14):1327-35.
16. Zynnan B, Wanner C, Lachin FM, Fitchett D, Bluhmki E, Hantel S, et al.; EMPA-REG OUTCOME Investigators. Empagliflogin, cardiovascular outcomes and mortality in type 2 diabetes. N Engl J Med. 2015;373(22):2117-28.

ANTICOAGULAÇÃO NA INSUFICIÊNCIA CARDÍACA

1. Bloomfield HE, Krause A, Greer N, Taylor BC, MacDonald R, Rutks I, et al. Meta-analysis: effect of patient seft-testing and self-management of long term anticoagulation on major clinical outcomes. Ann Intern Med. 2011;154(7):472-82.
2. Connolly SJ, Ezekowitz MD, Yusuf S, Eikelboom J, Oldgren J, Parekh A, et al; RE-LY Steering Committee and Investigators. Dabigatran versus warfarin in patients with atrial fibrillation. N Engl J Med. 2019;361(12):1139-51. Erratum in: N Engl J Med. 2010;363(19):1877.
3. Dantas, et al. Controle da Anticoagulação em Ambulatório. Rev Bras Cardiol. 2013;26(5):368-72.
4. De Caterina R, Connolly SJ, Pogue J, Chrolavicius S, Budaj A, Morais J, et al; ACTIVE Investigators. Mortality predictors and effects of antithrombotic therapies in atrial fibrillation: insights from ACTIVE-W. Eur Heart J. 2010;31(17):2133-40.
5. Epstein RS, Moyer TP, Aubert RE, O'Kane DJ, Xia F, Verbrugge RR, et al. Warfarin genotyping reduces hospitalizations rates. Results from the MM-WES (Medco-Mayo Warfarin Effectiveness study). J Am Coll Cardiol. 2010;55(25):2804-12.
6. European Heart Rhythm Association, European Association for Cardio-Thoracic Surgery, Camm AJ, Kirchhof P, Lip GY, Schotten U, Savelieva I, Ernst S, et al. Guidelines for the management of atrial fibrillation: the Task Force for the Management of Atrial Fibrillation of the European Society of Cardiology (ESC). Eur Heart J. 2010;31(19):2369-429. Erratum in: Eur Heart J. 2011;32(9):1172.
7. Hylek EM, Go AS, Chang Y, Jensvold NG, Henault LE, Selby JV, et al. Effect of intensity of oral anticoagulation on stroke severity and mortality in atrial fibrillation. N Engl J Med. 2003;349(11):1019-26.
8. Lavítola PL, Sampaio RO, Oliveira WA, Boer BN, Tarasoutchi F, Spina GS, et al. Warfarin or aspirin in embolism prevention in patients with mitral valvulopathy and atrial fibrillation. Arq Bras Cardiol. 2010;95(6):749-55.
9. Lavítola PL, Spina GS, Sampaio RO, Tarasoutchi F, Grinberg M. Sangramento durante a anticoagulação oral: alerta sobre um mal maior. Arq Bras Cardiol. 2009;93(2):174-9.
10. Lip GY, Nieuwlaat R, Pisters R, Lane DA, Crijns HJ. Refining clinical risk stratification for predicting stroke and thromboembolism in atrial fibrillation using a novel risk factor-based approach: the euro heart survey on atrial fibrillation. Chest. 2010;137(2):263-72.
11. Martinez BK, Bunz TJ, Eriksson D, Meinecke AK, Sood NA, Coleman CI. Effectiveness and safety of rivaroxaban vs. warfarin in patients with non-valvular atrial fibrillation and heart failure. ESC Heart Fail. 2018 Oct 9. doi: 10.1002/ehf2.12365. [Epub ahead of print]

12. Mujib M, Rahman AA, Desai RV, Ahmed MI, Feller MA, Aban I, et al. Warfarin use and outcomes in patients with advanced chronic systolic heart failure without atrial fibrillation, prior thromboembolic events, or prosthetic valves. Am J Cardiol. 2011;107(4):552-7.
13. Ogilvie IM, Newton N, Welner SA, Cowell W, Lip GY. Underuse of oral anticoagulants in atrial fibrillation: a systematic review. Am J Med. 2010;123(7):638-45.
14. Olesen JB, Lip GY, Hansen ML, Hansen PR, Tolstrup JS, Lindhardsen J, et al. Validation of risk stratification schemes for predicting stroke and trhomboembolism in patients with atrial fibrillation: nationwide cohort study. BMJ. 2011;342:d124.
15. Patel MR, Mahaffey KW, Garg J, Pan G, Singer DE, Hacke W, et al. ROCKET AF Investigators. Rivaroxaban versus warfarin in nonvalvular atrial fibrillation. N Engl J Med. 2011;365(10):883-91.
16. Wallentin L, Yusuf S, Ezekowitz MD, Alings M, Flather M, Franzosi MG, et al; RE-LY investigators. Efficacy and safety of dabigatran compared with warfarin at different levels of international normalised ratio control for stroke prevention in atrial fibrillation: an analysis of the RE-LY trial. Lancet. 2010;376(9745):975-83.
17. Zannad F, Anker SD, Byra WM, Cleland JGF, Fu M, Gheorghiade M, et al.; COMMANDER HF Investigators. Rivaroxaban in Patients with Heart Failure, Sinus Rhythm, and Coronary Disease. N Engl J Med. 2018;379(14):1332-12.
18. Zimerman LI, Fenelon G, Martinelli Filho M, Grupi C, Atié J, Lorga Filho A, et al; Sociedade Brasileira de Cardiologia. Diretrizes Brasileiras de fibrilação atrial. Arq Bras Cardiol. 2009;92(6 Suppl 1):1-39.

VERIFICAÇÃO DA EFICÁCIA DO TRATAMENTO

1. Abraham WT, Adamson PB, Bourge RC, Aaron MF, Costanzo MR, Stevenson LW, et al. Wireless pulmonary artery hemodynamic monitoring in chronic heart failure: a randomized controlled trial. Lancet. 2011;377(9766):658-66.
2. Basuray A, French B, Ky B, Vorovich E, Olt C, Sweitzer NK, et al. Heart failure with recovered ejection fraction. Clinical description, biomarkers, and outcomes. Circulation. 2014;129(23):2380-8.
3. Bettencourt P, Ferreira S, Azevedo A, Ferreira A. Preliminary data on the potencial usefulness of B-type natriuretic peptide levels in predicting outcome after hospital discharge in patients with heart failure. Am J Med. 2002;113(3):215-9.
4. Bocchi EA, Marcondes-Braga FG, Bacal F, Ferraz AS, Albuquerque D, Rodrigues Dde A, et al. Diretriz para Tratamento da Insuficiência Cardíaca. Arq Bras Cardiol. 2012;98(1 Suppl 1):1-33.
5. Bourge RC, Abraham WT, Adamson PB, Aaron MF, Aranda JM Jr, Magalski A, et al.; COMPASS-HF Study Group. Randomized controlled trial of an implantable continuous hemodynamic monitor in patients with advanced heart failure. The COMPASS-HF study. J Am Coll Cardiol. 2008;51(11):1073-9.
6. Braunwald E. Congestive heart failure: a half century perspective. Eur Heart J. 2001;22(10):825-36.
7. Bristow MR, Gilbert EM, Abraham WT, Adams KF, Fowler MB, Hershberger RE, et al. Carvedilol produces dose-related improvements in left ventricular function and survival in subjects with chronic heart failure. MOCHA Investigators. Circulation. 1996;94(11):2807-16.
8. Castagno D, Skali H, Takeuchi M, Swedberg K, Yusuf S, Granger CB, et al.; CHARM Investigators. Association of heart rate and outcomes in a broad spectrum of patients with chronic heart failure. Results from the CHARM program. JAMA. 2012;59(20):1785-95.
9. Chan AK, Sanderson JE, Wang T, Lam W, Yip G, Wang M, et al. Aldosterone receptor antagonism induces reverse remodeling when added to angiotensin receptor blockade in chronic heart failure. J Am Coll Cardiol. 2007;50(7):591-6.
10. Chaudhry SI, Wang Y, Concato J, Gill TM, Krumholz HM. Patterns of weight change preceding hospitalization for heart failure. Circulation. 2007;116(9):1549-54.
11. Cintron G, Johson G, Francis G, Cobb F, Cohn JN. Prognostic significance of serial changes in left ventricular ejection fraction in patients with congestive heart failure. Circulation. 1993;87(Suppl VI):17-23.
12. Cioffi G, Stefenelli C, Tarantini L, Opasich C. Chronic left ventricular failure in the community: prevalence, prognosis and predictors of the complete clinical recovery with return of cardiac size and function to normal in patients undergoing optimal therapy. J Card Fail. 2004;10(3):250-7.
13. Cioffi G, Tarantini L, de Feo S, Pulignano G, Del Sindaco D, Stefenelli C, Opasich C. Pharmacological left ventricular reverse remodeling in elderly patients receiving optimal therapy for chronic heat failure. Eur J Heart Fail. 2005;7(6):1040-8.
14. Colucci WS, Kolias TJ, Kirkwood FA, Adams KF, Armstrong WF, Ghali JK, et al; REVERT Study Group. Metoprolol reverses left ventricular remodeling in patients with asymptomatic systolic dysfunction: the REversal of VEntricular Remodeling with toprol-XL (REVERT) trial. Circulation. 2007;116(1):49-56.
15. Cullington D, Goode KM, Clark AL, Cleland JG. Heart rate achieved or beta-blocker dose in patients with chronic heart failure: which is the better target? Eur J Heart Fail. 2012;14(7):737-47.
16. Düngen HD, Apostolovic S, Inkrot S, Tahirovic E, Töpper A, Mehrhof F, et al; CIBIS-ELD investigators and Project Multicentre Trials in the Competence Network Heart Failure. Titration to target dose of bisoprolol vs carvedilol in elderly patients with heart failure: the CIBIS-ELD trial. Eur J Heart Fail. 2011;13(6):670-80.

17. Eurlings LW, van Pol PE, Kok WE, van Wijk S, Lodewijks--van der Bolt C, Balk AH, et al. Management of chronic heart failure guided by individual N-Terminal Pro-B-Type natriuretic peptide targets. Results of the PRIMA study. J Am Coll Cardiol. 2010;56(25):2090-100.
18. Felker GM, Hasselblad V, Hernadez A, O'Connor CM. Biomarker-guided therapy in chronic heart failure: A meta--analysis of randomized controlled trials. Am Heart J. 2009;158(3):422-30.
19. Flannery G, Gehrig-Mills R, Billa B, Krum H. Analysis of randomized controlled trials on the effect of magnitude of heart rate reduction on clinical outcomes in patients with systolic chronic heart failure receiving beta-blockers. Am J Cardiol. 2008;101(6):865-9.
20. Fox K, Ford I, Steg PG, Tendera M, Ferrari R; BEAUTIFUL investigators. Ivabradine for patients with stable coronary artery disease and left ventricular systolic dysfunction (BEAUTIFUL): a randomized, double-blind, placebo-controlled trial. Lancet. 2008;372(9641):807-16.
21. Hoshikawa E, Matsumura Y, Kubo T, Okawa M, Yamasaki N, Kitaoka H, et al. Effect of left ventricular reverse remodeling on long-term prognosis after therapy with angiotensin-converting enzyme inhibitors or angiotensin II receptor blockers and betablockers in patients with idiopathic dilated cardiomyopathy. Am J Cardiol. 2011;107(7):1065-70.
22. Jourdain P, Jondeau G, Funck F, Gueffet P, Le Helloco A, Donal E, et al. Plasma Brain Natriuretic peptide-guided therapy to improve outcome in heart failure. The STARS-BNP multicenter Study. J Am CollCardiol. 2007;49(16):1733-9.
23. Konstam MA, Rousseau MF, Kronemberg MW, Udelson JE, Melin J, Stewart D, et al. Effects of the angiotensin converting enzyme inhibitor enalapril on the long-term progression of left ventricular dysfunction in patients with heart failure. Circulation. 1992;86(2):431-8.
24. Kramer DG, Trikalinos TA, Kent DM, Antonopoulos GV, Konstam MA, Udelson JE. Quantitative evaluation of drug or device effects on ventricular remodeling as predictors of therapeutic effects on mortality in patients with heart failure and reduced ejection fraction. A Meta-Analytic approach. J Am Coll Cardiol. 2010;56(5):392-406.
25. McMurray JJV, Stewart S. The burden of heart failure. Eur Heart J Suppl 2002;4:D50-D58.
26. Melo D, Pereira-Barretto AC, Ramires JAF. The impact of rapid use of beta-blockers on ventricular remodeling and mortality in end-stage heart failure. J Am Coll Cardiol. 2011;57(Suppl A):17.
27. Metra M, Nodari S, Parrinello G, Giubbini R, Manca C, Dei Cas L. Marked improvement in left ventricular ejection fraction during long-term betablockade in patients with chronic heart failure: clinical correlates and prognostic significance. Am Heart J. 2003;145(2):292-9.
28. Michtalik HJ, Yeh HC, Campbell CY, Haq N, Park H, Clarke W, Brotman DJ. Acute changes in N-Terminal Pro-B-Type natriuretic peptide during hospitalization and risk of readmission and mortality in patients with heart failure. Am J Cardiol. 2011;107(8):1191-5.
29. Rohde LE, Palonbini DV, Polanczyck CA, Goldraich LA, Clausell N. A hemodynamically oriented echocardiography-based strategy in the treatment of congestive heart failure. J Card Fail. 2007;13(8):618-25.
30. Ruwald MH, Abu-Zeitone A, Jons C, Ruwald AC, McNitt S, Kutyifa V, et al. Impact of Carvedilol and Metoprolol on Inappropriate Implantable Cardioverter-Defibrillator Therapy The MADIT-CRT Trial (Multicenter Automatic Defibrillator Implantation With Cardiac Resynchronization Therapy). J Am Coll Cardiol. 2013;62(15):1343-50.
31. Schiff GD, Fung S, Speroff T, McNutt RA. Decompensated heart failure: symptoms, patterns of onset, and contributing factors. Am J Med. 2003;114(8):625-30.
32. Swedberg K, Komajda M, Bohm M, Borer J, Robertson M, Tavazzi L, Ford I; SHIFT investigators. Ivabradine and outcomes in chronic heart failure (SHIFT): a randomized placebo-controlled study. Lancet. 2010;376(22):875-85.
33. Swedberg K, Komajda M, Bohm M, Borer J, Robertson M, Tavazzi L, Ford I; SHIFT Investigators. Effects on outcomes of heart rate reduction by ivabradine in patients with congestive heart failure: Is there an influence of beta-blocker dose. J Am Coll Cardiol. 2012;59(22):1938-45.
34. Rohde LEP, Montera MW, Bocchi EA, Clausell NO, Albuquerque DC, Rassi S, et al. Diretriz Brasileira de Insuficiência Cardíaca Crônica e Aguda. Arq Bras Cardiol. 2018;111(3):436-539.
35. Tardif JC, O'Meara E, Komajda M, Böhm M, Borer JS, Ford I, et al. Effects of selective heart rate reduction with ivabradine on left ventricular remodeling and function: results from the SHIFT echocardiographic sub study. Eur Heart J. 2011;32(20):2507-15.
36. Wong M, Staszewsky L, Latini R, Barlera S, Glazer R, Aknay N, et al. Severity of left ventricular remodeling defines outcomes and response to therapy in heart failure. ValHeFT echocardiographic data. J Am Coll Cardiol. 2004;43(11):2022-7.

ASSOCIAÇÃO DE VASODILATADORES

1. Carson P, Ziesche S, Johnson G, Cohn JN. Racial differences in response to therapy for heart failure: Analysis of the vasodilator-heart failure trials. J Card Fail. 1999;5(3):178-87.
2. Cohn JN, Franciosa JA. Vasodilator therapy of cardiac failure. N Engl J Med. 1977;297(1):27-31.
3. Cohn JN, Johnson G, Ziesche S, Cobb F, Francis G, Tristani F, et al. A comparison of enalapril with hydralazine-isosorbidedinitrate in the treatment of chronic congestive heart failure. N Engl J Med. 1991;325(5):303-10.

4. Elkayan U, Bitar F. Effects of nitrates and hydralazine in heart failure: Clinical evidence before the African American heart failure trial. Am J Cardiol. 2005;96(Suppl):37i--43i.
5. Gogia H, Mehra A, Parikh S, Raman M, Ajit-Uppal J, Johnson JV, Elkayam U. Prevention of tolerance to hemodynamic effects of nitrates with concomitant use of hydralazine in patients with chronic heart failure. J Am Coll Cardiol. 1995;26(7):1575-80.
6. Kelly RA, Smith TW. Nitric oxide, and nitrovasodilators: similarities, differences, and interactions. Am J Cardiol. 1996;77(Suppl C):2C-7C.
7. Mullens W, Abrahams Z, Francis GS, Sokos G, Starling RC, Young JB, et al. Usefulness of isosorbitedinitrate and hydralazine as add-on therapy in patients discharged for advanced decompensated heart failure. Am J Cardiol. 2009;103(8):1113-9.
8. Ochiai ME, Brancalhão ECO, Puig RSN, Vieira KRN, Cardoso JN, Oliveira Jr. MT, Pereira-Barretto AC. Short-term add-on therapy with angiotensin receptor blocker for end--stage inotrope-dependent heart failure patients: B-type natriuretic peptide reduction in a randomized clinical Trial. Clinics. 2014;69(5):308-13.
9. Ochiai ME, Pereira-Barretto AC, Cardoso JN, Munhoz RT, Morgado PC, Ramires JAF. Adição de bloqueador de angiotensina II na insuficiência cardíaca descompensada. Arq Bras Cardiol. 2010;94(2):229-34.
10. Taylor AI, Ziesche S, Yancy C, Carson P, D'Agostino R Jr, Ferdinand K, et al.; African-American Heart Failure Trial Investigators. Combination of isosorbidedinitrate and hydralazine in blacks with heart failure. N Engl J Med. 2004;351(20):2049-57.

RESSINCRONIZAÇÃO E CARDIODESFIBRILADOR IMPLANTÁVEL NA INSUFICIÊNCIA CARDÍACA

1. Aranda Jr JM, Woo GW, Conti JB, et al. O emprego da ressincronização cardíaca para otimizar o tratamento com betabloqueadores em pacientes com IC e duração do QRS prolongado. Am J Cardiol. 2005;95:889-9.
2. Baldasseroni S, Opasish C, Gorini M, Lucci D, Marchionni N, Marini M, et al.; Italian Network on Congestive Heart Failure Investigators. Left bundle-branch block is associated with increase 1-year sudden and total mortality rate in 5517 outpatients with congestive heart failure: A report from the Italian network on congestive heart failure. Am Heart J. 2002;143(3):398-405.
3. Bernheim A, Ammann P, Sticherling C, Burger P, Schaer B, Brunner-La Rocca HP, et al. Right atrial pacing impairs cardiac function during resynchronization therapy. Acute effects of DDD pacing compared to VDD pacing. J Am Coll Cardiol. 2005;45(9):1482-7.
4. Blecker GB, Schalij MJ, Boersma E, Holman ER, Steendijk P, van der Wall EE, Bax JJ. Relative Merits of M-Mode Echocardiographyc and Tissue Doppler Imaging for Prediction of Response to Cardiac Resynchronization Therapy in Patients with Heart Failure Secondary to Ischemic or Idiopathic Dilated Cardiomyopathy. Am J Cardiol. 2007;99(1):68-74.
5. Bleker GB, Kaandorp TAM, Lamb HJ, Boersma E, Steendijk P, de Roos A, et al. Effect of posterolateral scar tissue on clinical and echocardiographic improvement after cardiac resynchronization therapy. Circulation. 2006;113(7):969-76.
6. Boriani G, Saporito D, Biffi M, Martignani C, Valzania C, Diemberger I, et al. Acute and chronic haemodynamic effects of biventricular pacing and of switching to different pacing modalities in heart failure patients. Int J Cardiol. 2006;110(3):318-23.
7. Bristow MR, Feldman AM, Saxon LA. Heart failure management using implantable devices for ventricular resynchronization: Comparison of Medical Therapy, Pacing, and Defibrillation in Chronic Heart Failure (COMPANION) trial. J Card Fail. 2000;6(3):276-85.
8. Cleland J, Daubert JC, Erdnmann E, Freemantle N, Gras D, Kappenberger L, et al.; Cardiac Resynchronization-Heart Failure (CARE-HF) Study Investigators. The effect of cardiac resynchronization on morbidity and mortality in heart failure (CARE-HF). N Engl J Med. 2005;352:15(15):1539-49.
9. Cleland JGF, Daubert JC, Kashani A, Barold S. Significance of QRS complex durations in patients with heart failure. J Am Coll Cardiol. 2005;46(12):2183-93.
10. Diaz-Infante E, Sitges M, Vida B, Mont L, Delgado V, Marigliano A, et al. Usefulness of ventricular dyssynchrony measured using M-mode echocardiography to predict response to resynchronization therapy. Am J Cardiol. 2007;100(1):84-9.
11. Eldadah ZA, Rosen B, Hay I, Edvardsen T, Jayam V, Dickfeld T, et al. The benefit of upgrading chronically right ventricle-paced heart failure patients to resynchronization therapy demonstrated by strain rate imaging. Heart Rhythm. 2006;3(4):435-42.
12. Cleland JG, Daubert JC, Erdmann E, Freemantle N, Gras D, Kappenberger L, Tavazzi L; Cardiac Resynchronization--Heart Failure (CARE-HF) Study Investigators. The effect of cardiac resynchronization on morbidity and mortality in heart failure. N Eng J Med. 2005;352(15):1539-49.
13. Freudenberger RS, Wilson AC, Lawrence-Nelson J, Hare JM, Kostis JB; Myocardial Infarction Data Acquisition System Study Group (MIDAS 9). Permanent pacing is a risk factor for the development of heart failure. Am J Cardiol. 2005;95(5):671-4.
14. Hasan A, Abraham WT. Cardiac resynchronization treatment of heart failure. Ann Rev Med. 2007;58:63-74.

15. Hawkins NM, Petrie MC, MacDonald MR, Hogg KJ, McMurray JJ. Selecting patients for cardiac resynchronization therapy: electrical or mechanical dyssynchrony? Eur Heart J. 2006;27(11):1270-81.
16. McAlister FA, Ezekowittz JA, Wiebe N, Rowe B, Spooner C, Crumley E, et al. Systematic Review: Cardiac resynchronization in patients with symptomatic heart failure. Ann Intern Med. 2004;141(5):381-90.
17. Moss AJ, Zareba W, Hall WJ, Klein H, Wilber DJ, Cannom DS, et al.; Multicenter Automatic Defibrillator Implantation Trial II Investigators. Multicentric Automatic Defibrillator Implantation Trial II Investigators. Prophylactic implatation of a defibrillator in patients with myocardial infarction and reduced ejection fraction. N Engl J Med. 2002;346(12):877-83.
18. Murphy RT, Sigursson G, Mulamalla S, Agler D, Popovic ZB, Starling RC, et al. Tissue synchronization imaging and optimal left ventricular pacing site in cardiac resynchronization therapy. Am J Cardiol. 2006;97(11):1615-21.
19. Ritter O, Koller ML, Fey B, Seidel B, Krein A, Langenfeld H, Bauer WR. Progression of heart failure in right univentricular pacing compared to biventricular pacing. Int J Cardiol. 2006;110(3):359-65.
20. Sassone B, Capecchi A, Boggian G, Gabrieli L, Saccà S, Vandelli R, et al. Value of baseline left lateral wall postsystolic displacement assessed by m-mode to predict reverse remodeling by cardiac resynchronization therapy. Am J Cardiol. 2007;100(3):470-5.
21. Ypenburg C, Schalij MJ, Bleeker, Steendijk P, Boersma E, Dibbets-Schneider P, et al. Impact of viability and scar tissue on response to cardiac resynchronization therapy in ischaemic heart failure patients. Eur Heart J. 2007;28(1):33-41.
22. Zannad F, Huwelle E, Dickstein K, van Veldhuisen DJ, Stellbrink C, Køber L, et al. Left bundle branch block as a risk factor for progression to heart failure. Eur J Heart Fail. 2007;9(1):7-14.

INSUFICIÊNCIA CARDÍACA DIREITA E HIPERTENSÃO PULMONAR

1. Berkowitz R, Alhaj E, Manchikalapudi RB, Satya K, Dadfarmay S, Zakir R. Determinants of right ventricular failure in patients admitted with acute left heart failure. Congest Heart Fail. 2010;16(6):243-8.
2. Califf RM, Adams KF, McKenna WJ, Gheorghiade M, Uretsky BF, McNulty SE, et al. A randomized controlled trial of epoprostenol therapy for severe congestive heart failure: The Flolan International Randomized Survival Trial (FIRST). Am Heart J. 1997;134(1):44-54.
3. Ghio S, Gavazzi A, Campana C, Inserra C, Klersy C, Sebastiani R, et al. Independent and additive prognostic value of right ventricular systolic function and pulmonary artery pressure in patients with chronic heart failure. J Am Coll Cardiol. 2001;37(1):183-8.
4. Guazzi M, Arena R. Pulmonary hypertension with left-sided heart disease. Nat Rev Cardiol. 2010;7(11):648-59.
5. Guazzi M, Vicenzi M, Arena R, Guazzi MD. PDE5 inhibition with sildenafil improves left ventricular diastolic function, cardiac geometry, and clinical status in patients with stable systolic heart failure: results of a 1-year, prospective, randomized, placebo-controlled study. Circ Heart Fail. 2011;4(1):8-17.
6. Haddad F, Doyle R, Murphy DJ, Hunt SA. Right ventricular function in cardiovascular disease, part II: pathophysiology, clinical importance, and management of right ventricular failure. Circulation. 2008a;117(13):1717-31.
7. Haddad F, Hunt SA, Rosenthal DN, Murphy DJ. Right ventricular function in cardiovascular disease, part I: Anatomy, physiology, aging, and functional assessment of the right ventricle. Circulation. 2008b;117(11):1436-48.
8. Jabbour A, Keogh A, Hayward C, Macdonald P. Chronic sildenafil lowers transpulmonary gradient and improves cardiac output allowing successful heart transplantation. Eur J Heart Fail. 2007;9(6-7):674-7.
9. Juilliere Y, Barbier G, Feldmann L, Grentzinger A, Danchin N, Cherrier F. Additional predictive value of both left and right ventricular ejection fractions on long-term survival in idiopathic dilated cardiomyopathy. Eur Heart J. 1997;18(2):276-80.
10. Kalogeropoulos AP, Vega JD, Smith AL, Georgiopoulou VV. Pulmonary hypertension and right ventricular function in advanced heart failure. Congest Heart Fail. 2011;17(4):189-98.
11. Kass DA, Champion HC, Beavo JA. Phosphodiesterase type 5: expanding roles in cardiovascular regulation. Circ Res. 2007;101(11):108495.
12. Lewis GD, Shah RV, Pappagianopolas PP, Systrom DM, Semigran MJ. Determinants of ventilatory efficiency in heart failure: the role of right ventricular performance and pulmonary vascular tone. Circ Heart Fail. 2008;1(4):227-33.
13. Marin-Neto JA, Bromberg-Marin G, Pazin-Filho A, Simoes MV, Maciel BC. Cardiac autonomic impairment and early myocardial damage involving the right ventricle are independent phenomena in Chagas' disease. Int J Cardiol. 1998;65(3):261-9.
14. Methvin AB, Owens AT, Emmi AG, Allen M, Wiegers SE, Dries DL, et al. Ventilatory inefficiency reflects right ventricular dysfunction in systolic heart failure. Chest. 2011; 139(3):617-25.